CB005012

Desordem Venosa Pélvica

Pélvica

De A a Z

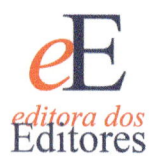

Produção editorial, projeto gráfico, diagramação e capa:
MKX EDITORIAL

Ilustrações da capa:
Sérgio de Jesus Cântara

Impresso no Brasil
Printed in Brazil
1ª impressão – 2025

Editora dos Editores
São Paulo: Rua Marquês de Itu,408
Sala 104 - Centro
(11) 2538-3117
Rio de Janeiro: Rua Visconde de Pirajá, 547
- Sala 1121 - Ipanema.
www.editoradoseditores.com.br

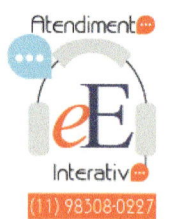

Dados Internacionais de Catalogação na Publicação (CIP)
(Câmara Brasileira do Livro, SP, Brasil)

Desordem Venosa Pélvica : de A a Z / [editor Fabio H. Rossi]. -- São Paulo : Editora dos Editores, 2025.

Vários autores.
Bibliografia
ISBN 978-65-6103-077-9

1. Pelve - Doenças 2. Pelve - Exame 3. Veias - Doenças I. Rossi, Fabio H.

25-267430   CDD-612.1

Índices para catálogo sistemático:
1. Desordem Venosa Pélvica : Medicina 612.1

Eliete Marques da Silva - Bibliotecária - CRB-8/9380

Fabio H. Rossi

Andréa S. N. Henriques - Antônio M. Kambara - Bruno L. Almeida - Daniel Z. Libanore - Eduardo V. Motta - Edwaldo E. Joviliano - Fanilda S. Barros
Felipe C. Ventin - Francine F. Fernandes - Francisco J. Osse - Francisco R. Bastos - Giuliano A. Sandri - Giuliano G. Volpiani - Grace C. Mulatti
Ibraim M. F. Pinto - Isabela R. Tavares - Ivonise F. Motta - Joana Storino - Ligia R. B. Neves - Lucas S. Poletti - Manuella B. Silva - Marcelo C. Burihan
Marcos L. Messina - Maria G. C. Silva Pinto - Miguel M. Tannus - Nathalia C. Oliveira - Nilo M. Izukawa - Patrick B. Metzger - Priscila Moreira
Rafael Catto - Renata L. Britto - Ronaldo Dávila - Ronaldo S. Moura Filho - Simone Lessa e Silva - Sthefanie Fauve - Thiago O. Rodrigues
Vinicius Bertold - Walter Campos Júnior

Desordem Venosa Pélvica

De A a Z

2025

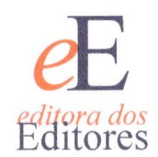

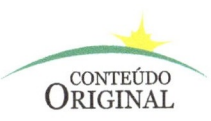

Fabio Henrique Rossi

- Cirurgião Vascular e Endovascular pelo Instituto Dante Pazzanese de Cardiologia (IDPC-SP/SBACV/MEC/AMB)
- Doutor em Cirurgia (FMUSP); Pós-Doutor em Cirurgia Endovascular (IDPC-USP)
- Professor Coordenador da Pós-Graduação na Disciplina de Tecnologia em Cirurgia Cardiovascular e Endovascular extra cardíaca (IDPC-USP)
- Responsável técnico pelo Instituto Venoso e pelo Centro de Pesquisa e Tecnologia Multidisciplinar (CPTEM)

Andréa Simonne do Nascimento Henriques

- Cirurgiã Vascular, Especialista em Cirurgia Vascular, Ecografia Vascular com Doppler, Cirurgia Endovascular e Angiorradiologia pela Sociedade Brasileira de Angiologia e de Cirurgia Vascular (SBACV)
- Cirurgiã Assistente do Departamento de Cirurgia Vascular do Hospital Santa Marcelina
- Tutora de Cirurgia Vascular da Faculdade Santa Marcelina

Antônio Massamitsu Kambara

- Especialista em Diagnóstico por Imagem pela Associação Brasileira e Colégio Brasileiro de Radiologia por Imagem (CBR)
- Doutor em Radiologia pela Universidade Federal de São Paulo (UNIFESP)
- Responsável pela Seção Médica de Radiologia do Instituto Dante Pazzanese de Cardiologia (IDPC-SP)

Bruno Lorenção de Almeida

- Cirurgião Vascular e Endovascular em Brasília - DF
- Título de especialista em Cirurgia Vascular pela Sociedade Brasileira de Angiologia e Cirurgia Vascular (SBACV) com área de atuação em Angiorradiologia, Cirurgia Endovascular e Ecografia Vascular com Doppler pela SBACV e Colégio Brasileiro de Radiologia por Imagem (CBR)
- Doutor em Medicina pela Universidade de São Paulo - Instituto Dante Pazzanese de Cardiologia

Daniel Zucchi Libanore

- Mestre em Bioengenharia pela Universidade de São Paulo (USP) - São Carlos
- Eduardo Viera da Motta
- Disciplina de Ginecologia do Departamento de Obstetrícia e Ginecologia do Hospital das Clínicas da Faculdade de Medicina da Universidade de São Paulo (HCFMUSP)
- Edwaldo Edner Joviliano
- Divisão de Cirurgia Vascular e Endovascular do Departamento de Cirurgia da Faculdade de Medicina da Universidade de São Paulo (FMUSP)

Eduardo Viera da Motta

- Disciplina de Ginecologia do Departamento de Obstetrícia e Ginecologia do Hospital das Clínicas da Faculdade de Medicina da Universidade de São Paulo (HCFMUSP)

Edwaldo Edner Joviliano

- Divisão de Cirurgia Vascular e Endovascular do Departamento de Cirurgia da Faculdade de Medicina da Universidade de São Paulo (FMUSP)

Fanilda S. Barros

- Especialista em Angiologia pela Sociedade Brasileira de Angiologia e Cirurgia Vascular (SBACV) com área de atuação em Ecografia Vascular pela SBACV, Colégio Brasileiro de Radiologia por Imagem (CBR) e Associação Médica Brasileira (AMB)
- Membro titular da SBACV
- Fellowship em Ecografia Vascular pelo Jobst Vascular Center-University of Michigan - USA

Felipe Carvalho Ventin

- Graduação em Medicina pela Universidade Federal da Bahia (UFBA) (2004)
- Concluiu Residência Médica em Cirurgia Geral pelo Hospital Heliópolis – São Paulo (2006) e Especialização em Cirurgia Vascular (2008), pelo Instituto Dante Pazzanese de Cardiologia (IDPC)
- Fellow em Cirurgia Vascular no Klinikum Nürnberg – Alemanha (2010) e em Cirurgia Endovascular no AZ Sint Blazius – Bélgica (2012)
- Possui Título de Especialista em Cirurgia Vascular e Certificado de área de atuação em Cirurgia Endovascular (2018) pela Sociedade Brasileira de Angiologia e Cirurgia Vascular (SBACV)/Colégio Brasileiro de Radilogia por Imagem (CBR)

Francine Freitas Fernandes

- Medicina pela Universidade Federal da Bahia (UFBA)
- Residência Médica em Radiologia e Diagnóstico por Imagem pelo Hospital São Rafael - Fundação ítalo Brasileira Monte Tabor (Salvador – Bahia)
- Título de especialista em Radiologia e Diagnóstico por Imagem pelo Colégio Brasileiro de Radiologia (CBR)
- Título de Especialista em Ecografia Vascular com Doppler pelo CBR e pela Sociedade Brasileira de Angiologia e Cirurgia Vascular (SBACV)
- Diretora Médica da Clínica GEUS (Grupo Especializado em Ultrassonografia) - Salvador, Bahia

Francisco José Osse

- Diretor Médico do Centro Endovascular de São Paulo (CESP)

Francisco Reis Bastos

- Angiologista
- Titular da Academia Mineira de Medicina

Giuliano de Almeida Sandri

- Cirurgião Vascular e Endovascular
- Membro Titular da Sociedade Brasileira de Angiologia e Cirurgia Vascular (SBACV)
- Membro Titular do Colégio Brasileiro de Cirurgiões (CBC)
- Membro da Society for Vascular Surgery

Giuliano Giova Volpiani

- Coordenador do Programa de Residência Médica em Cirurgia Vascular – Santa Casa de São Paulo (SCSP)
- Coordenador da Equipe de Urgência e Emergência da SCSP
- Doutor em Ciências da Saúde pela SCSP

Grace Carvajal Mulatti

- Cargo atual: Professora Livre-Docente da Faculdade de Medicina da Universidade de São Paulo (FMUSP)
- Professora no Programa de Pós-Graduação em Anestesiologia, Ciências Cirúrgicas e Medicina Perioperatória da FMUSP
- Atua no Hospital das Clínicas da FMUSP (HCFMUSP) como Coordenadora do Pronto-Socorro de Cirurgia Vascular e da Equipe de Cirurgia Vascular no Instituto do Coração do HCFMUSP (InCor-HCFMUSP) desde 2016
- Diretora científica da Sociedade Brasileira de Angiologia e Cirurgia Vascular (SBACV) - SP (2024-2025)

Ibraim Masciarelli Francisco Pinto

- Médico Master do Grupo Fleury
- Diretor do Serviço de Cardiologia Não Invasiva do Instituto Dante Pazzanese de Cardiologia (IDPC)
- Ex-presidente da Sociedade de Cardiologia do Estado de São Paulo (SOCESP) – biênio 2016-2017
- Professor do Programa de Pós Graduação Medicina, Tecnologia e Intervenção em Cardiologia

Isabela Rodrigues Tavares

- Medicina pela Universidade Federal de Minas Gerais (UFMG)
- Cirurgia Vascular e Endovascular pelo Instituto Dante Pazzanese de São Paulo (IDPC)
- Ecografia Vascular com Doppler pelo IDPC
- Título de Especialista em Cirurgia Vascular pela Sociedade Brasileira de Angiologia e Cirurgia Vascular (SBACV)
- Título de Especialista em Ecografia Vascular pelo Colégio Brasileiro de Radiologia (CBR) e pela SBACV
- Mestrado em Cirurgia pela Faculdade de Ciências Médicas da Santa Casa de São Paulo (FCMSCSP)

Ivonise Fernandes da Motta

- Psicóloga
- Mestre, Doutora e Livre Docente pelo Instituto de Psicologia da Universidade de São Paulo (IPUSP)
- Atualmente é professora Associada no Departamento de Psicologia Clínica do IPUSP e Orientadora do Programa de Pós-Graduação em Psicologia Clínica
- Coordenadora do Laboratório de Pesquisa sobre o Desenvolvimento Psíquico e a Criatividade em Diferentes Abordagens Psicoterápicas (LAPECRI) do IPUSP

Joana Storino

- Especialista em Angiologia e Cirurgia Vascular
- Área de atuação em Ecografia Vascular pela Sociedade Brasileira de Angiologia e Cirurgia Vascular, Colégio Brasileiro de Radiologia e Associação Médica Brasileira (SBACV/CBR/AMB)
- Mestrado em Ciências da Saúde pela Faculdade de Ciências Médicas em Minas Gerais
- Membro Pleno/Efetivo da SBACV
- Membro do College of Phlebology

Ligia Regina Bastos Neves

- Médica - MG

Lucas de Souza Poletti

- Cirurgião Vascular e Endovascular - Rede D'Or Brasília- DF
- Residência Médica em Cirurgia Vascular, Angiorradiologia e Cirurgia Endovascular - Instituto Dante Pazzanese de Cardiologia (IDPC)

Manuella Barreto Silva

- Medicina pela Universidade de Pernambuco (UPE)
- Residência Médica em Radiologia e Diagnóstico por Imagem pela Universidade Federal de Pernambuco (UFPE)
- Título de Especialista em Radiologia e Diagnóstico por Imagem pelo Colégio Brasileiro de Radiologia (CBR)
- Título de Especialista em Ecografia Vascular pelo CBR)e pela Sociedade Brasileira de Angiologia e Cirurgia Vascular (SBACV)

Marcelo Calil Burihan

- Professor Regente das disciplinas de Anatomia Descritiva e Topográfica e da disciplina de Cirurgia Vascular da Faculdade de Medicina Santa Marcelina
- Coordenador da Residência de Cirurgia Vascular do Hospital Santa Marcelina
- Mestrado e Doutorado pela Escola Paulista de Medicina da Universidade Federal de São Paulo (EPM-UNIFESP)
- Presidente da Sociedade Brasileira de Angiologia e Cirurgia Vascular (SBACV) São Paulo (2018-2019)
- Membro Titular da SBACV
- Membro da Sociedade Brasileira de Anatomia (SBA)
- Membro da Society of Vascular Surgery

Marcos de Lorenzo Messina

- Disciplina de Ginecologia do Departamento de Obstetrícia e Ginecologia do Hospital das Clínicas da Faculdade de Medicina da Universidade de São Paulo (HCFMUSP)

Maria Gabriela da Costa e Silva Pinto

- Psicóloga
- Chefe do Setor de Psicologia do Instituto Dante Pazzanese de Cardiologia (IDPC)
- Psicanalista, Membro associado da Sociedade Brasileira de Psicanálise de São Paulo (SBPSP)
- Mestre em Psicologia Clínica pelo Instituto de Psicologia da Universidade de São Paulo (IPUSP)
- Especialista em Saúde Mental pela Escola de Enfermagem da USP

Miguel Monteiro Tannus

- Cirurgião Vascular e Endovascular pelo Instituto Dante Pazzanese de Cardiologia (IDPC), Sociedade Brasileira de Angiologia e Cirurgia Vascular (SBACV), Ministério da Educação e Cultura (MEC) e Associação Médica Brasileira (AMB)
- Aluno de Pós-Graduação pelo programa de Doutorado IDPC e Universidade de São Paulo (USP)

Nathalia Cardoso Oliveira

- Professora de Medicina na Universidade CEUMA
- Especialista em Angiologista e Cirurgia Vascular pela Sociedade Brasileira de Angiologia e Cirurgia Vascular (SBACV)
- Área de atuação em Ecografia Vascular pela SBACV, Colégio Brasileiro de Radiologia (CBR) e Associação Médica Brasileira (AMB)
- Mestre e Doutoranda em Ciências da Saúde pelo Hospital Israelita Albert Einstein (HIAE)
- Membro pleno/efetivo da SBACV
- Membro do UIP Engagement Working Group (2023-2025)
- Membro do comitê de Newsletter da Sociedade Panamericana de Flebologia e Linfologia (SOPFYL) (2024-2026)

Nilo Mitsuru Izukawa

- Especialista em Cirurgia Vascular pela Faculdade de Medicina da Universidade de São Paulo (FMUSP)
- Doutor em Medicina pela FMUSP
- Chefe da Secção de Cirurgia Vascular do Instituto Dante Pazzannese de Cardiologia (IDPC)

Patrick Bastos Metzger

- Doutor e Pós-doutor em Medicina pelo Programa Instituto Dante Pazzanese de Cardiologia e Universidade de São Paulo (IDPC/USP)
- Cirurgião Vascular e Endovascular
- Supervisor do Programa de Residência Médica do Hospital Geral Ernesto Simões Filho (HGESF)
- Radiologista Intervencionista no Hospital Universitário Professor Edgard Santos (HUPES) - Salvador/BA

Priscila Moreira

- Nutricionista pela Universidade Nove de Julho (UNINOVE) (2008)
- Mestranda do Programa de Pós-Graduação em Medicina Translacional pela Universidade Federal de São Paulo (UNIFESP) (2024)
- Pós-Graduada em Fitoterapia Clínica IPGS
- Especialista em Nutrição em Cardiologia pela Sociedade de Cardiologia do Estado de São Paulo (SOCESP)
- Pós-Graduada em Nutrição Clínica e Metabolismo pela Universidade Gama Filho (UGF)
- Nutricionista no Instituto Dante Pazzanese de Cardiologia (IDPC)
- Conselheira do CRN-3 (2020-2023)
- Antropometrista pelo Método ISAK (nível I)

Rafael Catto

- Médico pela Faculdade de Medicina de Ribeirão Preto da Universidade de São Paulo (FMRP-USP)
- Cirurgião Vascular e Endovascular pelo Hospital das Clínicas de Ribeirão Preto – USP
- Membro Pleno da Sociedade Brasileira de Angiologia e Cirurgia Vascular (SBACV)

Renata Lopes Britto

- Doutora em Medicina pela Universidade Federal da Bahia (UFBA)
- Professora Associada do Departamento de Ginecologia e Obstetrícia da UFBA
- Supervisora da Residência Médica de Endoscopia Ginecológica do Hospital Universitário Professor Edgard Santos da Universidade Federal da Bahia (HUPES/UFBA) – Salvador, BA

Ronaldo Dávila

- Diretor Elite da Prevent Sênior
- Coordenador da Cirurgia Vascular – Hospital Sancta Maggiore Dubai
- Assistente da Disciplina de Cirurgia Vascular na Santa Casa de São Paulo (SCSP)

Ronaldo Soares de Moura Filho

- Cirurgião Vascular e Endovascular - Rede D'Or Brasília- DF
- Residência Médica em Cirurgia Vascular, Angiorradiologia e Cirurgia Endovascular - Hospital Federal da Lagoa-RJ

Sergio Gianesini (Prefácio)

- Universidade de Ferrara (ITALY)
- Uniformed Services University of Health Sciences (Bethesda, USA)
- Venous-lymphatics World International Network (v-WIN) foundation
- Presidente da União Internacional de Flebologia (UIP) 2023-2027

Simone Lessa e Silva

- Médica Clínica das Obras Sociais Irmã Dulce – Salvador/BA

Sthefanie Fauve

- Cirurgiã Vascular e Endovascular e Ecografista Vascular em Brasília- DF
- Título de especialista em Cirurgia Vascular pela Sociedade Brasileira de Angiologia e Cirurgia Vascular (SBACV) com área de atuação em Angiorradiologia, Cirurgia Endovascular e Ecografia Vascular com Doppler pela SBACV/Colégio Brasileiro de Radiologia e Imagem (CBR)

Thiago Osawa Rodrigues

- Cirurgião Vascular e Endovascular - Rede D'Or Brasília- DF
- Título de Especialista em Cirurgia Vascular pela Sociedade Brasileira de Angiologia e Cirurgia Vascular (SBACV) com área de atuação em Angiorradiologia e Cirurgia Endovascular SBACV/Colégio Brasileiro de Radiologia e Imagem (CBR)
- Doutor em Medicina pelo Instituto Dante Pazzanese de Cardiologia e pela Universidade de São Paulo (IDPC-USP)

Vinicius Bertold

- Cirurgião Vascular e Endovascular no Hospital das Clínicas da Faculdade de Medicina da Universidade de São Paulo (HCFMUSP)
- Membro da Sociedade Brasileira de Angiologia e Cirurgia Vascular (SBACV) e Society for Vascular Surgery (SVS)
- Diretor científico ScIENCE/ACE

Walter Campos Júnior

- Cirurgião Vascular
- Doutor pela Faculdade de Medicina da Universidade de São Paulo (FMUSP)
- Membro titular Sociedade Brasileira de Angiologia e Cirurgia Vascular (SBACV)

Agradecimento

Neste espaço, gostaria de expressar minha sincera gratidão a todos que tornaram possível a realização deste livro.

Agradeço à minha família, cujo apoio incondicional e compreensão foram fundamentais durante todo o processo de escrita. Vocês foram minha fonte de motivação e inspiração.

Um agradecimento especial vai aos meus amigos e colegas de especialidade, que ofereceram sugestões valiosas e me encorajaram a seguir em frente, mesmo nos momentos de dúvida.

Agradeço também aos editores, co-autores, e autores dos capítulos pela dedicação e expertise na transformação deste manuscrito em uma obra publicada. Sua visão, conhecimento, e profissionalismo foram essenciais para o sucesso dessa obra.

Aos pacientes e seus familiares agradeço a confiança em todo o processo de diagnóstico e tratamento, em uma doença ainda tão pouco compreendida e estudada.

Por fim, agradeço a todos os leitores, cuja curiosidade e amor pela literatura e ciência são a verdadeira razão para eu ter escrito este livro. Espero que as páginas que se seguem possam colaborar com a compreensão, e o entendimento sobre os aspectos anatômicos, fisológicos, diagnósticos e terapêuticos da Desordem Venosa Pélvica.

Fabio Henrique Rossi

É com grande alegria e honra que escrevo o prefácio do que tenho certeza de que será uma leitura mais do que gratificante tanto para especialistas como para os novatos na área.

O Livro Desordem Venosa Pélvica de "A a Z" é de fato uma obra classe "A" que inclui conhecimentos técnicos de alta qualidade expressos numa terminologia tão acessível que todos os leitores podem se beneficiar. As informações fornecidas deveriam realmente fazer parte do patrimônio cultural de todos os especialistas em veias.

Não por coincidência, as desordens venosas pélvicas são referidas como a "doença esquecida", com mais de 10% dos refluxos dos membros inferiores tendo origem no mesmo distrito pélvico. Exatamente como diante de um piso inundado olhamos para o teto, não devemos esquecer de examinar a região pélvica, tanto no homem quanto na mulher.

Além disso, devemos também lembrar que o refluxo venoso leva à inflamação endotelial, não apenas no membro inferior: um risco trombótico pode estar associado também nas doenças venosas pélvicas, como de facto é reportado pela literatura mostrando que até 3% das mulheres vão ao ginecologista por qualquer motivo apresentando trombose incidental do plexo venoso peri uterino.

Em nome de toda a comunidade venosa global, agradeço profundamente aos autores desta obra-prima, tanto pelas constantes oportunidades de formação presencial durante os seus cursos mundialmente famosos, como agora por terem cristalizado a sua experiência prática num livro tão didático e realmente necessário.

Sergio Gianesini

Sumário

1

Epidemiologia Clínica

Patrick Bastos Metzger
Renata Lopes Britto
Simone Lessa e Silva

Introdução

A causa da dor pélvica crônica em mulheres é desconhecida em até 60% dos casos.[1] No entanto, a insuficiência venosa pélvica (IVP) tem sido recentemente reconhecida como uma causa frequente de dor pélvica crônica, caracterizando a síndrome de congestão pélvica (SCP).[1] Documentada pela primeira vez por Taylor em 1949,[2] a SCP é definida como dor pélvica crônica (dor pélvica há mais de 6 meses, não cíclica), com exacerbação durante longos períodos em ortostase e associada a varizes perineais ou vulvares, geralmente causadas por refluxo ou obstrução das veias gonadais, glúteas ou periuterinas.[3-5] A SCP representa de 16% a 31% dos casos de dor pélvica crônica,[6] sendo mais comum na faixa etária de 20 a 45 anos, principalmente nas segunda e terceira décadas de vida.[3-5]

A prevalência das desordens venosas pélvicas (DVP) varia amplamente com base nos critérios diagnósticos empregados. Estudos sugerem que podem afetar entre 10% e 33% das mulheres em idade reprodutiva, sendo a SCP uma das causas comuns de dor pélvica crônica, acometendo cerca de 15% das mulheres em geral.[3-6]

Em pacientes com insuficiência venosa pélvica, a gravidade da dor será determinada pela gravidade do refluxo pélvico, onde um refluxo leve pode ser encontrado em pacientes assintomáticos, e um refluxo moderado à grave é preditor de dor pélvica mais intensa, impactando diretamente na qualidade de vida dessas mulheres.[5]

Quanto à etiologia, as varizes pélvicas surgem do refluxo venoso ou obstrução nas principais veias que drenam a pelve e podem ocorrer isoladamente ou em combinações.[3] Estão associadas a altos níveis de estrogênio, seja por uso prolongado de contraceptivos hormonais, reposição/suplementação hormonal ou múltiplas gestações, que enfraquecem as paredes venosas resultando em estase venosa e fluxo sanguíneo retrógrado.[3] Síndromes compressivas como Quebra–Nozes ou que gerem obstruções no deságue venoso cavo-ilíacas, contribuem para o aparecimento ou piora do refluxo venoso.[3-5]

A SCP pode se manifestar com sintomas de disúria, dispareunia, dismenorreia ou dor pélvica crônica,[5] tendo por esta razão a endometriose como seu principal diagnóstico diferencial.

Atualmente, há a classificação proposta chamada SVP (*Symptoms-Varices-Pathophysiology*) para varizes pélvicas, que organiza a apresentação da doença em três zonas anatômicas, a primeira zona representativa da veia renal esquerda, a segunda zona representativa dos territórios das veias gonadais, ilíacas internas e pélvicas, que contribuem para a dor pélvica, e a terceira zona representativa dos territórios das veias extra-pélvicas, associada a varizes genitais que podem causar dor, desconforto, sensibilidade e prurido (Figura 1.1).[3]

Sinais e sintomas

A SCP é uma condição frequentemente associada à dor pélvica, podendo haver uma diversidade de outros sintomas. A dispareunia, ou dor durante a relação sexual, está notavelmente ligada ao desconforto pós-coito em pacientes com SCP, e tanto esse sintoma quanto a dor pélvica crônica são indicadores altamente específicos para SCP e estão relacionados a um prognóstico desfavorável.[5,7] Muitas destas pacientes referem sintomas semelhantes à endometriose, sendo este seu principal diagnóstico diferencial. A dor pélvica relacionada à endometriose comumente é cíclica, com dispareunia de profundidade durante o ato sexual, muitas vezes relacionada a determinadas posições durante o coito. Já as paciente com SCP apresentam-se com dor pélvica não cíclica, com exacerbação após longos períodos de ortostase ou sentadas, associada à dispareunia tardia, após horas ou até no dia posterior ao coito.

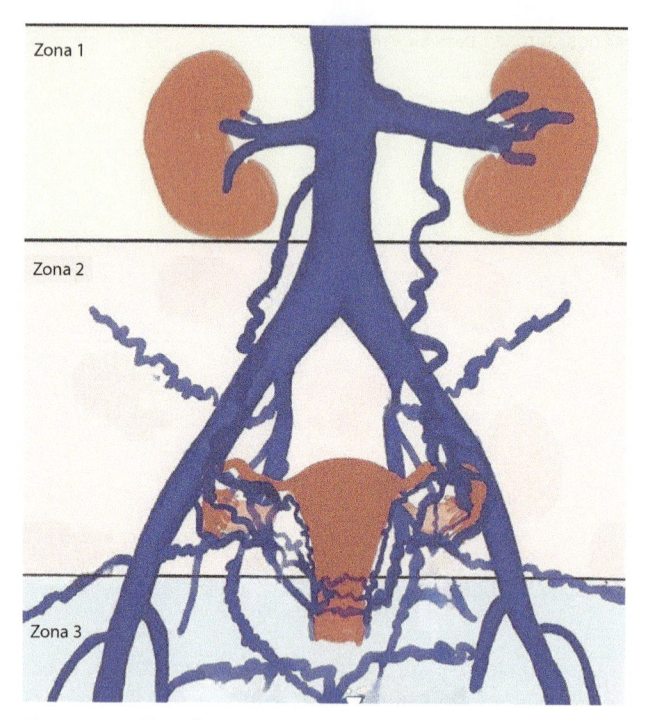

Figura 1.1. Classificação SVP aplicadas às 3 zonas pélvicas.[3]

A dismenorreia (menstruação dolorosa) e a disúria (dor/ardor ao urinar) também podem estar associadas à SCP, com variados graus de sensibilidade e especificidade. A dismenorreia apresenta sensibilidade e especificidade de 84% e 26%, respectivamente, enquanto a disúria apresenta valores de 43% e 50%.[3-5]

Existe também uma conexão entre a IVP e a insuficiência venosa nos membros inferiores (IVMI). Em particular, varicosidades recorrentes nos membros inferiores podem indicar problemas venosos pélvicos subjacentes, especialmente quando combinados com varizes vulvares ou hemorroidas em pacientes com índice de massa corporal normal.[3] Aproximadamente 16,6% dos casos estudados de varizes recorrentes nos membros inferiores foram secundários à IVP, sugerindo a importância de considerar a investigação das desordens venosas pélvicas no tratamento das varizes recidivadas dos membros inferiores, ou que tenham associação com varizes pélvicas sintomáticas.[8] Isso pode envolver tratamento coadjuvante com a embolização venosa pélvica (EVP) antes de se considerar medidas mais invasivas para varizes nos membros inferiores. No entanto, em pacientes com varizes pélvicas assintomáticas, ou seja, sem progressão para SCP, tratamentos tradicionais como escleroterapia ou flebectomia têm mostrado eficácia.[5,8]

Métodos diagnósticos

Atualmente, não existe um consenso sobre a avaliação de imagem ideal para a investigação da SCP e da dor pélvica crônica de origem venosa.[3,5] No entanto, a imagem desempenha um papel crucial no diagnóstico. A venografia por cateter continua a ser o padrão-ouro para o diagnóstico, devido à sua superior capacidade de avaliar a hemodinâmica

venosa, realizar medições de pressão e executar manobras provocativas (como valsalva e inclinação da mesa, entre outras).[3] Contudo, modalidades de imagem não invasivas são frequentemente utilizadas para a avaliação inicial, justificando assim a realização da venografia invasiva e contribuindo para o planejamento dos procedimentos.[3,5] Estes métodos diagnósticos não invasivos são variados, e se baseiam especialmente na identificação de refluxos e obstruções. A US-D (Ultrassonografia – doppler) transvaginal é geralmente o método diagnóstico inicial, por oferecer melhor visualização do plexo venoso pélvico em comparação com a US-D transabdominal, tendo uma boa acurácia na detecção de varizes pélvicas e boa sensibilidade para detectar anomalias na veia ovariana esquerda, mas menos eficaz para a veia ovariana direita.[9] Ela também possui alta especificidade para detectar obstruções venosas nas veias ilíacas quando utilizados os parâmetros ultrassonográficos específicos.[10] Estudos observaram que, ao utilizar a US-D transvaginal, a identificação de uma veia varicosa ≥ 5 mm cruzando o corpo uterino proporcionou uma especificidade de 91% (IC 95%, 77-98%), enquanto a identificação de uma varicocele pélvica teve uma sensibilidade de 100% (IC 95%, 89-100%) e especificidade de 83% a 100% (IC 95%, 66-93%). Pela US-D abdominal, o refluxo na veia ovariana com diâmetro ≥ 6 mm foi responsável por uma sensibilidade de 100% (IC 95%, 84-100%) (Figura 1.2).[9]

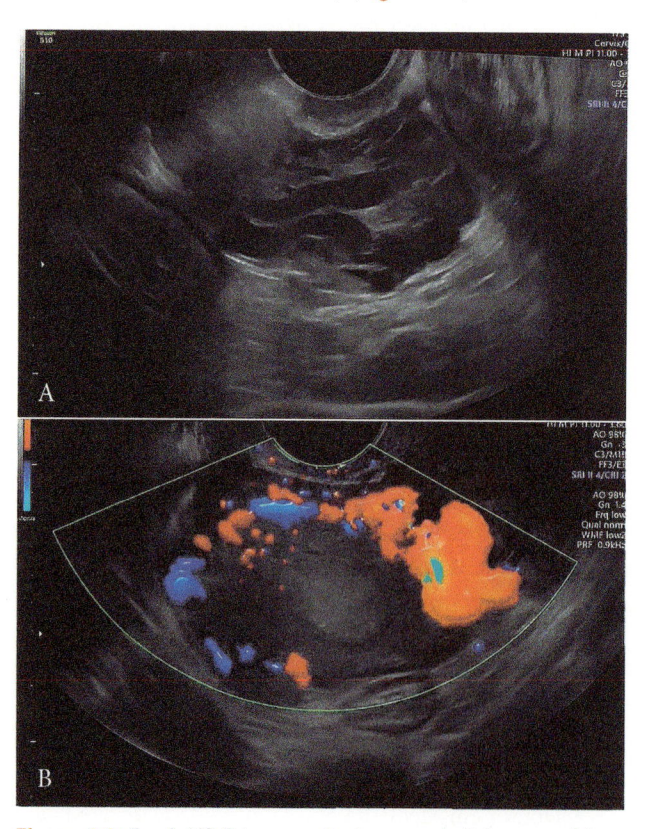

Figura 1.2. Em A: US-D transvaginal em modo B. Imagens hipoecogênicas serpentiginosas parauterinas. Em B: conglomerado de varizes pélvicas parauterinas, apresentando refluxo em seu interior.

A angiotomografia e a angioressonância nuclear magnética podem ser realizadas para o diagnóstico da insuficiência venosa pélvica antes do uso da venografia armada, na qual veias ovarianas ou outras veias pélvicas são embolizadas caso seus diâmetros excedam 6 mm ou 5 mm, respectivamente, em pacientes sintomáticas e com presença de refluxo documentado.[3,5] Não existe critério numérico para o diâmetro encontrado nas veias hipogástricas, mas alguns estudos[3-5] trataram veias hipogástricas caso o refluxo fosse identificado na venografia, com a justificativa de que os leitos venosos ovarianos e ilíacos internos têm comunicações que facilitam a recorrência de varizes, como comentado por *Venbrux et al.*[11] No entanto, novos estudos mostraram que o diâmetro das veias pélvicas não é diferente em pacientes com distúrbios venosos pélvicos sintomáticos ou assintomáticos.[5]

Tratamento das síndromes congestivas pélvicas

O tratamento clínico é pouco relatado na literatura.[5] Alguns estudos trazem o uso de medroxiprogesterona ou agonistas do GNRH com alívio dos sintomas em paciente com dor pélvica crônica, porém por curto período e associado a potenciais efeitos colaterais da medicação.[6] Recomendações como atividade física, perda de peso e uso de meias elásticas em pacientes com SCP e varizes de membros inferiores são utilizadas como medidas gerais.[5,6] O uso de venotônicos não apresentam evidências robustas na literatura e são usadas como medidas sintomáticas iniciais, mas não como drogas modificadoras de curso de doença.[6]

A escolha do tratamento intervencionista para SCP está diretamente ligada à sua causa: refluxo ou obstrução. Nos casos de obstrução, técnicas como a angioplastia venosas com *stent* têm mostrado excelentes resultados em obstruções do fluxo de deságue venoso pélvico.[5] Além disso, em casos de insuficiência venosa crônica avançada, há evidências de que a angioplastia com *stent* venoso em veia ilíaca com obstrução maior ou igual a 50% reduz os sintomas e melhora a qualidade de vida.[12] Nos casos de refluxo, a EVP e a ressecção endoscópica das veias gonadais têm sido técnicas seguras para o tratamento da SCP e estão associadas a mínimas complicações.[13]

Atualmente, a maior metanálise sobre o tema foi publicada em 2022, congregando a avaliação de 1426 pacientes e avaliando cada sintoma relacionado à SCP de forma individualizada.[5] Todos os estudos mostraram uma redução da dor pélvica nas médias dos escores da Escala Visual Analógica (EVA) após a embolização venosa pélvica (p < 0,001). Houve uma redução de 5,15 pontos (intervalo de confiança [IC] de 95%, 4,44-5,86; I^2 = 97%) na EVA considerando uma meta-análise com efeitos aleatórios. Os sintomas de dispareunia, disúria e dismenorreia melhoraram em 79,8% (n = 401), 77,3% (n = 205) e 46,7% (n = 303) dos pacientes sintomáticos, respectivamente (p < 0.001) (Figura 1.3).[5]

A EVP pode ser realizada por meio de oclusão mecânica por molas, plugs ou agentes esclerosantes líquidos, que promovem a esclerose do vaso, resultando em oclusão permanente nos pontos de refluxo venoso pélvico.[5,14] A grande maioria das embolizações para IVP são realizadas com molas e/ou plugs, representando 76,5% do agentes utilizados.[5] Não há dados que confirmem a superioridade de qualquer material específico, pois a atenuação dos sintomas da SCP e a taxa de recorrência foram semelhantes, seja isoladamente ou em combinações.[5] No entanto, a síndrome pós-embolização, caracterizada por um aumento da dor pélvica, sensibilidade ao longo da veia embolizada e hipertermia, é especialmente relacionada à embolização com molas,[5] especialmente quando utilizadas no assoalho pélvico. A complicação maior e mais comum da EVP é a migração das molas que ocorrem em menos de 2% dos casos, e normalmente acontece no contexto da embolização da veia ilíaca interna.[5] Também foram relatadas complicações como perfuração do vaso, hematoma, tromboflebite local, em menor frequência.[5]

A taxa de sucesso técnico da embolização tem sido reportada em torno de 96,2% a 100% dos pacientes,[5] e o sucesso clínico com melhora parcial ou completa dos sintomas em 70% a 85% dos pacientes (Figura 1.4).[5,11] Apesar de a maioria dos estudos demonstrar melhora clínica da SCP com a embolização de uma ou ambas as veias ovarianas e dos ramos da veia ilíaca interna,[5] até 6% a 31,8% dos pacientes não alcançam alívio substancial com o procedimento.[3,6]

Após EVP, a recorrência dos sintomas de SCP, como a dor pélvica e as varizes periféricas, tem sido pouco relatada, com tempos de recorrência que variam entre 8,5 a 21 meses. Recorrências de dispareunia são menos frequentemente mencionadas na literatura.[5]

Atualmente a EVP é considerada o procedimento de escolha no tratamento da SCP, com nível de evidência 2B de acordo com a *Society for Vascular Surgery* e o *American Venous Forum*.[15]

Conclusões

A insuficiência venosa pélvica é causa reconhecida de dor pélvica crônica e acomete grande parte das mulheres em idade fértil, comprometendo sua qualidade de vida. Ainda hoje, apesar de toda a evolução diagnóstica e de divulgação de conhecimento, permanece como uma doença subdiagnosticada em nosso país. A maioria das estatísticas epidemiológicas foi realizadas em estudos internacionais, e há carência de estudos epidemiológicos nacionais para verificarmos a sua real importância em nosso país.

A embolização de veias pélvicas e a angioplastia de obstruções venosas são tratamentos eficazes para reduzir a dor pélvica crônica em pacientes sintomáticas com SCP, ainda que a recorrência dos sintomas possa ocorrer num pequeno número de mulheres tratadas.

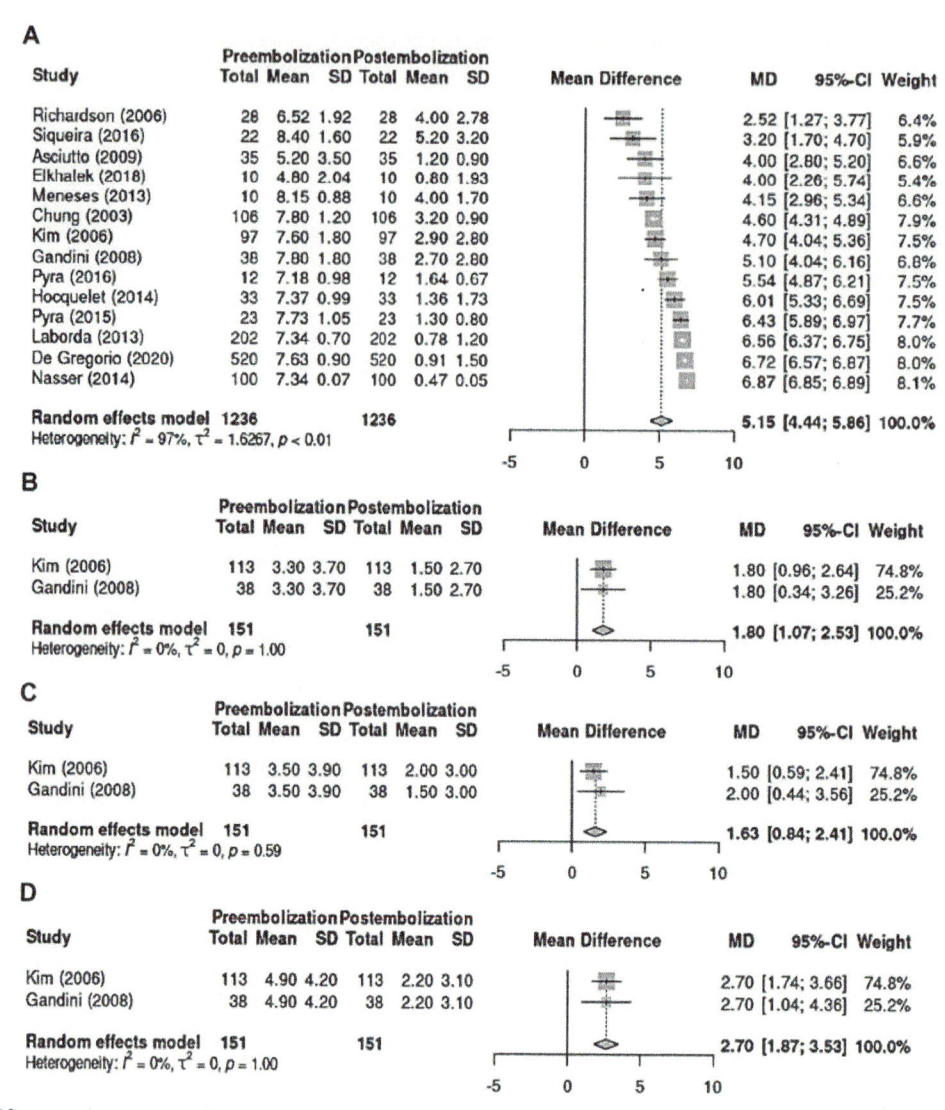

A

Study	Preembolization Total	Mean	SD	Postembolization Total	Mean	SD	Mean Difference	MD	95%-CI	Weight
Richardson (2006)	28	6.52	1.92	28	4.00	2.78		2.52	[1.27; 3.77]	6.4%
Siqueira (2016)	22	8.40	1.60	22	5.20	3.20		3.20	[1.70; 4.70]	5.9%
Asciutto (2009)	35	5.20	3.50	35	1.20	0.90		4.00	[2.80; 5.20]	6.6%
Elkhalek (2018)	10	4.80	2.04	10	0.80	1.93		4.00	[2.26; 5.74]	5.4%
Meneses (2013)	10	8.15	0.88	10	4.00	1.70		4.15	[2.96; 5.34]	6.6%
Chung (2003)	106	7.80	1.20	106	3.20	0.90		4.60	[4.31; 4.89]	7.9%
Kim (2006)	97	7.60	1.80	97	2.90	2.80		4.70	[4.04; 5.36]	7.5%
Gandini (2008)	38	7.80	1.80	38	2.70	2.80		5.10	[4.04; 6.16]	6.8%
Pyra (2016)	12	7.18	0.98	12	1.64	0.67		5.54	[4.87; 6.21]	7.5%
Hocquelet (2014)	33	7.37	0.99	33	1.36	1.73		6.01	[5.33; 6.69]	7.5%
Pyra (2015)	23	7.73	1.05	23	1.30	0.80		6.43	[5.89; 6.97]	7.7%
Laborda (2013)	202	7.34	0.70	202	0.78	1.20		6.56	[6.37; 6.75]	8.0%
De Gregorio (2020)	520	7.63	0.90	520	0.91	1.50		6.72	[6.57; 6.87]	8.0%
Nasser (2014)	100	7.34	0.07	100	0.47	0.05		6.87	[6.85; 6.89]	8.1%
Random effects model	**1236**			**1236**				**5.15**	**[4.44; 5.86]**	**100.0%**

Heterogeneity: $I^2 = 97\%$, $\tau^2 = 1.6267$, $p < 0.01$

B

Study	Preembolization Total	Mean	SD	Postembolization Total	Mean	SD	Mean Difference	MD	95%-CI	Weight
Kim (2006)	113	3.30	3.70	113	1.50	2.70		1.80	[0.96; 2.64]	74.8%
Gandini (2008)	38	3.30	3.70	38	1.50	2.70		1.80	[0.34; 3.26]	25.2%
Random effects model	**151**			**151**				**1.80**	**[1.07; 2.53]**	**100.0%**

Heterogeneity: $I^2 = 0\%$, $\tau^2 = 0$, $p = 1.00$

C

Study	Preembolization Total	Mean	SD	Postembolization Total	Mean	SD	Mean Difference	MD	95%-CI	Weight
Kim (2006)	113	3.50	3.90	113	2.00	3.00		1.50	[0.59; 2.41]	74.8%
Gandini (2008)	38	3.50	3.90	38	1.50	3.00		2.00	[0.44; 3.56]	25.2%
Random effects model	**151**			**151**				**1.63**	**[0.84; 2.41]**	**100.0%**

Heterogeneity: $I^2 = 0\%$, $\tau^2 = 0$, $p = 0.59$

D

Study	Preembolization Total	Mean	SD	Postembolization Total	Mean	SD	Mean Difference	MD	95%-CI	Weight
Kim (2006)	113	4.90	4.20	113	2.20	3.10		2.70	[1.74; 3.66]	74.8%
Gandini (2008)	38	4.90	4.20	38	2.20	3.10		2.70	[1.04; 4.36]	25.2%
Random effects model	**151**			**151**				**2.70**	**[1.87; 3.53]**	**100.0%**

Heterogeneity: $I^2 = 0\%$, $\tau^2 = 0$, $p = 1.00$

Figura 1.3. Gráfico em árvore para sintomas pré e pós embolização. Metanálise com modelo de efeitos aleatórios, mostrando as diferenças antes e depois da embolização para: dor pélvica (A), dispareunia (B), disúria (C) e dismenorreia(D). IC, intervalo de confiança; MD, diferença média; DP, desvio padrão; peso, peso do estudo.[5]

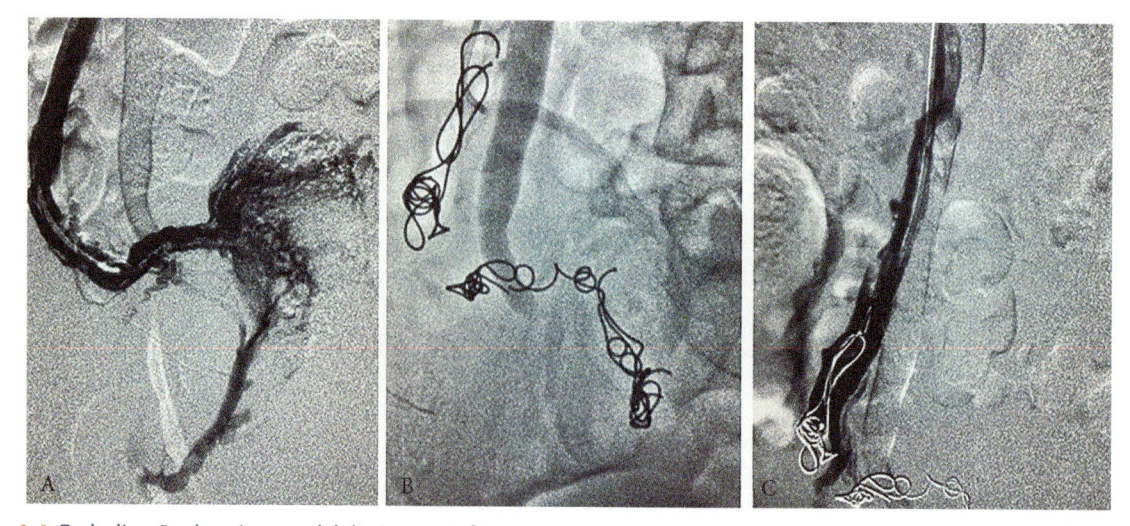

Figura 1.4. Embolização de veia gonadal direita por refluxo venoso sintomático com agentes líquidos (polidocanol a 3%) e molas. Em A) Flebografia de gonadal direita com refluxo venoso pélvico e varizes pélvicas. Em B) embolização com molas e polidocanol em espuma a 3%. Em C) Flebografia demonstrando axialização do fluxo ascendente venoso.

Pontos-chave

- Até 60% dos casos de dor pélvica crônica em mulheres têm causa desconhecida.
- A IVP é uma causa significativa e recentemente reconhecida da dor pélvica crônica, levando ao diagnóstico de SCP em 16% a 31% dos casos.
- Estudos sugerem que pode afetar entre 10% e 33% das mulheres em idade reprodutiva, sendo a SCP uma das causas comuns de dor pélvica crônica, acometendo cerca de 15% das mulheres em geral.
- É mais comum em mulheres de 20 a 45 anos, especialmente na segunda e terceira décadas de vida.
- Os sintomas da SCP incluem além da dor pélvica, disúria, dispareunia e dismenorreia.
- A insuficiência venosa dos membros inferiores pode estar intimamente relacionada à IVP.
- Na presença de varicosidades atípicas ou recorrentes de IVMI, deve-se considerar a suspeita de incompetência venosa pélvica, especialmente se estiver associada a varizes vulvares ou hemorroidas no exame clínico.
- O tratamento das varizes periféricas pode estar associado à EVP, antes de uma abordagem cirúrgica mais invasiva das varizes dos membros inferiores, em pacientes com refluxo venoso pélvico sintomático.
- Em pacientes com varizes pélvicas assintomáticas (ou seja, sem evolução para SCP), a embolização não demonstrou ser tão eficaz no tratamento de varizes periféricas de origem pélvica, nos quais abordagens convencionais, como escleroterapia ou flebectomia, apresentam bons resultados.
- A US-D é considerada o exame inicial, pois oferece melhor visualização do plexo venoso pélvico para o diagnostico de varizes pélvicas.

Lista de siglas

- EVP: embolização venosa pélvica.
- EVA: escala visual analógica.
- IC: intervalo de confiança.
- IVMI: insuficiência venosa dos membros inferiores.
- IVP: insuficiência venosa pélvica.
- SCP: síndrome congestiva pélvica.
- SVP: sintomas-varizes-fisiopatologia.
- US-D: ultrassonografia – doppler.

Referências bibliográficas

1. Ganeshan A, Upponi S, Hon LQ, Uthappa MC, Warakaulle DR, Uberoi R. Chronic pelvic pain due to pelvic congestion syndrome: the role of diagnostic and interventional radiology. Cardiovasc Intervent Radiol 2007;30:1105-11.

2. Taylor HC Jr. Vascular congestion and hyperemia Part II. The clinical aspects of the congestion-fibrosis syndrome. Am J Obstet Gynecol 1949;57:637-53.

3. Meissner MH, Khilnani NM, Labropoulos N, Gasparis AP, Gibson K, Greiner M, et al. The symptoms-varices-pathophysiology classifica- tion of pelvic venous disorders: a report of the American Vein & Lymphatic Society International working group on pelvic venous.

4. Gloviczki P, Comerota AJ, Dalsing MC, Eklof BG, Gillespie DL, Gloviczki ML, et al; Society for Vascular Surgery; American Venous Forum. The care of patients with varicose veins and associated chronic venous diseases: clinical practice guidelines of the Society for Vascular Surgery and the American Venous Forum. J Vasc Surg 2011;53(5 Suppl):2S-48S.

5. De Carvalho SFC, Metzger PB, Fernandez MG, Ribeiro WB, Nogueira AKS, e Souza JPR. Pelvic venous reflux embolization in the treatment of symptomatic pelvic congestive syndrome: a systematic review with meta-analysis. J Vasc Surg Venous Lymphat Disord 2023;11:412-21.

6. Meissner MH, Gibson K. Clinical outcome after treatment of pelvic congestion syndrome: sense and nonsense. Phlebology 2015;30: 73-80.

7. Capasso P, Simons C, Trotteur G, Dondelinger RF, Henroteaux D, Gaspard U. Treatment of symptomatic pelvic varices by ovarian vein embolization. Cardiovasc Intervent Radiol 1997;20:107-11.

8. Perrin MR, Labropoulos N, Leon LR. Presentation of the patient with recurrent varices after surgery (REVAS). J Vasc Surg 2006;43:327-34.

9. Malgor RD, Adrahtas D, Spentzouris G, Gasparis AP, Tassiopoulos AK, Labropoulos N. The role of duplex ultrasound in the workup of pelvic congestion syndrome. J Vasc Surg Venous Lymphat Disord 2014;2: 34-8.

10. Metzger PB, Rossi FH, Kambara AM, Izukawa NM, Saleh MH, Pinto IMF, et al. Criteria for detecting significant chronic iliac venous obstructions with duplex ultrasound. J Vasc Surg Venous Lymphat Disord 2016;4:18-27.

11. Venbrux AC, Chang AH, Kim HS, Montague BJ, Hebert JB, Arepally A, et al. Pelvic congestion syndrome (pelvic venous incompetence): impact of ovarian and internal iliac vein embolotherapy on men- strual cycle and chronic pelvic pain. J Vasc Interv Radiol 2002;13:171-8.

12. Rossi FH, Kambara AM, Izukawa NM, Rodrigues TO, Rossi CB, Sousa AG, et al. Randomized double-blinded study comparing medical treatment versus iliac vein stenting in chronic venous dis- ease. J Vasc Surg Venous Lymphat Disord 2018;6:183-91.

13. Gavrilov SG, Sazhin A, Krasavin G, Moskalenko E, Mishakina N. Comparative analysis of the efficacy and safety of endovascular and endoscopic interventions on the gonadal veins in the treatment of pelvic congestion syndrome. J Vasc Surg Venous Lymphat Disord 2021;9:178-86.

14. De Gregorio MA, Guirola JA, Alvarez-Arranz E, Sánchez-Ballestin M, Urbano J, Sierre S. Pelvic venous disorders in women due to pelvic varices: treatment by embolization: experience in 520 patients. J Vasc Interv Radiol 2020;31:1560-9.

15. Gloviczki P, Comerota AJ, Dalsing MC, Eklof BG, Gillespie DL, Gloviczki ML, et al; Society for Vascular Surgery; American Venous Forum. The care of patients with varicose veins and associated chronic venous diseases: clinical practice guidelines of the Society for Vascular Surgery and the American Venous Forum. J Vasc Surg 2011;53(5 Suppl):2S-48S.

Anatomia Aplicada

Marcelo Calil Burihan

Andréa Simonne do Nascimento Henriques

Introdução

Em 1857, o anatomista francês Louis Alfred Richet observou pela primeira vez a relação entre dor pélvica crônica e varizes no plexo útero-ovariano.[1] A compreensão da anatomia venosa que interliga o abdome, a pelve e a região proximal dos membros inferiores é essencial para entender a desordem venosa pélvica (DVP). A complexidade anatômica, com vários plexos venosos e suas comunicações, torna difícil a interpretação precisa das condições associadas à DVP.

Embora a DVP não seja um fator significativo na dor crônica em homens devido às diferenças anatômicas e ao papel da gravidez nas mulheres, a drenagem venosa pélvica feminina ocorre principalmente pelas veias ilíacas internas, veias ovarianas e veia renal esquerda. As veias ovarianas têm padrões de drenagem assimétricos, com a veia ovariana esquerda drenando para a veia renal esquerda antes de alcançar a veia cava inferior, enquanto a veia ovariana direita drena diretamente na veia cava inferior. A avaliação dos sintomas da DVP deve considerar o refluxo e obstrução em veias pélvicas, renais, retais e superficiais, com refluxo mais frequente nas veias gonadais e ilíacas internas e obstrução comum nas veias renal esquerda e ilíaca comum. Além disso, condições como a síndrome do quebra-nozes e a síndrome de May-Thurner, bem como anomalias anatômicas como o útero retrovertido, podem contribuir para a DVP.[2]

Pontos principais sobre as veias da pelve:

- Conexão com o sistema superficial: Através das veias perfurantes pudendas, ciáticas e glúteas.
- Rotas do sistema venoso profundo: Variadas, incluindo plexos venosos complexos.
- Principais coletores de sangue: Veias ilíacas comuns.
- Outros coletores: Veias gonadais, veias lombares ascendentes, plexos vertebrais e veias da parede abdominal.

Anatomia venosa pélvica

Os plexos venosos pélvicos são abundantes, anatomicamente variáveis e complexos, comunicando-se com os plexos venosos vertebrais internos do canal vertebral, o que é clinicamente relevante. No entanto, a maior parte do sangue venoso da pelve feminina é drenada pelas veias ilíacas internas e pelas veias ovarianas.[1,2]

Os plexos venosos na pelve menor, incluindo os plexos retal, vesical, prostático, uterino e vaginal, se conectam e são drenados principalmente pelas veias ilíacas internas. Alguns drenam para a veia mesentérica inferior do sistema porta do fígado (Figura 2.1) via veia retal superior, ou para o plexo venoso vertebral interno (Figura 2.2) através das veias sacrais laterais. Outras vias menores de drenagem incluem a veia sacral mediana e, nas mulheres, as veias ováricas.

- Veia ilíaca externa: Medial à artéria ilíaca externa, geralmente sem válvulas e iniciando no ligamento inguinal como continuação da veia femoral, une-se à veia ilíaca interna para formar a veia ilíaca comum, localizada anterior à articulação sacroilíaca. Em 25% a 35% dos casos, as veias possuem válvulas frequentemente sem função, geralmente presentes a 2 cm distal de seu término.[2] À direita, é medial e posterior à artéria ilíaca externa; à esquerda, é medial em todo seu percurso. A veia é cruzada anterior e medialmente pelo ureter (somente à esquerda) e pela artéria ilíaca interna, sendo coberta pelo peritônio parietal. Nos homens, é atravessada pelo ducto deferente, e nas mulheres, pelos vasos ovarianos e pelo ligamento redondo do útero. Lateralmente, localiza-se o músculo psoas maior.

No segmento inicial, a veia recebe duas tributárias maiores extra pélvicas, sendo elas:

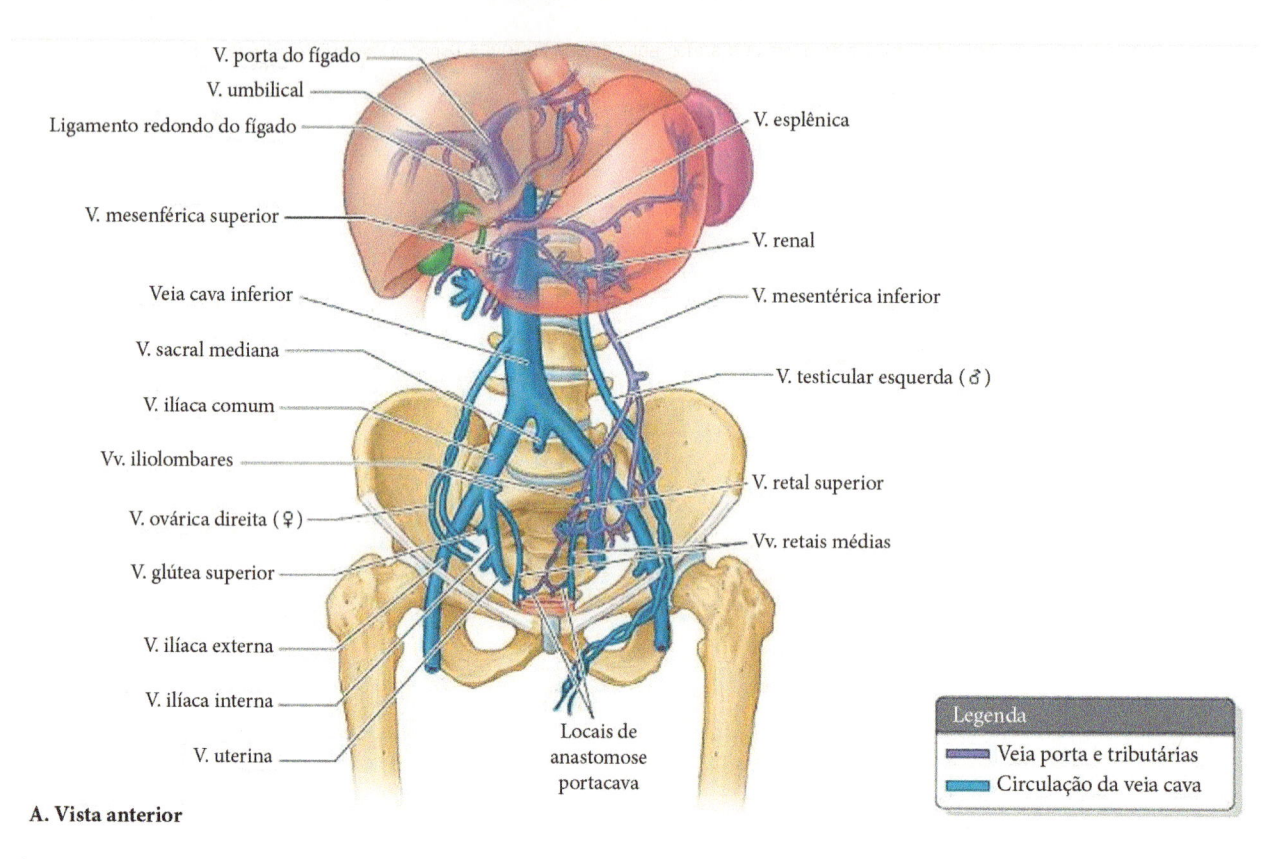

A. Vista anterior

Figura 2.1. Drenagem dos plexos venosos pélvicos para o sistema cava (em azul); drenagem de plexos venosos para o sistema porta (em lilás). Fonte - Moore, Keith L. Anatomia orientada para a clínica/Keith L. Moore, Arthur F. Dalley, Anne M. R. Agur; tradução Claudia Lúcia Caetano de Araújo. - 8. ed. - Rio de Janeiro: Guanabara Koogan, 2019. Pag. 1378.

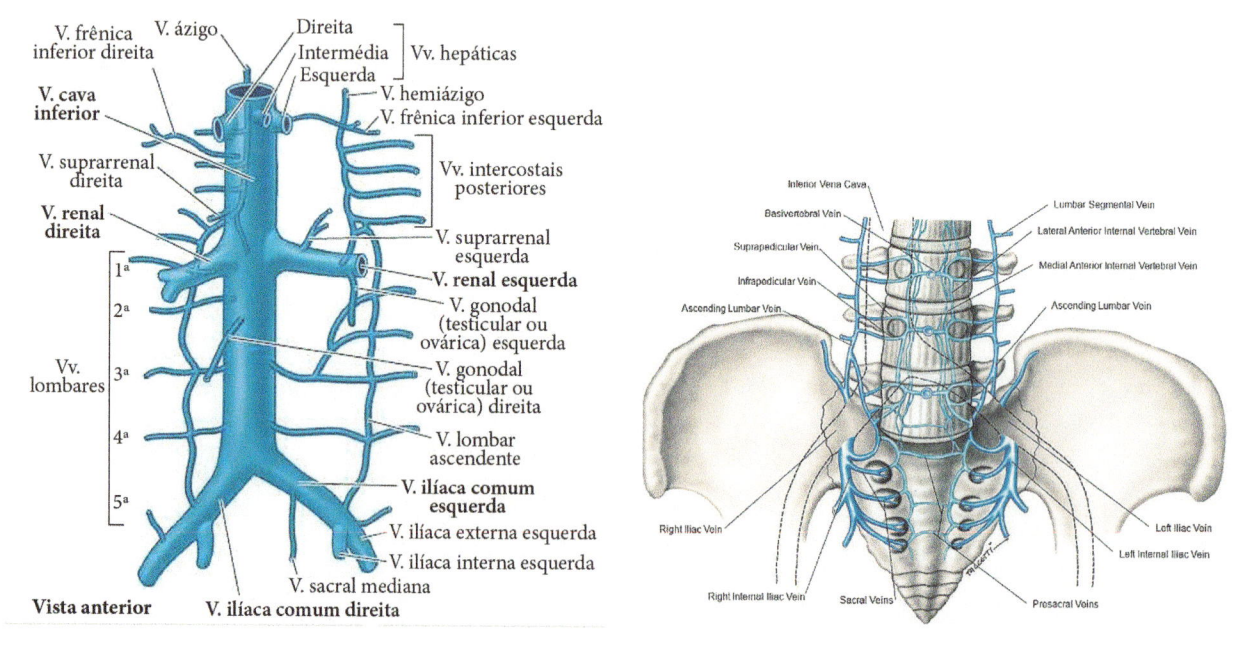

Figura 2.2. A- Tributárias da Veia cava inferior (VCI). A assimetria nas veias renais e ilíacas comuns reflete a posição da VCI à direita da linha mediana. Moore, Keith L. Anatomia orientada para a clínica/Keith L. Moore, Arthur F. Dalley, Anne M. R. Agur; tradução Claudia Lúcia Caetano de Araújo. - 8. ed. - Rio de Janeiro: Guanabara Koogan, 2019. B- Drenagem venosa plexo sacral e veias lombares – adaptar de Uflacker, Renan.Atlas of vascular anatomy an angiographic approach/Renan Uflacker; with contributions by Bayne Selby. - 2nd ed.

- **Veia circunflexa ilíaca profunda:** Drena o sangue venoso da margem lateral e inferior da fossa ilíaca, desembocando nas veias ilíacas externas cerca de 2 cm próximo ao ligamento inguinal. A veia circunflexa ilíaca profunda se propaga com tributárias da veia iliolombar e da veia anterior-abdominal.

- **Veia epigástrica inferior:** Drena na veia ilíaca externa cerca de 1,25 cm proximal ao ligamento inguinal, coletando sangue da metade inferior do músculo reto abdominal, sua bainha e a parede abdominal anterior. Geralmente é duplicada no segmento periférico, com os dois troncos se unindo em diferentes distâncias antes de seu término. No ventre muscular, realiza uma rica anastomose com a veia epigástrica superior, podendo servir como anastomose cavo-cava. Coletam o fluxo de dois sistemas menores:

  - **Veias suprapúbicas:** São de menor calibre na região hipogástrica e na parede abdominal anterior, conectando as veias epigástricas inferiores esquerda e direita. Elas se comunicam em todas as camadas da parede abdominal anterior, acima e abaixo da fáscia dos músculos abdominais, e entre elas e o tecido subcutâneo, correspondente ao compartimento safeno do membro inferior.

  - **Veia ilíaca interna:** Origina-se superior ao forame isquiático maior, da confluência de múltiplas tributárias, frequentemente da união da veia glútea inferior e da veia pudenda interna, estando posterior e inferior às artérias ilíacas internas. Suas tributárias sofrem mais variações anatômicas do que os ramos das artérias ilíacas internas, mas seguem trajetos semelhantes e drenam os mesmos territórios. Pode ser duplicada em até 30% dos casos, com um tronco recebendo sangue das tributárias viscerais e o outro das tributárias parietais, ou formar uma rede de mais vasos em 20% dos casos. A presença de válvulas é inconsistente, variando de ausência total até a presença em 40% dos casos na veia ilíaca interna direita [2]. Não há veias seguindo as artérias umbilicais entre a pelve e o umbigo. As veias iliolombares da pelve maior geralmente drenam para as veias ilíacas comuns. As veias ilíacas internas se unem às veias ilíacas externas para formar as veias ilíacas comuns, que se juntam ao nível da vértebra L4 ou L5 para formar a veia cava inferior.

Tributárias extra pélvicas

- **Veias glúteas superiores:** Drenam a parte superior dos músculos glúteos, entram na pelve através do forame ciático maior, acima do músculo piriforme, e unem-se à veia ilíaca interna em tronco único. Servem como potenciais colaterais entre a veia femoral e a veia ilíaca interna.

Tabela 2.1. Plexos venosos pélvicos – divisão didática.

Origem extra pélvica (parietais)	Anterior ao sacro (parietais)	Origem no plexo venoso visceral
Veias glúteas superiores	Veias sacrais laterais	Veias retais médias
Veias glúteas inferiores		Plexo venoso retal
Veias pudendas internas		Plexo venoso prostático
Veia obturadora		Plexo vesical
Veias púbicas		Plexos uterinos
		Plexos vaginais

- **Veias glúteas inferiores:** Originam-se na face posterior e proximal da coxa, correndo ao longo da artéria correspondente como a veia ciática, anastomosando-se com as primeiras veias perfurantes e tributárias da veia circunflexa femoral medial, drenando no início da veia ilíaca interna. Fazem múltiplas comunicações com as veias superficiais da região glútea através das veias perfurantes glúteas, servindo como possíveis colaterais entre as áreas de drenagem da veia femoral e da veia ilíaca interna.

A persistência da veia ciática (PVC) é uma rara anomalia embrionária. Quando presente, ela surge de afluentes musculares posteriores, ascende junto à artéria ciática, se junta a afluentes glúteos posteriores e penetra na pelve pelo espaço subpiramidal. A veia segue medialmente ao nervo ciático, desembocando na veia ilíaca interna, veia glútea inferior ou veia femoral profunda.[3]

- **Veias pudendas internas:** Nas mulheres, originam-se na fossa isquiorretal a partir da veia profunda do clitóris. Suas tributárias incluem veias do bulbo do clitóris, veias labiais posteriores, veias perineais, veias retais inferiores e, ocasionalmente, a própria veia profunda do clitóris.

- **Veia obturadora:** Inicia na região adutora proximal da coxa, entra na pelve pelo forame obturador e segue no retroperitônio, junto com a artéria e o nervo correspondentes, unindo-se à veia ilíaca interna. Às vezes, é substituída por uma veia púbica larga ou ramo púbico, chamada veia obturadora acessória, que drena para a veia ilíaca externa e se comunica com as veias circunflexas femorais na coxa proximal.

- **Veias Púbicas:** As veias púbicas estão presentes em 52-96% dos casos, localizando-se na superfície posterior do osso púbico e ramificando-se da veia obturadora após sair do canal obturador. Elas atravessam o ramo púbico superior e se unem ao ramo púbico da veia epigástrica inferior, conduzindo o sangue venoso para a veia ilíaca externa. Em 8-43% dos casos, pode haver uma comunicação arterial chamada "corona mortis de Hesselbach," importante pelo risco de hemorragia fatal em certos procedimentos cirúrgicos.

Rusu e cols. categorizaram corona mortis venosa em três tipos, conforme o arranjo de drenagem da veia obturadora: tipo I (veia ilíaca externa), tipo II (veia epigástrica inferior) e tipo III (anastomose entre a veia obturadora e a veia epigástrica inferior).[4]

Tributárias anterior ao sacro (parietais da pelve menor)

- **Veias sacrais laterais:** Drenam o fluxo do plexo venoso sacral para o segmento proximal da veia ilíaca interna.

- **Plexo Venoso Sacral:** Localizado no tecido conjuntivo frouxo, posterior ao reto e na frente do sacro, sobreposto na camada parietal da fáscia pélvica. Ele coleta sangue de:

  - **Veias Espinhais:** originam-se da cauda equina e cruzam os forames sacrais anteriores, drenando a parte anterior do sacro, ramos dos nervos espinhais e os espaços interfaciais entre o reto e o sacro. Existem três rotas principais para a drenagem do plexo sacral: 1) Veia sacral média para a veia ilíaca comum esquerda, 2) Veia íliolombar para a veia ilíaca comum, e 3) Veia sacral lateral para a veia ilíaca interna. Na metade superior (em 83%) tem formato espacial hexagonal e em forma de escada na metade inferior (em 90%), sendo drenado principalmente para as veias sacrais laterais.[2,5] Comunicam-se ventralmente com os plexos viscerais ao redor do reto e dorsalmente através dos forames sacrais anteriores com os plexos venosos vertebrais (plexo de Batson), que são avalvulados e podem servir como uma rota de anastomose cavo-cava.

Tributárias com origem no plexo venoso visceral

Na pelve feminina, a direção dorso-ventral das veias inclui o plexo venoso retal, que circunda o reto e se conecta anteriormente ao plexo uterovaginal.

O plexo retal interno, na camada submucosa do canal anal, e o plexo retal externo seroso, podem formar hemorroidas internas e externas, respectivamente. O plexo interno drena principalmente para a veia retal superior e se comunica extensivamente com o plexo externo. As veias retais superiores, médias e inferiores drenam as partes superior, média e inferior do plexo retal externo, respectivamente, conectando-se à veia mesentérica inferior, à veia ilíaca interna e à veia pudenda interna.

- **Plexos venosos vaginais:** formam-se ao longo das laterais e na túnica mucosa da vagina, conectando-se com os plexos uterino, vesical e retal. A veia vaginal pareada, que pode estar ausente em alguns casos, drena para a veia ilíaca interna, mas a maioria do sangue flui por comunicações com os plexos vizinhos.

O plexo de drenagem do fundo uterino comunica-se com os plexos das veias ováricas e uterinas, e apresenta conexões ventrais com o plexo vesical, dorsais com o plexo retal e cranialmente com o plexo uterino. Além disso, há ricas anastomoses com as veias púbicas, obturatórias, suprapúbicas, epigástricas inferiores e circunflexas ilíacas profundas.[1,2]

- **Plexos Venosos Uterinos:** localizados nos ligamentos largos, comunicam-se com os plexos ovariano e vaginal. São drenados principalmente pelas veias uterinas, geralmente três de cada lado, que se conectam à veia ilíaca interna e drenam o fluxo venoso do útero, ligamento largo, tuba uterina e ovário. O plexo uterino faz comunicação cranial com as veias ovarianas e caudal com o plexo vaginal. Ventralmente, conecta-se ao plexo vesical, e dorsalmente, ao plexo retal externo. As veias uterinas pareadas cruzam o ureter e drenam na veia ilíaca interna. As veias do ligamento largo do útero ligam o plexo uterino às veias do ligamento redondo e drenam o paramétrio. A veia do ligamento redondo conecta as veias do ligamento largo com as veias subcutâneas inguinais, servindo como uma importante via de desvio para o refluxo venoso.

- **Plexo Venoso Pampiniforme:** drena os dois terços laterais da tuba uterina para as veias ováricas, que se conectam à veia cava inferior à direita e à veia renal esquerda. Os dois terços mediais da tuba uterina são drenados pelo plexo uterino para a veia ilíaca interna.

- **Plexo Venoso Vesical:** cobre a parte inferior da bexiga e está conectado ao plexo venoso vaginal em mulheres. É drenado por diversas veias vesicais (superiores e inferiores), tributárias da veia ilíaca interna.

- **Plexo Pudendo:** Fica no espaço retropúbico, atrás do ligamento púbico inferior e da sínfise púbica, e à frente da bexiga urinária. Sua principal tributária é a veia dorsal profunda do clitóris, com conexões adicionais ao plexo venoso vesical e à veia pudenda interna.

- **Veias Perineais:** incluem as veias profundas e superficiais do períneo. As veias perineais profundas se conectam ao plexo pudendo, enquanto as veias superficiais formam um plexo subcutâneo urogenital. Elas drenam ventralmente para as veias labiais anteriores e a veia safena magna, e dorsalmente para a região anal, plexo retal e veia ilíaca interna. Essas veias se tornam mais evidentes em condições de congestão pélvica e podem permitir o fluxo reverso de sangue da pelve para a coxa.

- **Veia ilíaca comum:** é a maior veia da pelve, originando-se da confluência com a veia ilíaca interna e ascendendo até se unir à veia contralateral para formar a veia cava inferior. A veia ilíaca comum direita é mais curta e corre quase perpendicularmente à artéria ilíaca comum direita, enquanto a esquerda é mais longa e oblíqua, passando medialmente e posterior

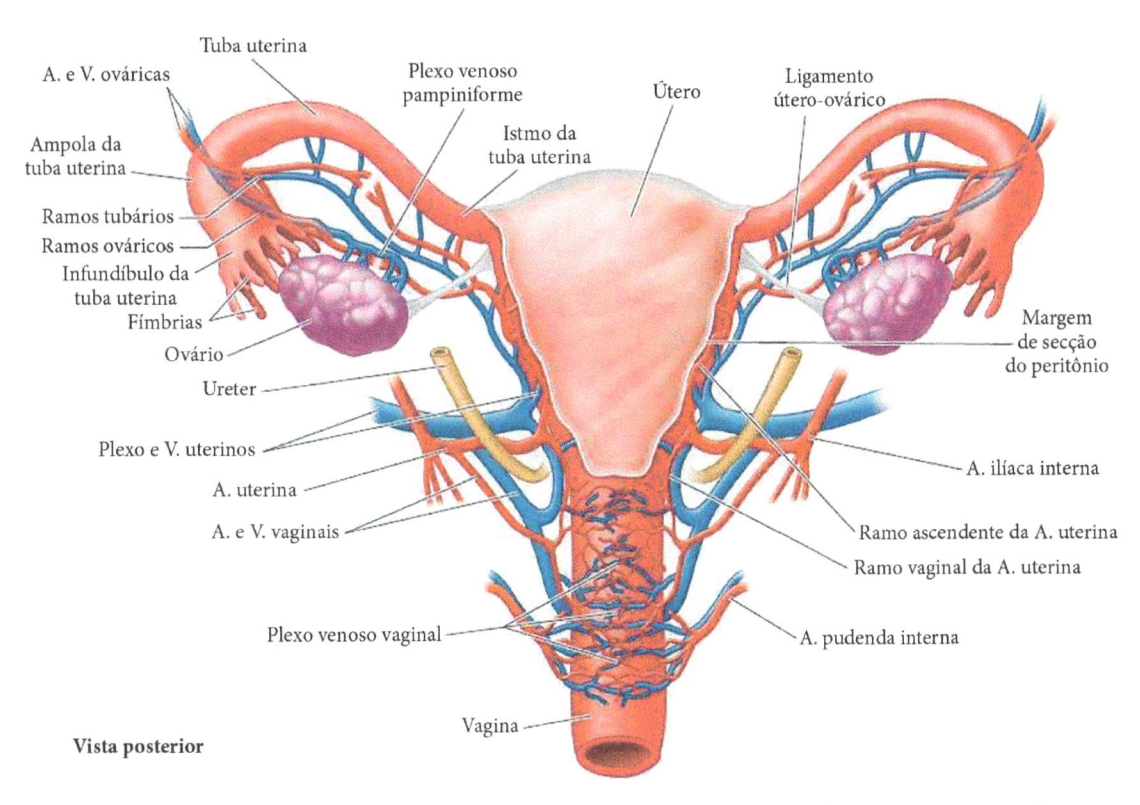

Figura 2.3. Drenagem venosa do útero, vagina e ovários com padrão plexiforme incluindo um plexo pampiniforme através do plexo ovárico, útero-vaginal. Moore, Keith L. Anatomia orientada para a clínica/Keith L. Moore, Arthur F. Dalley, Anne M. R. Agur; tradução Claudia Lúcia Caetano de Araújo. - 8. ed. - Rio de Janeiro: Guanabara Koogan, 2019.

à artéria ilíaca comum esquerda. Ambas geralmente não possuem válvulas, mas uma válvula sem função pode ocorrer em 1-7% dos casos. A veia ilíaca comum esquerda pode sofrer compressão, levando a trombose e refluxo para a veia ilíaca interna e o reservatório venoso pélvico.[3]

Tributárias das veias ilíacas comuns

- **Veia lombar ascendente:** sobe ao longo da coluna vertebral, coletando sangue das veias lombares e formando a veia ázigos à direita e a veia hemiázigos à esquerda. Ela pode atuar como uma anastomose cavo-cavo.

- **Veias iliolombares:** drena a fossa ilíaca, o músculo psoas maior e coluna lombar inferior.

- **Veia lateral sacral:** drena a face anterior do osso sacro e a cauda equina.

- **Veia sacral média:** frequentemente encontrada em duplicidade, drena a face anterior do sacro e conecta-se amplamente ao plexo venoso sacral. Geralmente termina na veia ilíaca comum esquerda, embora drenagem direta na confluência das veias ilíacas comuns seja menos comum.[6]

- **Veias ováricas:** formam um plexo venoso pampiniforme no ligamento largo do ovário e tuba uterina, drenando para a veia ovárica direita, rumo a veia cava inferior, e para a veia ovárica esquerda, que vai para a veia renal esquerda. As veias tubárias também drenam para as veias ováricas e o plexo uterino. A veia ovárica esquerda pode drenar incommumente para a veia mesentérica inferior e frequentemente é avalvular ou tem válvulas incompetentes. A veia ovárica direita pode ocasionalmente drenar para a veia renal direita em até 10% dos casos.[2,7,8] As válvulas podem ser incompetentes em 43% à esquerda e 35-41% à direita.[9]

A Síndrome de Nutcracker ocorre quando a veia renal esquerda é comprimida pela artéria mesentérica superior contra a aorta, causando aumento da pressão e refluxo para a veia ovariana, levando a varizes pélvicas. A Síndrome de May-Turner resulta da compressão da veia ilíaca comum esquerda pela artéria ilíaca comum direita, causando hipertensão venosa pélvica e refluxo para o plexo venoso peri-uterino, resultando em varizes pélvicas. Normalmente, o sistema venoso intrapélvico é composto por redes visceral e parietal, com conexões que favoreçem a integração com as veias dos membros inferiores em condições patológicas.

- **Anatomia Venosa Superficial com drenagem para a pelve:** comunica-se com as veias superficiais das coxas e do períneo através do assoalho pélvico e do hilo renal esquerdo via veia ovárica esquerda. As veias pélvicas conectam-se ao sistema venoso superficial dos membros inferiores através das veias pudendas, ciáticas e glúteas. Pontos de escape pélvico, como as

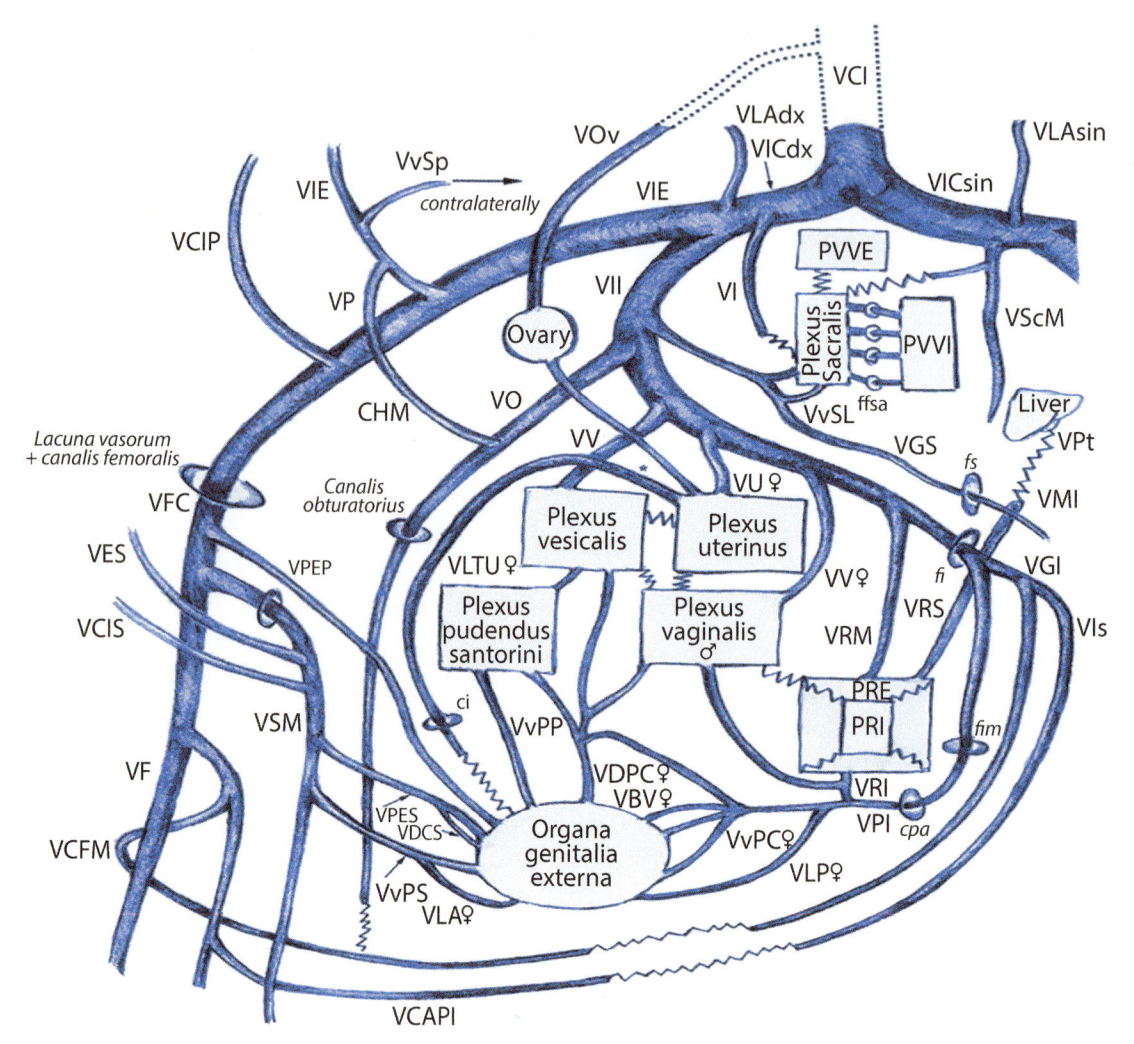

Figura 2.4. I, Canalis inguinalis; CMH, corona mortis Hesselbachi; cpa, canalis pudendalis Alcocki; FFSA, forame sacralia anteriora; fim, forame ischiadicum minus; FI, forame infrapiriforme; fs, forame suprapiriforme; PRE, plexo retal externus; IRP, plexo retal interno; PVVE, plexo venoso vertebral externo; PVVI, plexo venoso vertebral interno (anterior e posterior); VBV, vena bulbi vestibuli; VCAP1, veia comitans arteriae perforantis primae; VCFM, veia circunflexa femoral medial; VCI, veia cava inferior; VCIP, veia circunflexa ílio profunda; VCIS, veia circunflexa ílio superficial; VDPC, veia dorsal profunda do clitóris; VEI, veia epigástrica inferior; SVE, veia epigástrica superficial; FV, veia femoral; VFC, vena femoral communis; VGI, veia glútea inferior; VGS, veia glútea superior; VI, veia iliolombar; VICdx, vena iliaca communis dextra; VICsin, vena iliaca communis; VIE, veia ilíaca externa; VII, vena iliaca interna; VIs de veia isquiádica; VLA, veias labiais anteriores; VLAdx, veia lombar ascendente dextra; VLAsin, vena lumbalis ascendens sinistra; VLP, veias labiais posteriores; VvLTU, veias ligamentares teretis uterinas; VMI, veia mesenterica inferior; VO, veia obturatória; VOv, veia ovárica; VP, veia púbica; VvPC, veias profundas do clitoridis; VPEP, veia pudenda externa profunda; VPES, veia pudenda externa superficial; FVP da veia femoral; VPI, vena pudenda interna; VPt, vena portae; VRI, veia retal inferior; VRM, veia retal média; VRS, veia retal superior; VSM, veia safena magna; VMcM, veia sacral mediana; VU, veia uterina; VV-veia vesicalis; CVV, veia vaginal; PPV, veias perineais profundas; VvPS, veias perineais superficiais; VvS em ASF, veias espinhais em forames sacralia anteriora; VvSp, veias suprapúbicas; VvSL, veias sacrais laterais;, veias ligamentos lati uteri Adaptado de 'perineal' (Kachlik, D., Pechacek, V., Musil, V., & Baca, V. (2010). The venous system of the pelvis: new nomenclature. Phlebology: The Journal of Venous Disease, 25(4), 162 173. doi:10.1258/phleb.2010.010006).

veias pudendas internas e obturatórias, servem como vias de drenagem para a veia cava inferior e podem causar sintomas nos membros inferiores em casos de hipertensão venosa pélvica.[2,7,10,11]

Dois pontos principais de 'vazamento' foram descritos ('P' e 'I'), seguidos por outros dois menores.

▪ Ponto 'P': localizado na membrana perineal, que é cruzada pelas veias perineais, assim que recebe as tributárias labiais, fazendo a conexão dos sistemas das veias pudendas internas e externas.

- Ponto 'I': situado no anel inguinal superficial, onde as veias do ligamento redondo se encontram com as veias superficiais da parede abdominal anterior e as veias do divertículo de Nuck (um remanescente do processo vaginal embrionário do peritônio). Conecta os sistemas uterino e ovariano com os das veias pudendas externas, veias dorsais superficiais do clitóris e veias da parede abdominal anterior.

- Ponto 'O': encontrado dentro do canal obturador, ligando as veias profundas da porção proximal do grupo medial dos músculos da coxa e a veia obturatórias, que deságua no segmento proximal da veia ilíaca interna.

- Ponto 'G': localizado na região glútea, onde a veia ciática variável, que corre na superfície posterior da coxa a partir de vários níveis, se une ao segmento periférico da veia glútea inferior (antes que entre no forame infrapiriforme).

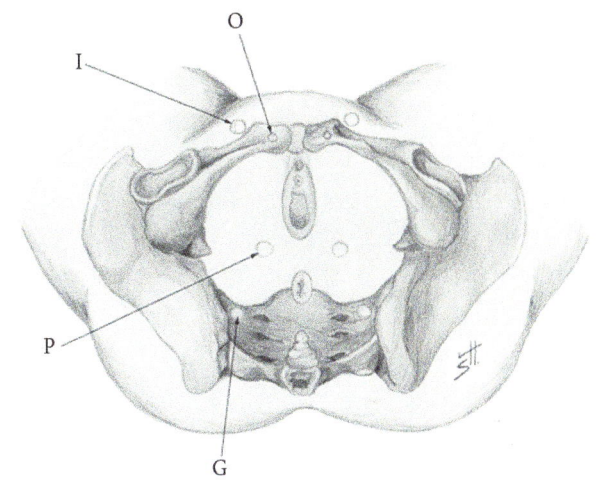

Figura 2.5. Pontos de vazamento pélvico, vista inferior da pelve. G, ponto 'glúteo'; I, ponto 'inguinal'; O, ponto 'obstrutor'; P, ponto 'perineal' (Kachlik, D., Pechacek, V., Musil, V., & Baca, V. (2010). The venous system of the pelvis: new nomenclature. Phlebology: The Journal of Venous Disease, 25(4), 162-173. doi:10.1258/phleb.2010.010006)

Referências bibliográficas

1. Keith L. Moore AFDAMRA; tradução CLC de Araújo 8. ed. R de J: GK 2019. Moore, Keith L. Anatomia orientada para a clínica/ Keith L. Moore, Arthur F. Dalley, Anne M. R. Agur ; tradução Claudia Lúcia Caetano de Araújo. - 8. ed. - Rio de Janeiro: Guanabara Koogan, 2019. 2019.

2. Kachlik D, Pechacek V, Musil V, Baca V. The venous system of the pelvis: New nomenclature. Vol. 25, Phlebology. 2010. p. 162-73.

3. Borges Cardoso B, Oliveira Alvarenga C, De Souza Miyahara M, Calil Burihan M, Raphaella M, Alves De Lima Q, et al. Persistência da veia ciática Persistent sciatic vein.

4. Rusu MC CRMAFRPE. Anatomical considerations on corona mortis. Surg Radiol Anat 2010.

5. Uflacker Renan. Atlas of vascular anatomy : an angiographic approach. Lippincott Williams & Wilkins; 2007. 905 p.

6. Baqué P, Karimdjee B, Iannelli A, Benizri E, Rahili A, Benchimol D, et al. Anatomy of the presacral venous plexus: Implications for rectal surgery. Surgical and Radiologic Anatomy. 2004 Oct;26(5):355-8.

7. Kashef E, Evans E, Patel N, Agrawal D, Hemingway AP. Pelvic venous congestion syndrome: female venous congestive syndromes and endovascular treatment options. Vol. 6, CVIR Endovascular. Springer Science and Business Media Deutschland GmbH; 2023.

8. Clark MR, Taylor AC. Pelvic Venous Disorders: An Update in Terminology, Diagnosis, and Treatment. Semin Intervent Radiol. 2023 Aug 10;40(4):362-71.

9. Diagnosis and treatment of pelvic congestion syndrome UIP consensus document.

10. Barros FS, Storino J, Cardoso da Silva NA, Fernandes FF, Silva MB, Bassetti Soares A. A comprehensive ultrasound approach to lower limb varicose veins and abdominal-pelvic connections. J Vasc Surg Venous Lymphat Disord. 2024 May 1;12(3).

11. Ford RW, Winokur RS. Pelvic Venous Disorders (PeVD). Semin Intervent Radiol. 2022 Oct 1;39(5):483-9.

Aspectos Anatômicos do Sistema Venoso Pélvico na Desordem Venosa Pélvica

Francisco Reis Bastos

Ligia Regina Bastos Neves

Introdução

As varizes pélvicas, que quando sintomáticas provocam a Síndrome de Congestão Pélvica (SCP) ou desordem venosa pélvica (DVP), constituem um quadro de dilatação e tortuosidade do plexo venoso pélvico associado à diminuição do retorno venoso. São encontradas em aproximadamente 10% ou mais das mulheres, sendo que cerca de 60% destas desenvolvem SCP. Afetam principalmente mulheres em idade reprodutiva, multíparas jovens, sem evidência de processo inflamatório pélvico, e podem ser causa de Dor Pélvica Crônica (DPC). Homens também podem ser afetados, desenvolvendo Varicocele e outros incômodos.[1,2]

Anatomia do sistema venoso pélvico

É nas veias do distrito venoso cava inferior que a DVP se manifesta. No primeiro trimestre da vida fetal, os ovários se desenvolvem na crista genital, sobre a parte posterior da parede abdominal, ao nível do Ducto Mesonéfrico. Eles possuem suprimento arterial a partir da Aorta e são importantes na drenagem venosa. Durante o início do segundo trimestre, os ovários deslocam-se para a pelve devido à contração gradual do tecido conjuntivo ligado ao seu pólo inferior, até os grandes lábios, originando posteriormente o ligamento redondo. No homem a descida dos testículos para a bolsa escrotal se dá de maneira semelhante. Durante esse trajeto, seu suprimento arterial e drenagem venosa são mantidos no mesmo nível de sua origem, junto aos vasos renais.

As veias ovarianas ascendem anteriormente ao músculo psoas e aos ureteres. A Veia Ovariana Direita drena para a Veia Cava Inferior na maioria das mulheres, embora em aproximadamente 10% das mulheres, ela possa drenar para a Veia Renal Direita. A veia ovariana esquerda drena para a veia renal esquerda em um ângulo de 114°. Essas veias

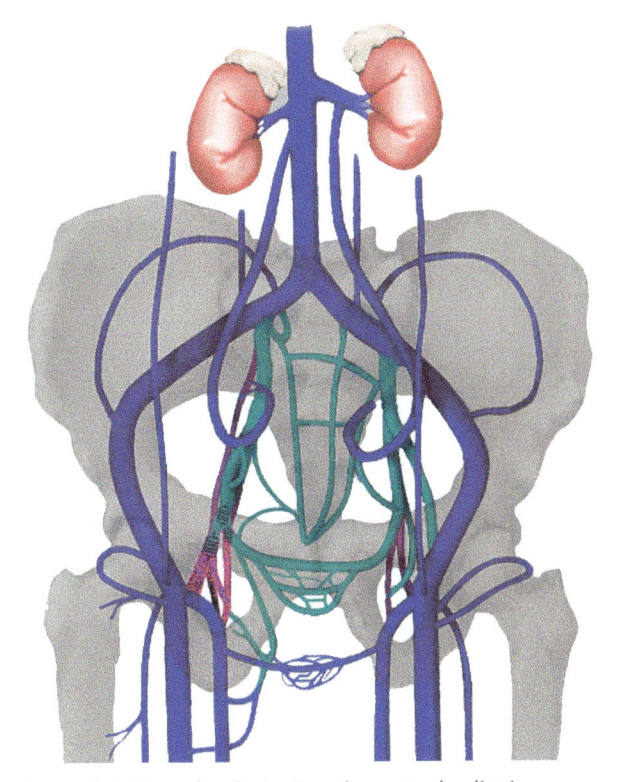

Figura 3.1. Desenho ilustrativo de parte do distrito venoso cava inferior (por Zubicoa, Madrid).

ovarianas podem ou não conter válvulas, e, podem ou não apresentar dilatações e tortuosidades.

Existe um rico plexo venoso anastomótico entre as veias de drenagem das vísceras pélvicas, incluindo veias ovarianas, para-ovarianas, uterinas, vesicais, retais e o plexo vulvar. Ademais, existem conexões venosas de um lado com o outro. Outras conexões parietais posteriores podem ser notadas. Há conexões venosas entre reto, bexiga e a parte superior da coxa. Estas conexões venosas podem ser avalvulares, o que explica a presença de varizes em todas essas localizações, conforme observado na DVP.[3]

Vias de retorno venoso pélvico

As principais vias de retorno venoso pélvico, são:

- Veia cava inferior;
- Veias renais;
- Veias Ilíacas comuns (direita e esquerda), veias ilíacas externas e internas (hipogástrica), recebendo fluxo de suas afluentes femorais, parietais e viscerais;
- Plexo gonadal: veias gonadais (ovarianas ou espermáticas), que drenam para a veia cava inferior (VCI) no lado direito e para a veia renal esquerda no lado esquerdo.
- Veia retal superior, que drena para a Veia Mesentérica Inferior, uma tributária do sistema porta e não da veia hipogástrica.

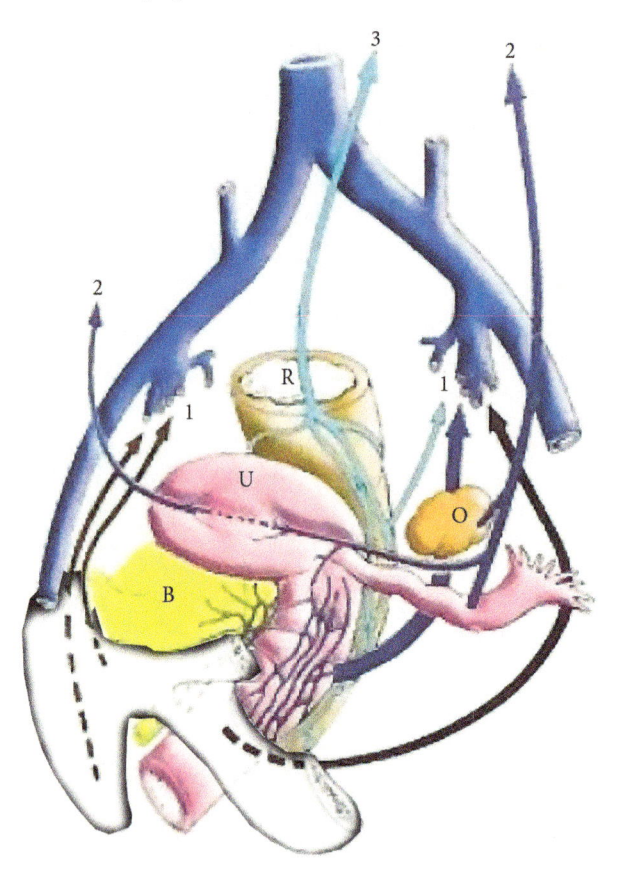

Figura 3.2. Retorno Venoso Pélvico (ilustração cedida por JF UHL, Paris).[15]

Estudo anatômico das veias ovarianas

Realizamos um estudo anatômico das veias ovarianas em vinte cadáveres humanos, apresentado no congresso da UIP em Mônaco.[4] À direita, a veia ovariana começa em número variável, de 4 a 8 veias, geralmente terminando como uma única veia, em ângulo de 27°, na Veia Cava Inferior infra-renal. Na maioria das vezes, existem dois ou um par de valvas e a veia tem pouco menos de 3 mm de diâmetro e cerca de 15 cm de comprimento. À esquerda, essas veias partem do nível do ovário, de 4 a 8 veias que convergem, geralmente terminando em uma só, em um ângulo de 114° com a Veia Renal Esquerda. Interessante ressaltar que a literatura, ao contrário do que encontramos, relata que esse ângulo seria de 90°. Um ou dois pares de valvas podem ser encontrados nessas veias. A Veia Ovariana Esquerda termina normalmente com pouco menos de 3 mm de diâmetro e seu comprimento é de 17 cm em média.

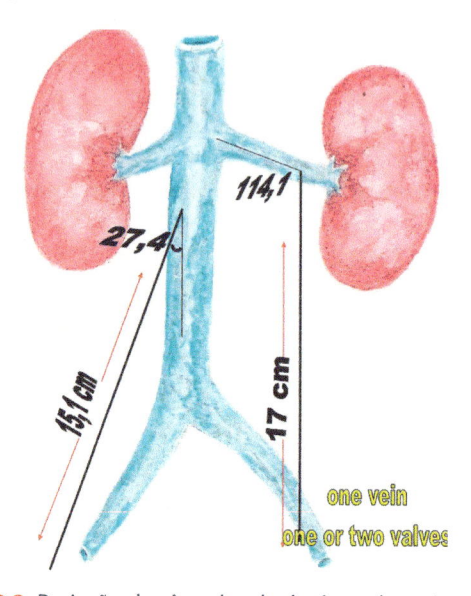

Figura 3.3. Projeção dos ângulos de deságue das veias ovarianas (por Bastos e Jarbas Juarez).[4]

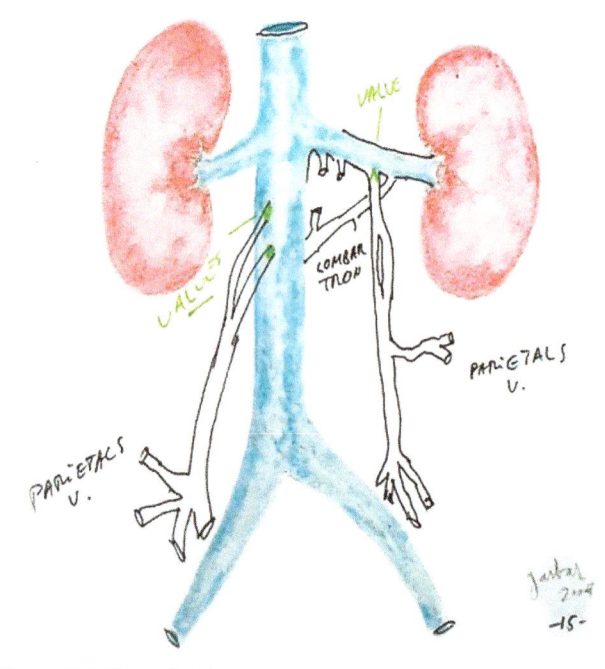

Figura 3.4. Desenho Veias ovarianas por Bastos e Jarbas Juarez.[4]

A drenagem venosa do sangue no útero se dá através de um plexo venoso esponjoso que pode caminhar em duas direções. Existem veias orientadas na direção das veias ilíacas internas e estas acabam drenando para as veias ilíacas comuns que são as formadoras da veia cava inferior. Também existem veias que drenam em direção aos plexos ovarianos, direito e esquerdo. Nestes casos, o sangue oriundo do útero se junta ao sangue dos ovários para, finalmente, drenar para as veias ovarianas (Figuras 3.5 e 3.6).

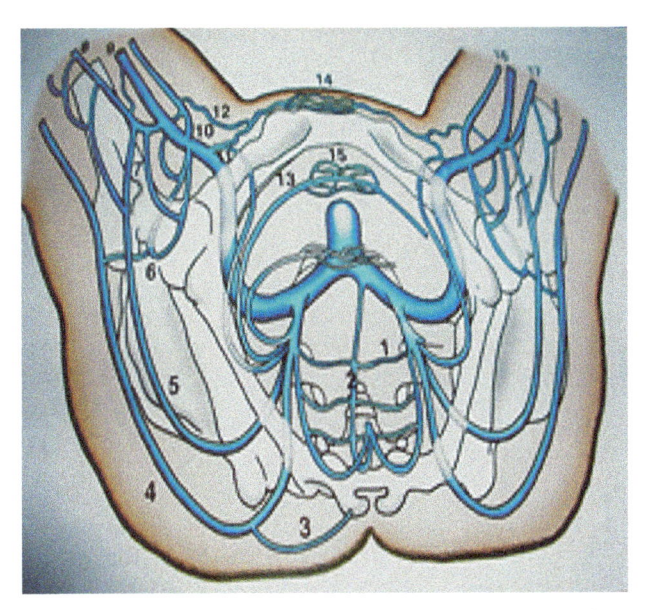

Figura 3.5. Drenagem venosa da pelve – por Rubicoa & Monedero.

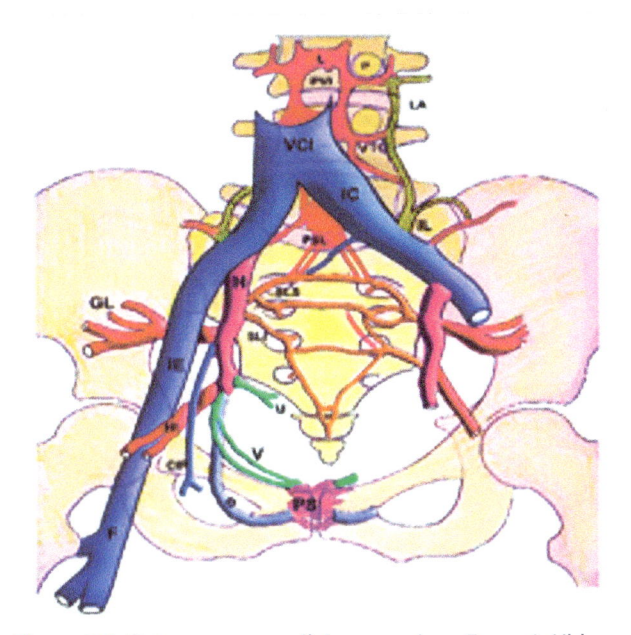

Figura 3.6. Sistema venoso pélvico – por Jean-François Uhl.

Fisiopatologia da DVP

A drenagem venosa dos MMII se relaciona por laços estreitos com a drenagem dos vasos intra-abdominais, e principalmente com as veias da pelve humana. Trata-se de uma drenagem de todo o chamado distrito venoso cava inferior ou infradiafragmático. Este distrito é uma rede complexa de milhares de veias que funcionam sob um regime de baixa pressão venosa. Sabemos que as veias têm paredes finas e cedem a pressões extravenosas.

O fluxo do sangue se altera com inúmeros fatores internos e externos. A presença de estruturas valvares funciona no ser humano como válvulas de retenção, ou seja, elementos de segmentação da coluna de sangue, facilitando e pautando o processo. Veias dilatadas e atípicas representam desvios do funcionamento harmônico da rede venosa.

Segundo Tessari, L.[16] e Labropoulos, N.[17] existem cinco pontos ou áreas de refluxo possíveis interligando a pelve e os MMII: ligamento redondo, suprapúbico, pudendo (ponto "P"), obturatório e ciático. São chamados de pontos de refluxo ou *pelvic leaks* (Figura 3.8). Essas são as áreas onde nosso tratamento deve focalizar visando interceptar a sucção do sangue da rede venosa pélvica pela rede venosa da raiz da coxa.[3]

Estas veias dilatadas representam desvios da drenagem correta e devem ser eliminadas (ablação) quer seja com cirurgia ou com escleroterapia com espuma. O ecodoppler colorido é um bom exame no diagnóstico do refluxo pélvico e varizes pélvicas, assim como a flebografia.

No homem, a varicocele se manifesta quase sempre pelas veias escrotais; na mulher, ao contrário, ela é mais insidiosa, localizada no abdome constituindo fonte de sintomas que são difíceis a interpretar, pois são semelhantes aos da endometriose. Manifestam-se por varizes discretas subpubianas, perineais e inguinais com maior intensidade durante a gravidez, podem-se ver varizes vaginais e até mesmo verdadeiros cavernomas inguinais, que regridem ou não após o parto.

O refluxo pelviano é um dos capítulos mais interessantes da flebologia moderna, especialmente face às recidivas de varizes MMII. Isso ocorre depois de cirurgias ditas "feitas corretamente". Podemos fazer uma cirurgia bem feita segundo os ditames da academia e se não contemplarmos o tratamento da conexão pélvico-MMII iremos fatalmente ter recidivas no pós-operatório.[3]

O aumento da pressão venosa dentro do abdome-pelve promove a busca de um caminho para extravasar o sangue. É o chamado vazamento pélvico. *Pelvic leaks*. É muito semelhante ao que acontece na panturrilha, dentro do compartimento das fáscias musculares da perna. O sangue flui, em refluxo pelas veias perfurantes insuficientes, para causar varizes superficiais. Veja na figura abaixo em amarelo os pontos de fuga das veias da pelve

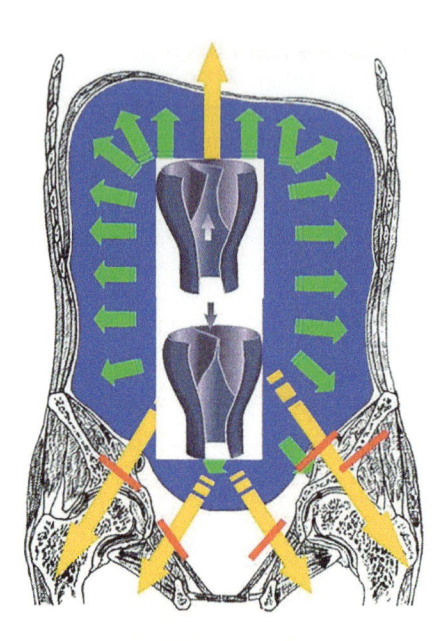

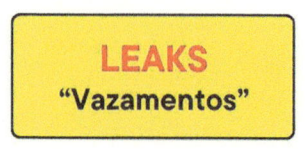

Figura 3.7. Ilustração do refluxo abdomino-pélvico. Por Zubicoa-Monedero. Setas amarelas: indicando "Leakage ways".

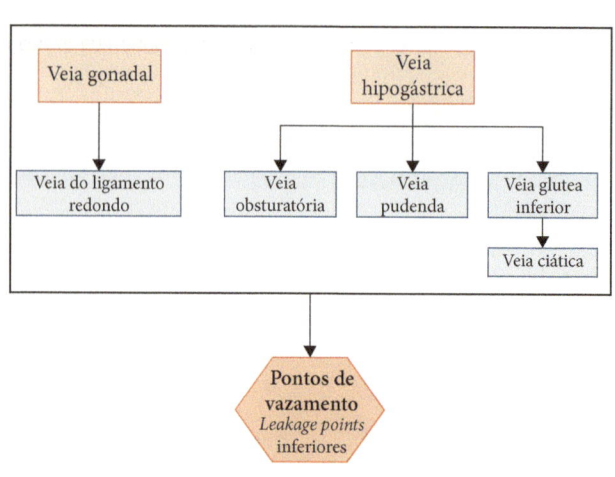

Figura 3.8. Figura por Monedero J, Zubicoa E. (modificada) mostrando os "Leakage Points".

O exame transabdominal pelo ecodoppler colorido pode fornecer os dados necessários para o diagnóstico de varizes pélvicas. Se feito por via vaginal, pode mostrar grossas veias dilatadas nos ovários, útero, colo do útero e da bexiga, assim como da parede da vagina.

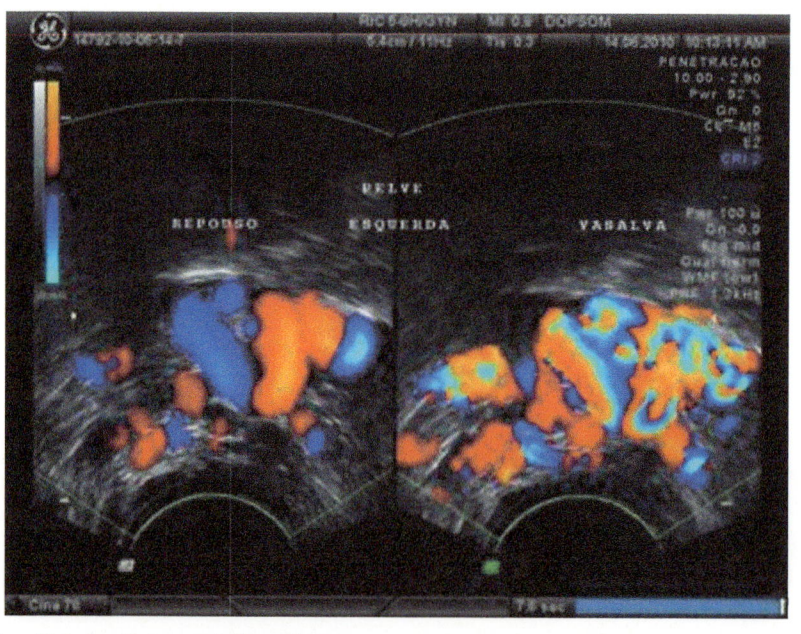

Figura 3.9. Veias da pelve dilatadas. Foto por Avilmar J., Dopson.

Plexo venoso retal

O plexo venoso retal é uma anastomose entre distritos venosos. Pode ocorrer comunicação porto-cava, pois liga a circulação sistêmica (Veia Ilíaca Interna) à circulação porta via a Veia Mesentérica Inferior (VMI). Tanto as Veias retais Inferiores quanto médias se drenam na Veia Cava Inferior via drenagem pelas Veias Ilíacas, enquanto a Veia Retal Superior se drena na VMI, afluente do tronco porta.

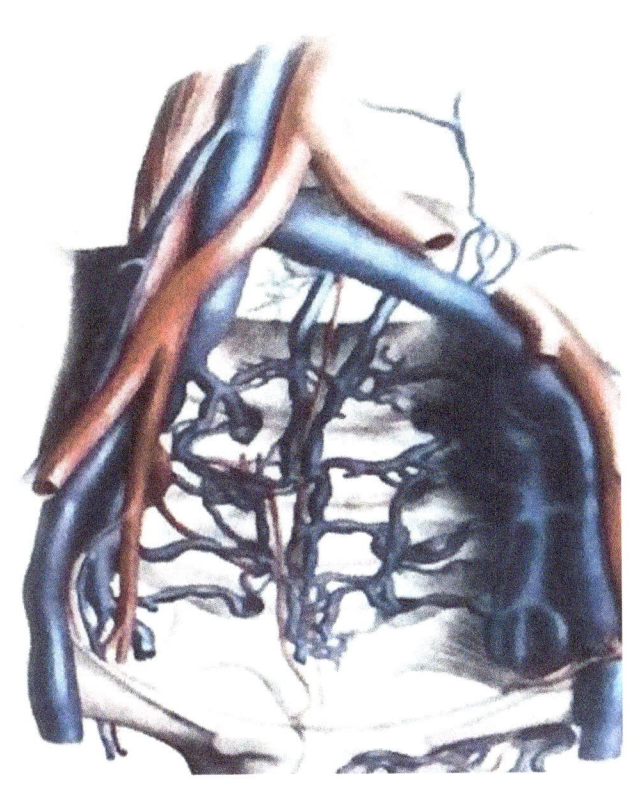

Figura 3.10. Plexo venoso sacral (por Jean François Uhl - Atlas d'Anatomie Veineuse. Pelvis et membres inférieurs. Ed. autoral 2022).

Síndromes clínicas

Síndrome do quebra-nozes

No quadro geral de drenagem sanguínea da pelve pode surgir impedimentos anatômicos, ou seja, obstruções parciais e até totais, que alteram o bom fluxo sanguíneo. A Veia Renal Esquerda pode ser comprimida entre a Artéria Mesentérica Superior e a Aorta, resultando na Síndrome do Quebra-Nozes, que leva a um represamento e aumento da pressão do sangue naquela área. Teremos a DVP podendo ou não ter fuga venosa para fora do compartimento da pelve. É a Varicocele em homens ou Síndrome da Veia Ovariana em mulheres.[11]

Sindrome de May-Thurney[18]

Descritos desde Di Dio em 1949, na sua tese para a cadeira de Anatomia USP, as lesões com estenose ou obstrução da veia ilíaca comum esquerda podem levar a vários sinais e sintomas causados pela dificuldade de drenagem venosa naquele setor. Essas obstruções podem ser causadas por sequela de trombose venosa anterior recanalizada total ou parcialmente. (Síndrome Cocket). Trata-se de uma condição pouco diagnosticada que pode afetar a qualidade de vida. Técnicas endovasculares são recursos disponíveis nos dias atuais com pouca morbidade e boa eficácia.

Esses aspectos anatômicos e clínicos podem se enquadrar no quadro geral dos DVP que representam sintomas vagos de incômodos abdominais, pélvicos, ginecológicos e até dispaurenia. Se os sintomas não são específicos os sinais são inequívocos, pois veias dilatadas e tortuosas atestam a hipertensão venosa daquele território constituindo a causa e o efeito dos distúrbios da região.

Veias pélvicas e varizes na gravidez

Segundo Kamina,[12] quando as veias parietais não possuem válvulas, durante a gravidez, pode resultar a estase da veia vulvoperineal em posição ereta. As conclusões de Gillot[13] contradizem essa descrição; suas cavografias oclusivas demonstram que as veias parietais pélvicas podem ser injetadas e estudadas com acrílico, ao contrário das veias viscerais.

A rede venosa visceral pode ser facilmente alimentada pelas veias ovarianas e as válvulas venosas pélvicas estão ausentes em 6% dos casos do lado esquerdo e em 14% dos casos do lado direito, sendo incompetentes em 47% das mulheres. Lepage[14] declarou que, devido à raridade geral das válvulas nas veias pélvicas, varizes vulvoperineais ou em outros locais poderiam resultar não apenas de uma incompetência valvular, mas também de anomalias estruturais que afetam a parede venosa, incluindo modificações hormonais e hemodinâmicas durante a gravidez.

Alterações durante a gravidez

Durante a gravidez, a capacidade das veias ovarianas pode aumentar 60 vezes, e esta mudança pode persistir por até seis meses após o parto, o que pode explicar porque a SCP é mais comum em mulheres multíparas. Varizes vulvares, veias dilatadas e tortuosas nas nádegas e coxas podem fazer parte da DVP, sendo consequência do refluxo das veias pélvicas dilatadas. Estas varizes são originárias principalmente das Veias Pudenda Interna e Obturatória, tributárias da Veia Ilíaca Interna, às vezes com contribuição da Veia Pudenda Externa, tributária da Veia Safena Magna.[10]

Os plexos retropúbicos de Santorini são drenados pelas veias vesical lateral (2) e pudenda interna (4), que passam acima e abaixo do músculo levantador do ânus (9), respectivamente.

1. Veias umbilicais;
2. Veia obturadora superior;
3. Veia obturadora inferior;
4. Bexiga (em amarelo);
5. Artéria ilíaca comum esquerda;
6. Veia ilíaca externa esquerda;
7. Aponeurose pélvica.

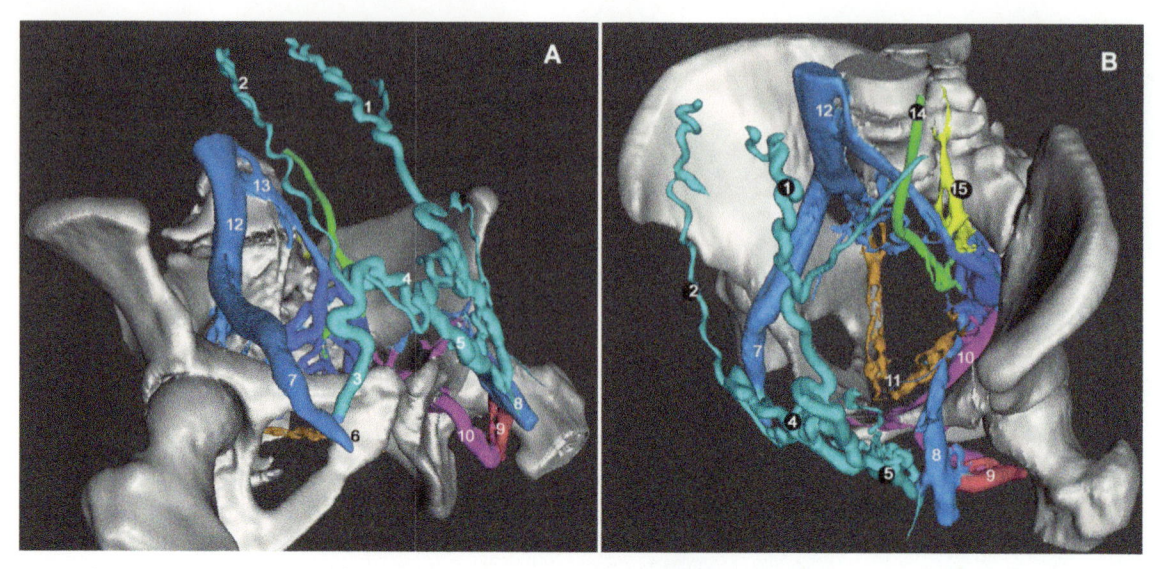

Figura 3.11. Corte Transversal da Pelve feminina ao nível da 3ª Vértebra sacral

Existem duas vias principais: anterior e posterior, relacionadas ao retorno venoso da bexiga e ao retorno útero-ovariano. Observe a conexão entre o plexo vesical e a veia umbilical bem como o caminho através das veias das paredes uterinas anterior e posterior, ligadas às veias hipogástrica e ovariana (Figura cedida por JF UHL).[15]

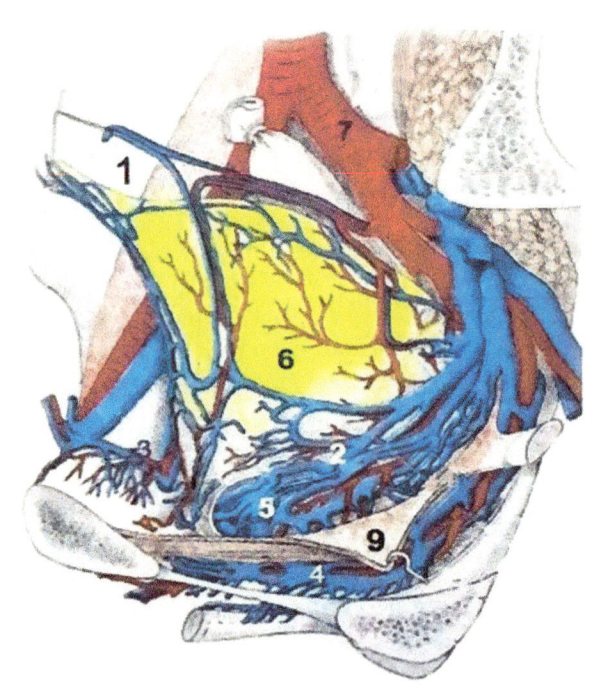

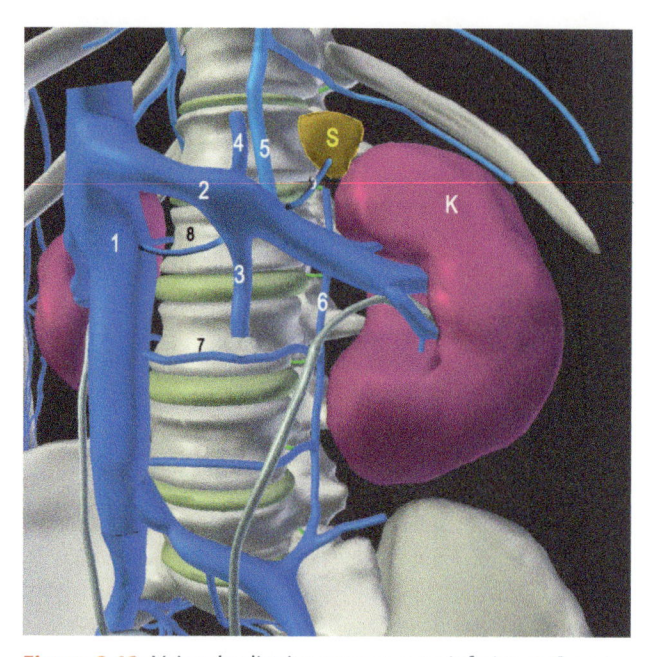

Figura 3.13. Veias do distrito venoso cava inferior. 1. Cava inferior; 2. renal esquerda; 3. Ovariana; 7. Lombar. Por JF Uhl.

Figura 3.12. Veias pélvicas por JF UHL.

Conclusão

Compreender a anatomia e a fisiopatologia do sistema venoso pélvico é essencial para o diagnóstico e tratamento eficaz da DVP. As técnicas endovenosas ou até mesmo as cirurgias, permitem navegar os trajetos anatômicos para examinar e ou tratar eventuais lesões patológicas. A identificação precoce e o manejo adequado dessas lesões podem aliviar os sintomas e melhorar a qualidade de vida dos pacientes afetados por essa condição.[16,17] A anatomia é a linguagem territorial que nos permite transitar, conhecer e reconhecer dificuldades e propor correções adequadas.[18, 21]

Referências bibliográficas

1. American College of Obstetrics and Gynecology (ACOG) Committee on Bulletins-Gynecology. ACOG, nº 51. Chronic pelvic pain. Obstet Gynecol. 2004;103(3):589-605.

2. Taylor HC. Vascular congestion and hyperemia. Am J Obstet Gynecol. 1949; 57:211-226.

3. Monedero JL. Varizes pélvicas. Phlebolymphology. 2004;45:269-75.

4. Bastos F. The humans ovarian veins. Anaes of UIP Congress of Monaco. 2009.

5. Lefréve H. Broad ligament varicocele. Acta Obstet Gynecol Scand. 1964;43:122-3.

6. Giacchetto C, Cotroneo GB, Marincolo F, et al. Ovarian Varicocele: ultrasound and phlebographic evaluation. J Clin Ultrasound. 1990;18:551-5.

7. Hobbs JT. The pelvic congestion syndrome. Br J Hosp Med. 1990;43:200-6.

8. Ahlberg NE, Bartley O, Chidekel N. Right and left gonadal veins. An anatomical and statistical study. Acta Radiol Diagn (Stockh). 1966;4:593-601.

9. Bastos F, Gandra M, Felix MT. Varizes pélvicas. Flebologia y Linfologia. 2010;5(15):905-10.

10. Camargos AF, Melo VH, Carneiro MM, Reis FM. Ginecologia Ambulatorial Baseada em Evidências Científicas. 2ª ed. 2008; cap. 30:437-48.

11. Barnes RW, Fleisher HL, Redman F, Smith W, Harshfield DL, Ferris EJ. The nutcracker syndrome. J Vasc Surg. 1988;8:415-21.

12. Kamina P, Chansigaud JP. Anatomie fonctionelle des veines pelviennes chez la femme. Phlébologie. 1989;42(3):363-84.

13. Gillott C. Oclusive caval phlebography. Arch Fr Mal Appar Dig. 1968;57(1):25-37.

14. Lepage PA, et al. The valvular anatomy. J Vasc Surg. 1991;14:678-83.

15. Uhl JF. Atlas d'Anatomie Veineuse. Pelvis et membres inférieurs. Ed. indépendante. 2022.

16. Tessari L. III Simpósio Venoso Mineiro 2009. Varizes Pélvicas.

17. Labropoulos N. Varices non sapheniens. Am J Surg. 2001;34(5).

18. Monedero JL, Zubicoa, Perrin M. Maladie veineuse chronique pelvienne non post-thrombotique. EMC. Techniques chirurgicales – Chirurgie vasculaire. 2010;42-175.

19. Zehra GN, Kurt A, Ypek A, et al. Varizes pélvicas. Phlebology. 2008;15(2):61-7.

20. Didio LJA. Tese defendida na Universidade de São Paulo, cadeira de Anatomia. 1949.

21. Rossi FH et als Manual de diagnóstico e tratamento endovenoso. Di Livros Editora. 2022.

4

Ecografia com Doppler Vascular

Fanilda S. Barros
Joana Storino
Nathalia Cardoso Oliveira
Sergio Gianesini

Introdução

A ecografia vascular é o exame considerado de primeira linha na investigação das desordens venosas pélvicas.[1-5]

O refluxo de origem pélvica é uma causa comprovada de dor pélvica crônica nas mulheres e de recorrência de varizes em pacientes adequadamente tratados.[3,6]

Convencionou-se um novo conceito para as afecções desse território. Hoje as desordens venosas pélvicas (DVPe) tem seu lugar estabelecido e até uma classificação própria; a *Symptoms-Varices-Pathophysiology classification of pelvic venous disorders* (SVP).[6-8]

Os pontos de escape pélvico fazem a conexão do território pélvico com os membros inferiores e sua investigação deve ser incorporada no mapeamento venoso superficial dos membros inferiores, naquelas pacientes com suspeita de varizes pélvicas.[9,10]

A abordagem transvaginal em mulheres com provável origem pélvica do refluxo é recomendada, sendo indispensável para conclusão diagnóstica.[1,10]

A conexão entre as varizes dos membros inferiores e o eixo cavo-ilíaco-gonadal é um fato nas pacientes com refluxo de origem pélvica, sendo assim faz-se necessário o estudo das veias que envolvem todos estes territórios. Por isto, entendemos que o protocolo de investigação do refluxo pélvico deva ser constituído de 4 etapas que serão descritas a seguir:[3,4,11]

1. Mapeamento venoso dos membros inferiores;
2. Estudo da região transperineal e vulvar;
3. Abordagem transabdominal;
4. Abordagem transvaginal.

Mapeamento venoso dos membros inferiores

Na avaliação diagnóstica por ultrassom, a análise dos membros inferiores desempenha uma função essencial ao complementar a investigação das varizes pélvicas. Essa abordagem minuciosa não apenas revela a extensão das varizes nas pernas, mas também oferece insights relevantes sobre a circulação venosa e possíveis conexões com questões mais complexas na região pélvica.[3] No entanto, para uma compreensão abrangente desse fenômeno intrigante, será aprofundado com detalhes específicos no capítulo subsequente.

Abordagem transperineal e vulvar

Esta etapa tem como objetivo avaliar a presença dos pontos de escape pélvico, abrangendo a região perineal propriamente dita, a região vulvar (incluindo os grandes lábios e a região clitoriana), além das regiões glútea e inguinal. Os principais pontos de escape pélvico são o inguinal, perineal, obturatório, glúteo e clitoriano.[9,10,12,13] (Figura 4.1)

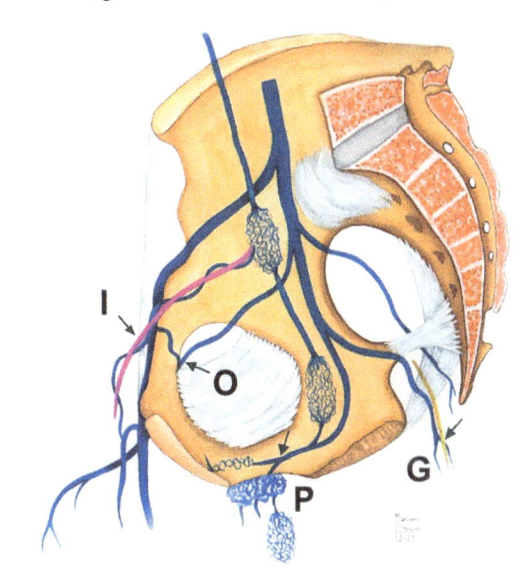

Figura 4.1. Esquema demonstrando anatomicamente os pontos de escape pélvicos e suas veias nutridoras. I: Inguinal (Veias do ligamento redondo); O: Obturatório (Veias obturatórias); P: Perineal (Veia pudenda interna – ramos da ilíaca interna); G: Glúteo (Veias glúteas, principalmente glútea inferior).

Ponto inguinal

Localizado acima da junção safeno femoral, o ponto de escape inguinal corresponde ao anel inguinal superficial, onde a veia do ligamento redondo drena para a veia uterina e está relacionado preferencialmente a varizes parametriais. (Figura 4.2)

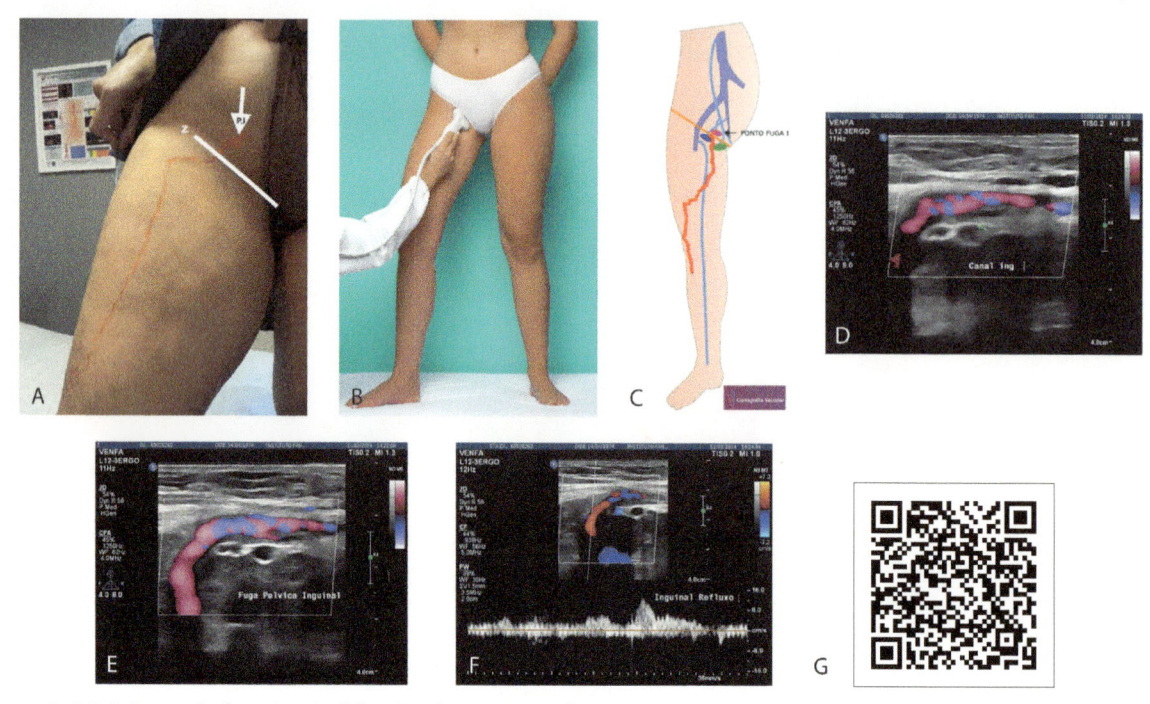

Figura 4.2. A,B,C: Ponto de fuga inguinal (localizado na topografia do ligamento inguinal, acima da junção safeno femoral). D: este ponto de fuga tem três características: imagem ultrassonográfica em aspecto côncavo (E-F), varizes na região púbica que geralmente relacionam-se com varizes na região parametrial. G: Clip demosntrando o refluxo pelo ponto de fuga inguinal (acesse pelo QR code).

Ponto obturatório

Localizado também ao nível da junção safenofemoral, mais profundamente no canal obturatório, conectando as veias profundas dos músculos anteriores da coxa com a veia ilíaca interna. (Figura 4.3)

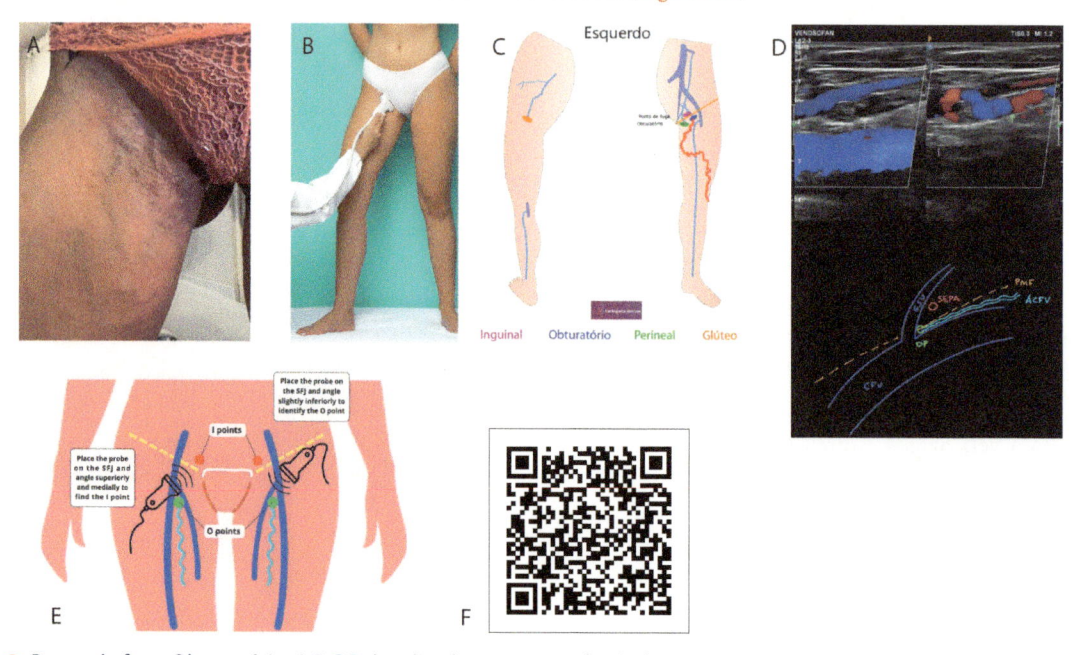

Figura 4.3. Ponto de fuga Obturatório. A,B,C,D: localizado na topografia do forame obturatório. Com o transdutor na região inguinal, entre a veia safena magna e a veia femoral. E: esquema adaptado do livro Inside Ultrasound Venous Vascular by Donna Kelly. F: clip mostra o refluxo pelo ponto de fuga obturatório (acesso pelo QR code).

Ponto perineal

Localizado na união do ¼ posterior com os ¾ anteriores lateralmente aos grandes lábios, próximo ao canal de *Alcock*, onde as veias perineais prosseguem depois de receberem as tributárias labiais, conectando assim os sistemas pudendo interno e externo. (Figura 4.4)

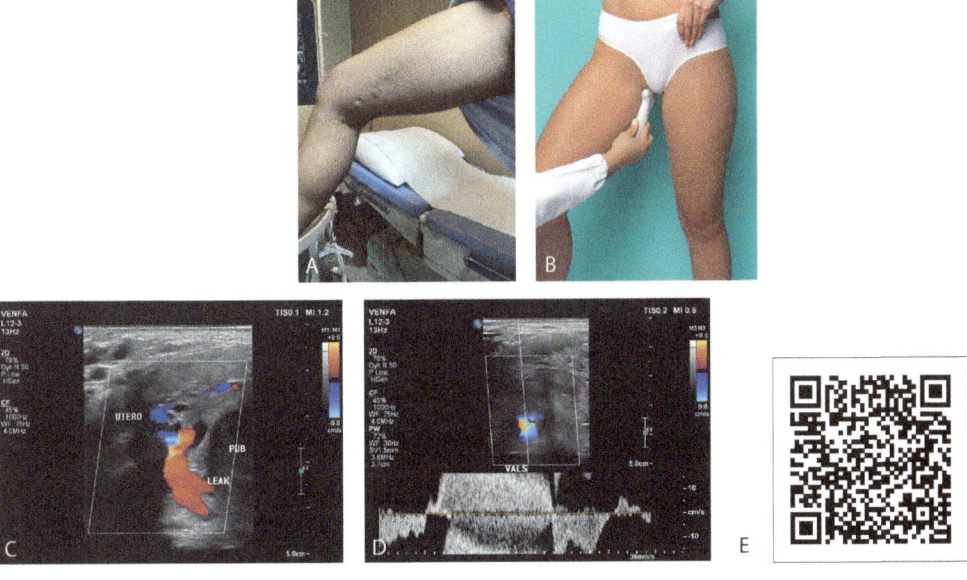

Figura 4.4. Ponto de fuga perineal: localizado na união do ¼ posterior com os ¾ anteriores lateralmente aos grandes lábios, próximo ao canal de Alcock (A,B). C: Mapeamento colorido mostra a fuga pelo ponto perineal. Note a sombra acústica provocada pelo púbis. D: Análise espectral confirma o refluxo durante a manobra de valsalva. E: Clip tempo real da fuga pélvica pelo ponto P.

Ponto glúteo

Localizado na passagem intrapélvica das veias glúteas na incisura isquiática maior, acima (veia glútea superior) ou abaixo (veia glútea inferior) do músculo piriforme, drenando o plexo venoso do nervo isquiático. (Figura 4.5)

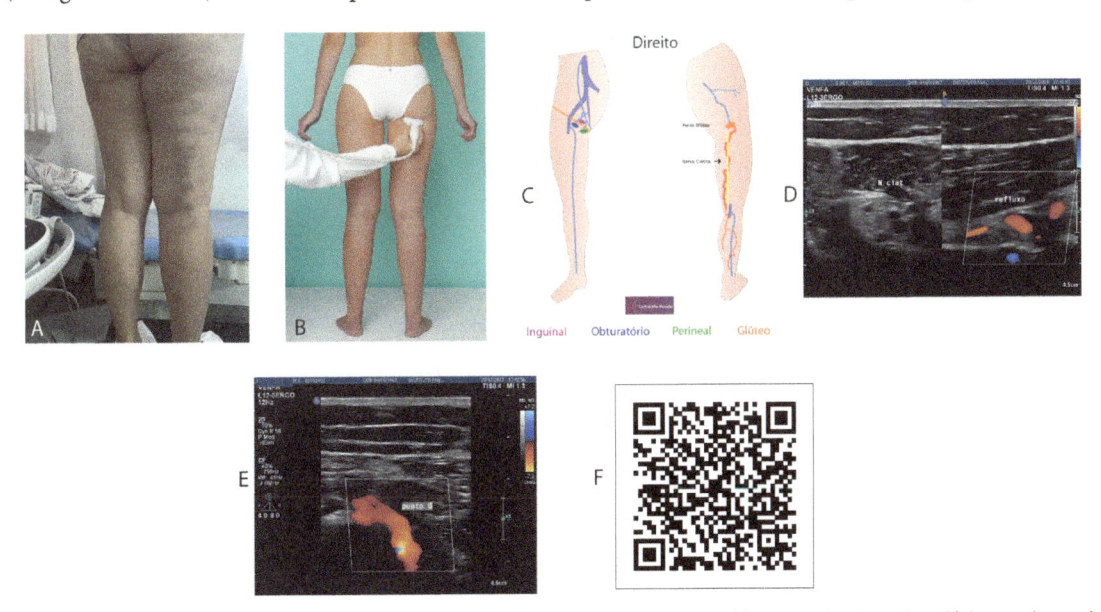

Figura 4.5. Ponto de fuga glúteo: Localizado na passagem intrapélvica das veias glúteas na incisura isquiática maior, acima (veia glútea superior) ou abaixo (veia glútea inferior) do músculo piriforme, drenando o plexo venoso do ciático. A: Varizes envolvendo o nervo ciático e se superficializam na face lateral e posterior da perna; B: Posição do transdutor para acesso ao ponto de fuga glúteo; C: Cartografia ilustrando o trajeto das varizes envolvendo o nervo ciático oriundas do ponto de fuga glúteo; D: Varizes envolvendo o nervo ciático em corte ultrassonográfico transverso e longitudinal; E: Mapeamento colorido mostra o refluxo no ponto de fuga glúteo; F: Clip tempo real da fuga pélvica pelo ponto G.

Ponto clitoriano

Localizados em cada lado do clitóris e estão relacionados à insuficiência da veia pudenda interna que gera aumento da pressão venosa na região do plexo periuretral, seguido de fluxo reverso das veias clitorianas profundas para as veias clitorianas superficiais. (Figura 4.6)

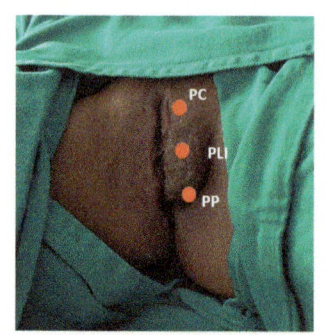

PC: ponto clitoriano
PLI: ponto labial intermediário
PP: ponto perineal

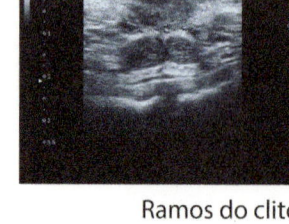

Ramos do clitóris e veias labiais

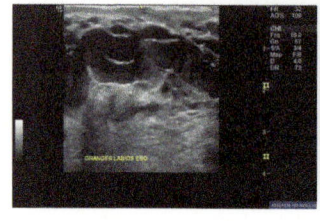
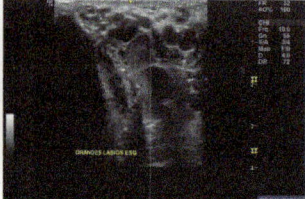

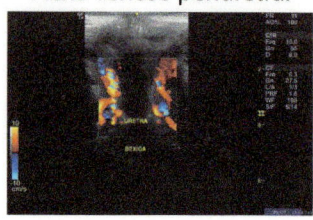

Plexo venoso periuretral

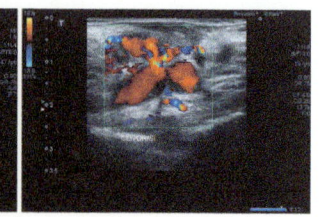

Clip: conexão entre os pontos clitoriano, labial e perineal

Figura 4.6. O ponto clitoriano é o plexo anastomótico entre o plexo venoso bulbar e a veia dorsal superficial do clitóris que se conecta à veia pudenda interna. O refluxo pode alimentar as veias perineais e labiais anteriores ipsilaterais ou contralaterais e/ou as pudendas externas e depois a veia safena magna.

Protocolo e sequência do exame

- **Posição e preparo da paciente:** Para o estudo da região transperineal a paciente deve estar em ortostase com a perna ligeiramente rodada para o lado contralateral e se possível com o pé em cima da perna do examinador ou na cama de forma que a região perineal esteja de fácil acesso. Não há necessidade de preparo intestinal.[4] (Figura 4.7)

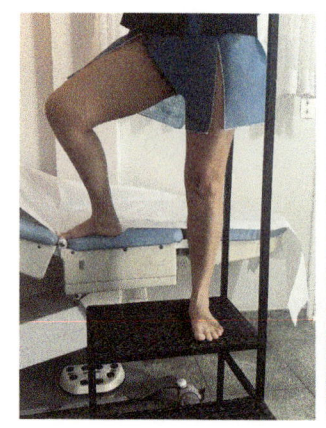
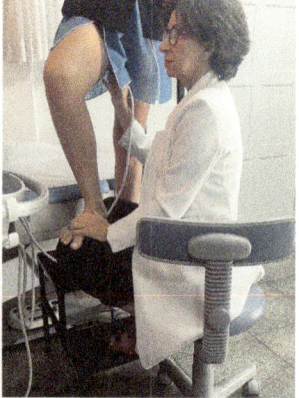

Figura 4.7. Posição do paciente para o estudo da região trasnperineal. Observe a sugestão do short com a fenda para que a região transperineal seja abordada sem descompor a paciente.

- **Transdutor:** Linear com boa resolução e de alta frequência (3-12 MHz).

- **Sequência do exame:** É a própria veia varicosa que lhe conduzirá ao ponto de escape. Assim uma veia varicosa pode te levar aos principais e diferentes pontos de escape descritos acima anatomicamente e com suas referidas janelas ultrassonográficas. Ao identificar o ponto de escape pélvico, pede-se ao paciente para fazer a manobra de valsava para identificar ou não a presença de refluxo e medir o calibre desta ou destas veias.

O ponto de corte para o refluxo de origem pélvica ainda é motivo de estudo, no entanto tende-se a considerar maior que 1 segundo de duração.

Abordagem transabdominal

Os objetivos desta etapa são avaliar a perviedade das veias cava inferior, ilíacas e gonadais, afastando a possibilidade de varizes pélvicas secundárias a um processo trombótico prévio, identificar a presença ou não das compressões venosas ilíaca e renal, analisar os padrões e direção do fluxo nas veias gonadais e hipogástricas, medir os calibres das veias gonadais e investigar se existe dilatação das veias periuterinas.

4.1 Protocolo e sequência do exame

- **Posição e preparo da paciente:** Alguns autores recomendam jejum de 6-8 horas. Nós incentivamos os leitores a realizar o exame sem jejum, orientando apenas para uma dieta leve, evitar fumar e ingerir bebidas gasosas no dia do exame. Cada recomendação deve ser própria de cada instituição. A paciente deve ficar em proclive e mudar de decúbito para o estudo das compressões venosas.[4,14]

- **Transdutor:** Convexo convexo com boa resolução e de baixa frequência (2-5 MHz).

- **Sequência do exame:** Com o paciente em decúbito dorsal estudamos o eixo cavo-ilíaco avaliando a perviedade dos vasos e a presença de compressão venosa renal e ilíaca. Neste capítulo não discutiremos os critérios diagnósticos das compressões venosas, no entanto, achamos interessante demonstrar a abordagem da veia gonadal.

Deve-se utilizar o músculo psoas como ponto de referência para identificar a veia gonadal esquerda que segue trajeto anterior a ele até confluir para a veia renal esquerda. Com o transdutor na região para umbilical, utilizando o corte ultrassonográfico transverso, localizamos a aorta e à direita e a veia cava inferior à esquerda. O músculo psoas é visto também em corte transverso e a veia gonadal adjacente à sua parede anterior.[4] Em corte longitudinal, observamos músculo psoas como um feixe muscular e a veia gonadal repousando sobre sua borda anterior.[4]

Uma veia gonadal normal mede até 5mm e tem fluxo com direção cefálica. Um diâmetro igual ou superior a 6 mm tem um fator preditivo positivo de 96% da associação com varizes pélvicas segundo. No entanto, não devemos utilizar o diâmetro como único parâmetro para classificar a veia como insuficiente, sendo necessário a associação com a presença de refluxo.[15,16] (Figura 4.8)

Abordagem transvaginal

O estudo transvaginal é o exame de escolha para o diagnóstico das varizes pélvicas propriamente ditas, sendo superior ao estudo transabdominal.[1,17]

Nesta etapa, nós confirmamos ou não a presença das varizes pélvicas e sua associação com a insuficiência do plexo gonadal e/ou da veia ilíaca interna. É possível também pesquisar com o transdutor endocavitário, a presença dos pontos de escape pélvicos perineal e o clitoriano, além de avaliar a presença de refluxo em algumas tributárias da veia ilíaca interna. (Figura 4.9)

O diagnóstico das varizes pélvicas é definido pela presença de vasos dilatados e tortuosos, ao redor do útero e ovário, com alteração da amplitude do fluxo pelo doppler durante a manobra de valsalva.[5] Em relação ao calibre das veias, temos que até 5 mm são consideradas normais, embora o diâmetro não deva ser considerado como único fator para conclusão diagnóstica.[1,2,11]

Veias com calibre maior que 7 mm associado a alteração da amplitude do fluxo ao doppler, e não necessariamente a presença de fluxo inverso, é a definição mais bem estabelecida para o diagnóstico de varizes pélvicas pela análise ecográfica.[3,18] (Figuras 4.10 e 4.11)

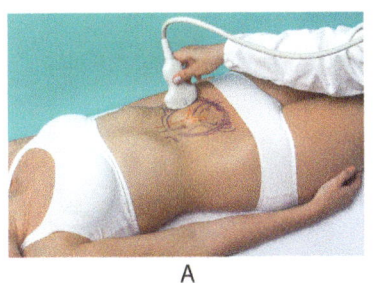 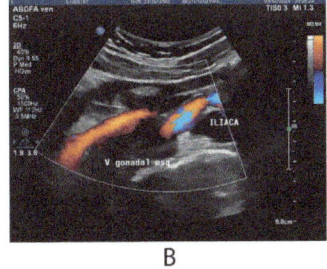 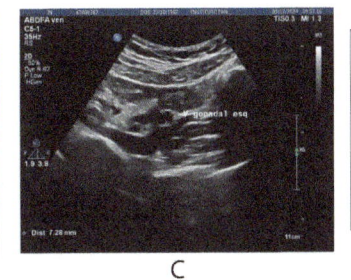 

Figura 4.8. Abordagem transabdominal: veia gonadal esquerda. A: Posição do transdutor; B: Veia gonadal com fluxo direção caudal. Note o músculo psoas como ponto de referência; C: Corte US transverso da veia gonadal esquerda para medida do seu calibre. D: Clip em tempo real mostra a veia gonadal anterior ao músculo psoas.

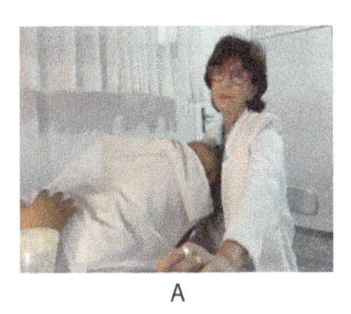 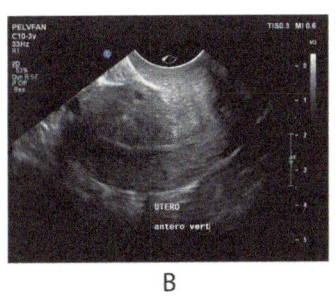 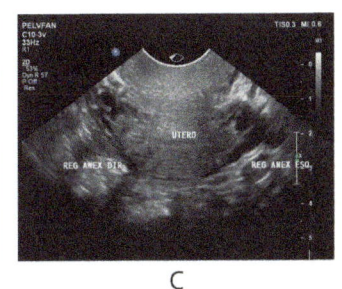 

Figura 4.9. Abordagem transvaginal. A: Paciente em proclive; B: Corte US longitudinal do útero; C: Corte US transverso do útero identifica a região anexial direita e esquerda (local das varizes). D: Clip em tempo real da região anexial bilateral.

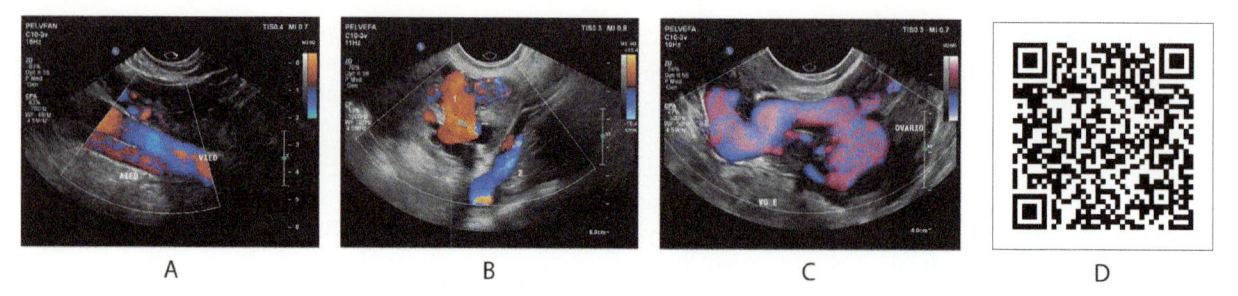

Figura 4.10. Anatomia vasos pélvicos: abordagem transvaginal. A: Artéria e veia ilíaca externa; B: Veia ovariana (1. vermelho) e hipogástrica (2.azul); C: Veia gonadal esquerda dilatada e tortuosa; D: Clip em tempo real mostra a veia ovariana (1. vermelho) e a hipogástrica (2.azul).

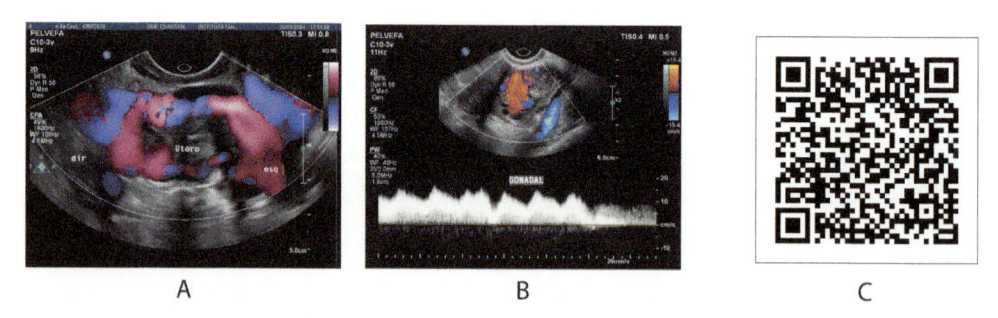

Figura 4.11. Varizes pélvicas: abordagem transvaginal. A: Varizes dilatadas e insuficientes na região anexial bilateral; B: Análise espectral confirma o aumento da amplitude e a direção caudal do fluxo na veia ovariana; C: Clip em tempo real mostra as varizes pélvicas na região anexial bilateral.

Relatório médico

Os autores recomendam a utilização da *worksheet* criada pelo "***PelvicTeam***", comunidade virtual em prol da conscientização da dor pélvica de origem vascular (@pelvicteam). (Figura 4.12)

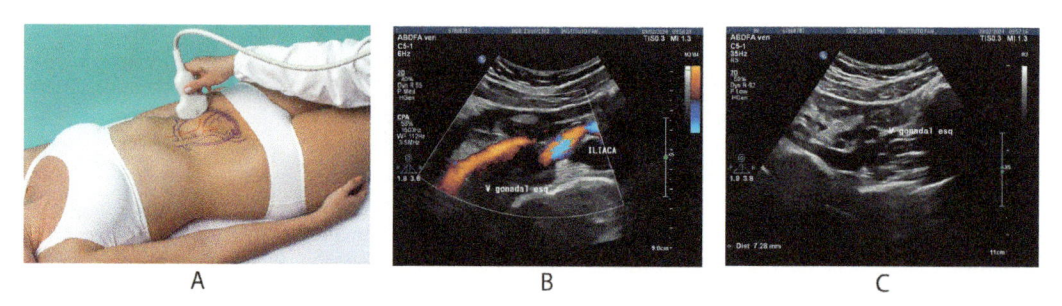

Figura 4.12. Relatório médico recomendado pelos autores. Disponível gratuitamente no @pelvicteam.

Referências bibliográficas

1. Antignani PL, Lazarashvili Z, Monedero JL, Ezpeleta SZ, Whiteley MS, Khilnani NM, et al. Diagnosis and treatment of pelvic congestion syndrome: UIP consensus document. Vol. 38, International Angiology. Edizioni Minerva Medica; 2019. p. 265–83.

2. De Maeseneer MG, Kakkos SK, Aherne T, Baekgaard N, Black S, Blomgren L, et al. Editor's Choice – European Society for Vascular Surgery (ESVS) 2022 Clinical Practice Guidelines on the Management of Chronic Venous Disease of the Lower Limbs. European Journal of Vascular and Endovascular Surgery. 2022 Feb 1;63(2):184–267.

3. Barros FS, Storino J, Cardoso da Silva NA, Fernandes FF, Silva MB, Bassetti Soares A. A comprehensive ultrasound approach to lower limb varicose veins and abdominal-pelvic connections. J Vasc Surg Venous Lymphat Disord. 2024 May 1;12(3).

4. Labropoulos N, Jasinski PT, Adrahtas D, Gasparis AP, Meissner MH. A standardized ultrasound approach to pelvic congestion syndrome. Phlebology [Internet]. 2017 Oct 1 [cited 2024 Jul 1];32(9):608–19. Available from: https://pubmed.ncbi.nlm.nih.gov/27799418/.

5. Steenbeek MP, van der Vleuten CJM, Schultze Kool LJ, Nieboer TE. Noninvasive diagnostic tools for pelvic congestion syndrome: a systematic review. Acta Obstet Gynecol Scand [Internet]. 2018 Jul 1 [cited 2024 Jul 1];97(7):776–86. Available from: https://pubmed.ncbi.nlm.nih.gov/29381188/.

6. Whiteley AM, Taylor DC, Dos Santos SJ, Whiteley MS. Pelvic venous reflux is a major contributory cause of recurrent varicose veins in more than a quarter of women. J Vasc Surg Venous Lymphat Disord [Internet]. 2014 Oct 1 [cited 2024 Jul 1];2(4):411–5. Available from: https://pubmed.ncbi.nlm.nih.gov/26993547/.

7. Meissner MH, Khilnani NM, Labropoulos N, Gasparis AP, Gibson K, Greiner M, et al. The Symptoms-Varices-Pathophysiology classification of pelvic venous disorders: A report of the American Vein & Lymphatic Society International Working Group on Pelvic Venous Disorders. J Vasc Surg Venous Lymphat Disord. 2021 May 1;9(3):568–84.

8. Meissner MH, Khilnani NM, Labropoulos N, Gasparis AP, Gibson K, Greiner M, et al. The Symptoms-Varices-Pathophysiology classification of pelvic venous disorders: A report of the American Vein & Lymphatic Society International Working Group on Pelvic Venous Disorders. Phlebology [Internet]. 2021 Jun 1 [cited 2024 Jul 1];36(5):342. Available from:/pmc/articles/PMC8371031/.

9. Delfrate R, Bricchi M, Franceschi C. Minimally-invasive procedure for pelvic leak points in women. Veins and Lymphatics [Internet]. 2019 May 13 [cited 2024 Jul 1];8(1). Available from: https://www.pagepressjournals.org/vl/article/view/7789.

10. De Maeseneer MG, Kakkos SK. Response to "Re: European Society for Vascular Surgery (ESVS) 2022 Clinical Practice Guidelines on the Management of Chronic Venous Disease of the Lower Limbs. MG. De Maeseneer et al. Eur J Vasc Endovasc Surg 2022;63:184–267." Vol. 64, European Journal of Vascular and Endovascular Surgery. W.B. Saunders Ltd; 2022. p. 582.

11. Barros F, Storino J. Relationship between diameter and pelvic vein refluxo. In press, Accepted Manuscript. J Vasc Ultrasound. 2024.

12. Francheschi C, Bahnini A. Treatment of lower extremity venous insufficiency due to pelvic leak points in women. Ann Vasc Surg [Internet]. 2005 [cited 2024 Jul 1];19(2):284–8. Available from: https://pubmed.ncbi.nlm.nih.gov/15770361/.

13. Lemasle P, Phlebolymphology MG, 2017 undefined. Duplex ultrasound investigation in pelvic congestion syndrome: technique and results. phlebolymphology.orgP Lemasle, M GreinerPhlebolymphology, 2017•phlebolymphology.org [Internet]. [cited 2024 Jul 1]; Available from: https://www.phlebolymphology.org/duplex-ultrasound-investigation-in-pelvic-congestion-syndrome-technique-and-results/.

14. Krzanowski M, Partyka L, Drelicharz L, Mielnik M, Frolow M, Malinowski KP, et al. Posture commonly and considerably modifies stenosis of left common iliac and left renal veins in women diagnosed with pelvic venous disorder. J Vasc Surg Venous Lymphat Disord [Internet]. 2019 Nov 1 [cited 2024 Jul 1];7(6):845-852.e2. Available from: https://pubmed.ncbi.nlm.nih.gov/31444091/.

15. Dos Santos SJ, Holdstock JM, Harrison CC, Lopez AJ, Whiteley MS. Ovarian vein diameter cannot be used as an indicator of ovarian venous reflux. European Journal of Vascular and Endovascular Surgery. 2015 Jan 1;49(1):90–4.

16. Park SJ, Lim JW, Ko YT, Lee DH, Yoon Y, Oh JH, et al. Diagnosis of pelvic congestion syndrome using transabdominal and transvaginal sonography. AJR Am J Roentgenol [Internet]. 2004 [cited 2024 Jul 1];182(3):683–8. Available from: https://pubmed.ncbi.nlm.nih.gov/14975970/.

17. Whiteley MS, Dos Santos SJ, Harrison CC, Holdstock JM, Lopez AJ. Transvaginal duplex ultrasonography appears to be the gold standard investigation for the haemodynamic evaluation of pelvic venous reflux in the ovarian and internal iliac veins in women. Phlebology. 2015 Jan 1;30(10):706–13.

18. Monedero J, Zubicoa Ezpeleta S, Perrin M. Phlebolymphology. 2013 [cited 2024 Jul 1]. p. 145–9 Pelvic congestion syndrome: An update. Available from: https://www.researchgate.net/publication/287708362_Pelvic_congestion_syndrome_An_update.

5

Ultrassom Transvaginal no Diagnóstico das Veias Pélvicas

Isabela Rodrigues Tavares
Francine Freitas Fernandes
Manuella Barreto Silva

Introdução

O estudo ultrassonográfico transvaginal (USG-TV) é considerado o exame de escolha para o diagnóstico das varizes pélvicas.[1] Esta técnica permite uma maior precisão diagnóstica pelo fato de obter imagens de alta resolução dos órgãos e dos plexos venosos devido a maior proximidade do transdutor junto às estruturas pélvicas.

O USG-TV é uma ferramenta indispensável na avaliação de pacientes com dor pélvica crônica e suspeita de congestão venosa pélvica, assim como, na avaliação de pacientes com recidiva precoce após cirurgia de varizes e em casos de varizes de localização atípica (não safênicas).

Este capítulo explora a aplicação deste método discutindo a técnica, suas vantagens, limitações e particularidades na interpretação.

Objetivo do exame

Estudo dos plexos venosos pélvicos quanto a perviedade, análise do calibre e padrão de fluxo, com pesquisa de refluxo às manobras físicas, além de acompanhamento após tratamento de embolização.

As principais veias avaliadas durante o exame são:

- Veias arqueadas do útero (miometriais);
- Plexo periuterino;
- Plexo gonadal;
- Veia ilíaca interna bilateral;
- Veia ilíaca externa bilateral;
- Veias perivaginais, periuretrais, perianais (hemorroidárias).

Técnica

1. Preparo da paciente:
   - Esvaziamento vesical.
   - Posicionamento em decúbito dorsal, cabeceira elevada entre 45-60°, joelhos flexionados e pés afastados.
   - Pode ser necessário posicionar um travesseiro abaixo da região glútea para permitir a manipulação completa do transdutor, a menos que uma maca ginecológica com extremidade rebaixada esteja disponível.

2. Equipamento e Configurações:
   - Transdutor endocavitário, de alta frequência e ajustes do Doppler colorido e espectral otimizados para fluxos de baixa velocidade (5-8 cm/s).

3. Inserção do transdutor e imagem:
   - Coloca-se gel ultrassonográfico na ponta do transdutor endocavitário, que deve ser coberto com um preservativo não lubrificado.
   - O operador pode se posicionar à direita da paciente ou em frente, caso esteja disponível uma maca ginecológica.
   - Realizar varredura em modo B de toda a pelve nos planos longitudinal e transversal (axial) para se obter uma visão anatômica geral da região (De modo suave para evitar compressão ou distorção da anatomia venosa) (Figura 5.1).
   - Localizar o colo uterino no eixo transversal, angular o transdutor em direção paracervical direita e esquerda para visualizar os plexos venosos gonadais (Figura 5.2).
   - Identificar os ovários para melhor visualização das veias gonadais propriamente ditas, que possuem um trajeto lateral e ascendente em relação às respectivas gônadas (Figura 5.2).

- Angular o transdutor em direção à parede lateral da pelve para localizar as veias ilíacas externa e interna bilateralmente sendo a externa com localização ântero-lateral e a interna póstero-lateral (Figuras 5.3 e 5.4).

- Os fórnices anterior e posterior são úteis para a visualização das veias perivaginais (Figura 5.5).

- Recuar o transdutor e posicioná-lo no introito vaginal, para localizar a uretra e avaliar se há varizes periuretrais e/ou veias perianais (hemorroidárias).

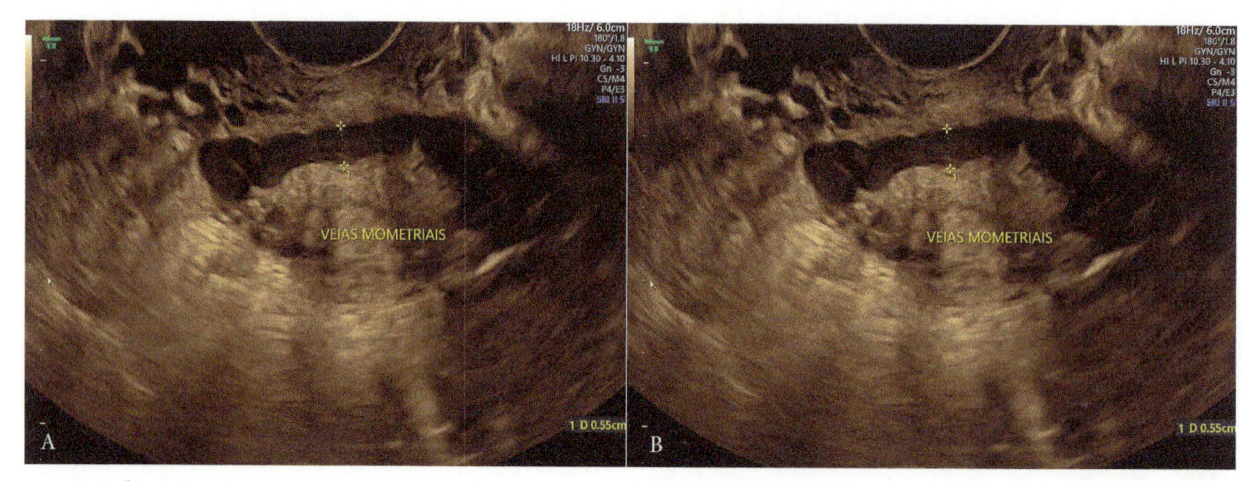

Figura 5.1. Útero em corte transversal com veias miometriais medindo 0,55cm cruzando a sua parede em modo B (a) e ao Doppler colorido (b).

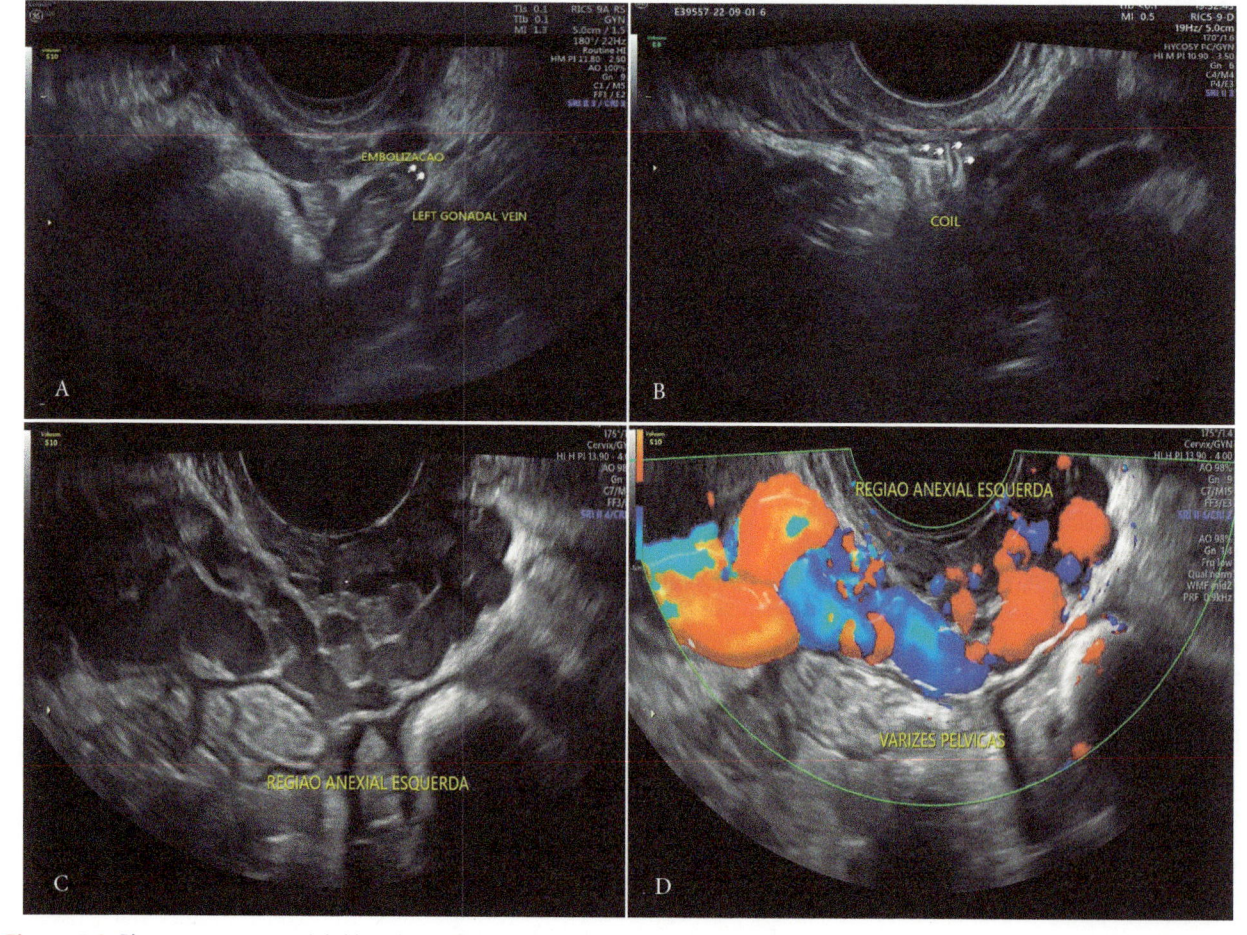

Figura 5.2. Plexo venoso gonadal dilatado configurando varizes em região anexial esquerda ao modo B (a) e ao Doppler colorido (b). Controle após embolização da veia gonadal esquerda com imagem amorfa, ecogênica por obliteração venosa (c) Presença de "coils" vistos como imagens hipercogênicas com formato em "vírgula" na topografia da veia gonadal esquerda (d).

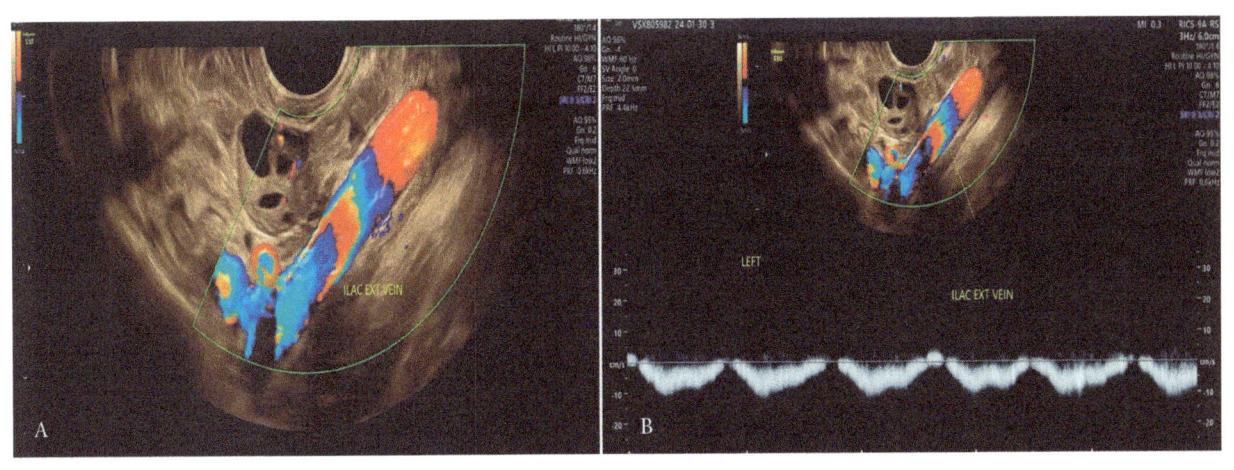

Figura 5.3. Veia ilíaca externa esquerda competente ao Doppler colorido (a) e ao Doppler espectral (b).

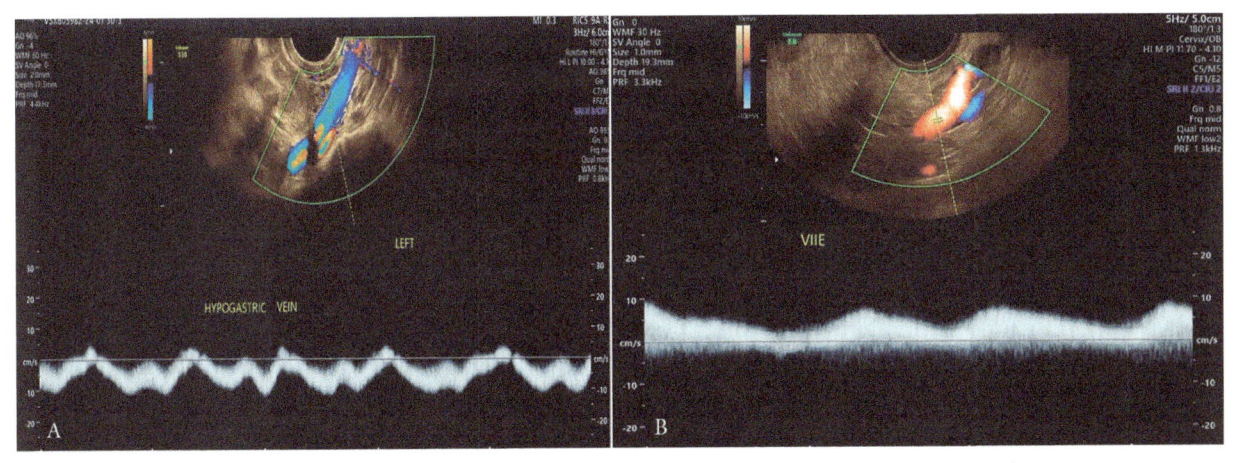

Figura 5.4. Veia ilíaca interna esquerda competente (a) e com refluxo a manobra de Valsalva ao Doppler espectral (b).

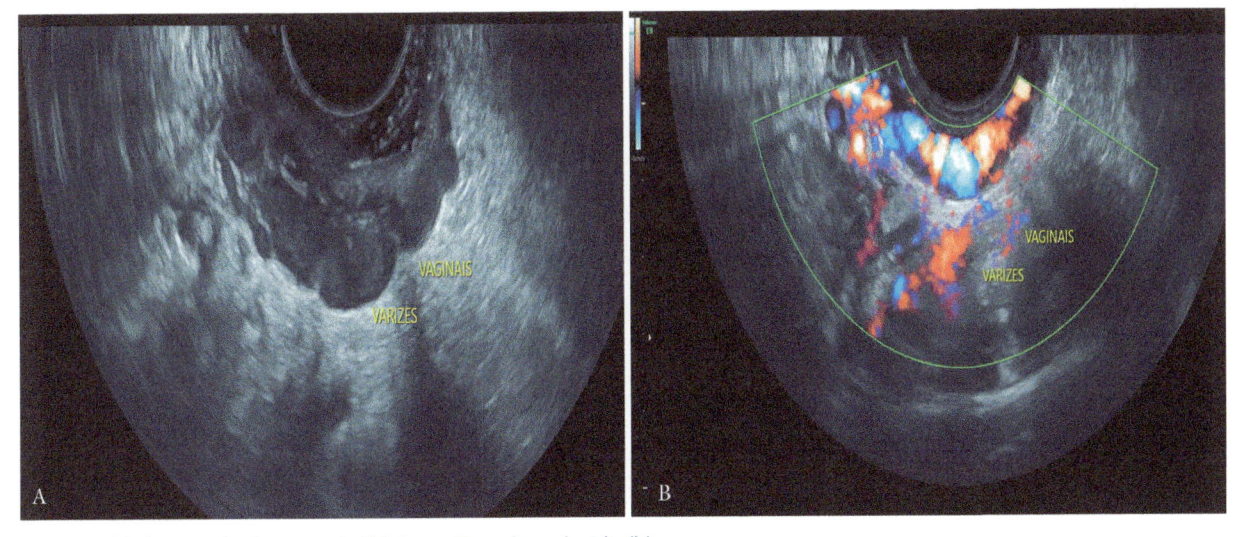

Figura 5.5. Varizes vaginais ao modo B (a) e ao Doppler colorido (b).

Critérios diagnósticos

Varizes pélvicas são caracterizadas na ultrassonografia transvaginal como múltiplas veias tortuosas e dilatadas ao redor do útero e dos ovários, que podem também ser vistas cruzando o miométrio e comunicando os plexos venosos bilaterais.

A presença de veias com diâmetro superior a 5,0-7,0 mm associado ao refluxo, demonstrado através do modo espectral com tempo superior a 1,0s, é diagnóstico de varizes pélvicas.[2-4]

É importante ressaltar que o diâmetro venoso não deve ser considerado como critério diagnóstico isolado, sendo de fundamental importância a documentação de refluxo ao modo color e espectral, devido à observação de que veias gonadais consideradas dilatadas podem não apresentar refluxo assim como veias de calibre preservado podem se mostrar incompetentes (Figura 5.6).[5-7]

Eficácia e limitações

O diagnóstico de varizes pélvicas pelo USG-TV apresenta elevada sensibilidade e especificidade (100% e 83-100% segundo Giacchetto et al. e Park et al. respectivamente)[7,8] sendo proposto por Whiteley et al. como o método padrão ouro no diagnóstico da síndrome de congestão pélvica.[1] Este exame também é particularmente útil como primeira linha para avaliar pacientes com dor pélvica crônica e afastar o principal diagnóstico diferencial que é a endometriose.[1,3,5,9,10]

Porém esta técnica é limitada pela incapacidade de estudar todo o trajeto das veias gonadais e possíveis obstruções superiores que podem incluir a compressão venosa renal e/ou ilíaca. A comunicação entre as veias dos membros inferiores e o território abdomino-pélvico é bem estabelecida e o USG-TV é um dos exames do protocolo ultrassonográfico de investigação de varizes pélvicas junto as via transabdominal, transperineal e Doppler dos membros inferiores. Diante de uma paciente com suspeita de varizes pélvicas, sugere-se o estudo completo para uma investigação precisa e com isso possibilitar tratamentos adequados com baixo risco de recorrência.[11]

Vantagens

- Não invasivo;
- Fácil acesso e baixo custo;
- Imagens de alta resolução;
- Ausência de radiação ionizante;
- Estudo do refluxo com manobra de Valsalva;
- Flexibilidade de posicionamento.

Desvantagens

- Dependente do operador;
- Restrito a mulheres com vida sexual ativa;
- Não permite avaliação da veia gonadal em toda sua extensão;
- Não permite avaliar as compressões venosas renais e ilíacas.

Em alguns casos específicos imagens complementares com estudos multiplanares como a Angio-ressonância ou a Angio-tomografia podem ser necessárias.

Conclusão

A incorporação do USG-TV na rotina do ecografista/cirurgião vascular, garante uma maior precisão diagnóstica conduzindo, sem dúvida, a melhores decisões terapêuticas.

Pontos-chave

- Visualização detalhada e precisa dos plexos venosos pélvicos.
- Identificação de veias dilatadas (> 5-7 mm) com refluxo maior que 1 segundo.
- Alta sensibilidade (100%) e especificidade (83-100%) na detecção de varizes pélvicas.
- Vantagens: Não invasivo, acessível, sem radiação ionizante, permite estudo dinâmico do refluxo com manobra de Valsalva.
- Limitações: Não identifica as compressões venosas abdominais, não estuda as veias gonadais em toda sua extensão.
- Permite um diagnóstico preciso para melhores condutas terapêuticas.

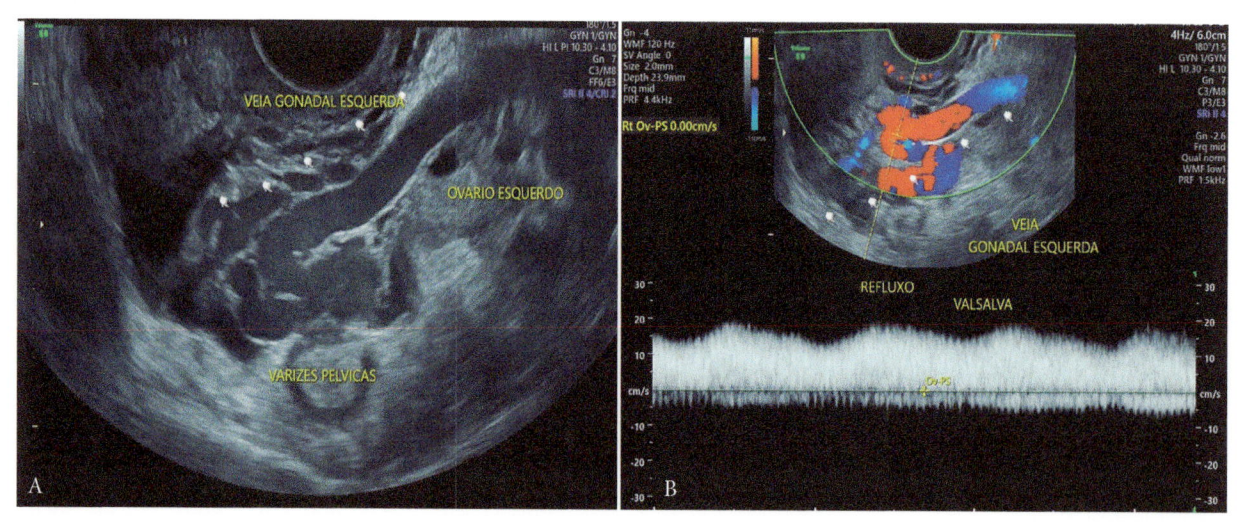

Figura 5.6. Varizes em região anexial esquerda, veia gonadal dilatada. (a). Refluxo da veia da veia gonadal documentado no Doppler colorido e espectral (b).

Referências bibliográficas

1. Whiteley M, Dos Santos S, Harrison C, Holdstock J, Lopez A. Transvaginal duplex ultrasonography appears to be the gold standard investigation for the haemodynamic evaluation of pelvic venous reflux in the ovarian and internal iliac veins in women. Phlebology. dezembro de 2015;30(10):706–13.

2. Antignani PL, Lazarashvili Z, Monedero JL, Ezpeleta SZ, Whiteley MS, Khilnani NM, et al. Diagnosis and treatment of pelvic congestion syndrome: UIP consensus document. Int Angiol [Internet]. setembro de 2019 [citado 2 de março de 2024];38(4).

3. Clark MR, Taylor AC. Pelvic Venous Disorders: An Update in Terminology, Diagnosis, and Treatment. Semin intervent Radiol. agosto de 2023;40(04):362–71.

4. Valero I, Garcia-Jimenez R, Valdevieso P, Garcia-Mejido JA, Gonzalez-Herráez JV, Pelayo-Delgado I, et al. Identification of Pelvic Congestion Syndrome Using Transvaginal Ultrasonography. A Useful Tool. Tomography. 4 de janeiro de 2022;8(1):89–99.

5. Labropoulos N, Jasinski PT, Adrahtas D, Gasparis AP, Meissner MH. A standardized ultrasound approach to pelvic congestion syndrome. Phlebology. outubro de 2017;32(9):608–19.

6. Garcia-Jimenez R, Valero I, Borrero C, Garcia-Mejido JA, Gonzalez-Herraez JV, Muñoz-Chimbo AV, et al. Transvaginal ultrasonography predictive model for the detection of pelvic congestion syndrome. Quant Imaging Med Surg. junho de 2023;13(6):3735–46.

7. Park SJ, Lim JW, Ko YT, Lee DH, Yoon Y, Oh JH, et al. Diagnosis of Pelvic Congestion Syndrome Using Transabdominal and Transvaginal Sonography. American Journal of Roentgenology. março de 2004;182(3):683–8.

8. Giacchetto C, Caruso G, Cotroneo GB, Cammisuli F, Catizone F, Marincolo F. Ovarian varicocele: Ultrasonic and phlebographic evaluation. J of Clinical Ultrasound. setembro de 1990;18(7):551–5.

9. Bookwalter CA, VanBuren WM, Neisen MJ, Bjarnason H. Imaging Appearance and Nonsurgical Management of Pelvic Venous Congestion Syndrome. RadioGraphics. março de 2019;39(2):596–608.

10. Steenbeek MP, Van Der Vleuten CJM, Schultze Kool LJ, Nieboer TE. Noninvasive diagnostic tools for pelvic congestion syndrome: a systematic review. Acta Obstet Gynecol Scand. julho de 2018;97(7):776–86.

11. Barros FS, Storino J, Cardoso Da Silva NA, Fernandes FF, Silva MB, Bassetti A. A comprehensive ultrasound approach to lower limb varicose veins and abdominal-pelvic connections. Journal of Vascular Surgery: Venous and Lymphatic Disorders. fevereiro de 2024;101851.

6

Angiotomografia Computadorizada

Fabio Henrique Rossi

Ibraim Masciarelli Francisco Pinto

A Doença Venosa Pélvica (DVP), historicamente chamada de Síndrome de Congestão Pélvica, pode causar um grande impacto na qualidade de vida dos pacientes acometidos, na maioria mulheres jovens, portadoras de dor pélvica crônica, ou homens jovens, portadores de varicocele. Esses sintomas, e outros sistêmicos, e emocionais inespecíficos, ainda hoje, na maioria das vezes, não tem sua causa investigada, e muito menos estabelecida.

A dor pélvica crônica de origem venosa é expressa principalmente por uma dor vaga, com piora ocasional, que ocorre predominantemente após longos períodos em posição ortostática, e após caminhadas prolongadas, e dispareunia, principalmente após o coito, que se prolonga por período variável. A dor é constante, não ligada ao ciclo menstrual, mas que pode ser intensificada durante esse período.[1] No homem a queixa principal é a dor em região escrotal, algumas vezes associada a infertilidade.[2]

Os sintomas da DVP podem estar relacionados a três situações anatômicas e hemodinâmicas: 1 – refluxo pela veia gonadal; 2 – refluxo pela veia ilíaca interna esquerda, associada ou não à síndrome de May-Thurner-Cockett; 3 – refluxo pela veia renal esquerda e pela veia gonadal, associada à síndrome de Quebra-Nozes. O fluxo na veia gonadal normalmente possui direção cefálica, com a gonadal esquerda drenando para a veia renal esquerda, e a gonadal direita, drenando diretamente para a veia cava inferior. A inversão do fluxo, pode ocorrer devido a incompetência, ou ausência, de válvulas, associada a dilatação, ou não, que pode ser provocada, ou exacerbada, por alterações hormonais, e hemodinâmicas, relacionadas a gravidez, um cenário comum na população de pacientes com DVP, sobretudo nas mulheres multíparas. Entretanto, essas situações hemodinâmicas, não são incomuns na população assintomática, acometendo entre 20% à 43% dela.[3]

As obstruções venosas abdominopélvicas podem estar envolvidas na DVP. A síndrome de May-Thurner-Cockett historicamente foi descrita como a ocorrência de obstrução não trombótica, ou pós trombóticos (Cockett) da veia ilíaca comum esquerda, situação em que a veia ilíaca interna esquerda, pode se tornar um ponto de fuga, ou via de escoamento, para o sangue retornando da extremidade inferior esquerda, aumentando a pressão no reservatório pélvico, e no sistema venoso ilíaco contralateral. Isso pode levar a formação de varicosidades pélvicas, e dilatação das veias ovarianas. A veia gonadal, pode ficar sobrecarregada, e vicariante, e se tornar a principal via de drenagem, não apenas do plexo venoso pélvico, mas também do fluxo de retorno venoso advindo dos membros inferiores. Finalmente, a obstrução da veia renal esquerda, pela artéria mesentérica superior, ou pela artéria aorta, historicamente chamada fenômeno de "nutcracker" ou de "quebra-nozes", pode provocar fluxo invertido, no sentido caudal, pela veia gonadal esquerda, provocando sua dilatação, e aumento da pressão no reservatório pélvico, e nesse caso a veia gonadal passa a ser também um importante via de drenagem do fluxo venoso renal esquerdo (Figura 6.1).

Os pacientes portadores de sintomas abdomino-pélvicos, compatíveis com aqueles historicamente, e originalmente descritos, que podem ser verificados na Tabela 1, devem ser submetidos a exames complementares de imagem (Figura 6.2), que são descritos em detalhes em cada capítulo específico. Nesse, discutiremos as indicações, e a técnica da angiotomografia que vem se tornando um método de destaque, não apenas para o diagnóstico, mas também para o estabelecimento da relação anátomo-clínica, classificação, e estabelecimento da melhor estratégia de tratamento, ainda no período pré-operatório.[4-8]

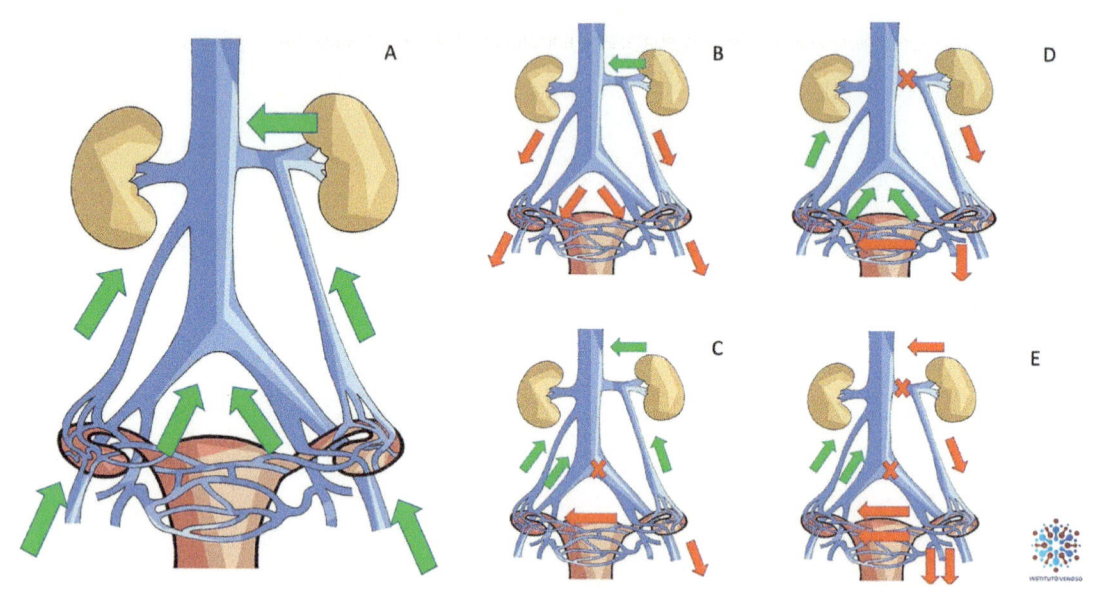

Figura 6.1. Representação esquemática das possibilidades anatômicas e hemodinâmicos do fluxo venoso abdomino-pélvico: A-Normalmente o sentido do fluxo do retorno venoso abdomino pélvico é cranial e feito principalmente pelas veias renal esquerda, gonadais e veias ilíacas internas; B- Inversão do fluxo em veias gonadais e ilíacas; C- Obstrução de veia ilíaca comum esquerda associada a refluxo pelas veias ilíacas internas e externas; D- Obstrução de veia renal esquerda associada com refluxo pela veia gonadal e plexo venoso pélvico; E- Obstrução em veias renal, gonadal e ilíaca esquerda, associada a refluxo em plexo venoso pélvico e em veia ilíaca externa.

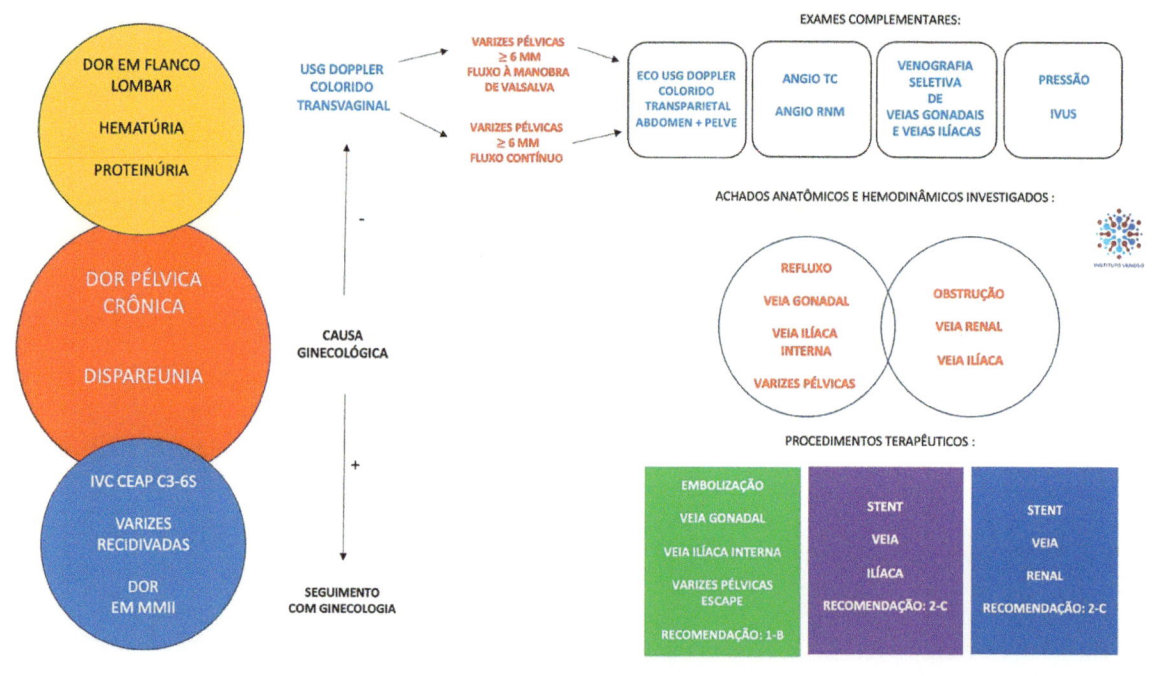

Figura 6.2. Sinais e sintomas clínicos que podem estar presentes nas obstruções venosas abdomino-pélvicas. Não é incomum que haja sobreposição entres eles. O Ultrassom Doppler transvaginal é o método de triagem utilizado na suspeita de Desordem Venosa Pélvica e da presença de varizes na cavidade pélvica, principalmente pelo ginecologista. Os métodos complementares de imagem devem ser solicitados para verificar a presença dos padrões de refluxo e obstrução, considerando a experiência local, e esses achados devem ser confrontados com os sintomas clínicos com o objetivo de estabelecer a melhor estratégia terapêutica.

Atualmente designa-se DVP ao conjunto de sinais e sintomas pélvicos, associados a presença de obstrução e/ou refluxo, e varizes, no sistema venoso abdomino-pélvico. Esse conceito é muito importante, porque contrapõe-se a dicotomização artificialmente imposta nas descrições históricas das síndromes individualizadas, relatadas na Tabela 6.1.

A observação da gravidade dos sinais, sintomas clínicos, e o comprometimento da qualidade de vida, em cada paciente sintomático, é fundamentais para definir as opções de tratamento, uma vez que não é incomum, a presença de obstruções, e refluxo venoso abdomino pélvico em pacientes assintomáticos, ou oligossintomáticos.[9]

Tabela 6.1. Intensidade dos sinais e sintomas presentes nas síndromes obstrutivas abdomino pélvicas como foram originalmente descritas.

SINAIS E SINTOMAS	SÍNDROME DE QUEBRA NOZES NUTCRACKER	SÍNDROME DE CONGESTÃO VARIZES PÉLVICAS	SÍNDROME DE MAY-THURNER COCKETT
Dor Pélvica Crônica (DPC)	+	+++	+
Dispareunia	+	+++	+
Dor pós coito	-	+++	+ / -
Dismenorréia	-	++	+ / -
Metrorragia	-	++	+ / -
Dor flanco esquerdo	+++	+	-
Hematúria / Proteinúria	+++	-	-
Dor e edema de membro	-	-	+++
Varizes Vulvares	-	-	++
Varizes de MMII	-	-	++

+++: mais comum; ++ comum; + menos comum; - usualmente ausente

Comparação entre os métodos diagnósticos complementares no diagnóstico das obstruções venosas abdominopélvicas e da desordem venosa pélvica

Ainda hoje, não existe consenso, sobre os métodos de imagens, e os protocolos que devem ser utilizados, para o diagnóstico das OVAPs, e mais especificamente, da DVP, em pacientes portadores de DPC. As primeiras tentativas de sistematizar a abordagem diagnóstica na DVP começaram em meados da década de 1990. Por muitos anos, o padrão-ouro no diagnóstico da DVP tem sido a flebografia retrógrada associada a medidas de pressão.[10,11] O desenvolvimento da ultrassonografia e, especialmente, a melhoria das técnicas, e dos padrões de imagem dos aparelhos de ultrassom, possibilitaram o seu uso transvaginal e, posteriormente, trans abdominal como método de triagem inicial para o diagnóstico da DVP.[12-14] Mais tarde, a tomografia e a ressonância também passaram também a ser utilizadas.[15,16] Esses métodos desempenham um papel crucial para o estudo da existência de uma correlação entre a clínica, e os achados anatômicos fisiológicos nos pacientes sintomáticos. A escolha do método deve levar em consideração as suas vantagens, e desvantagens (Tabela 6.2), a disponibilidade dos recursos, e a experiência local.

Tabela 6.2. Comparação entre os métodos complementares para o diagnóstico da desordem venosa pélvica.

Método	Vantagens	Desvantagens
Ecografia com Doppler ultrassom	▪ Imagem dinâmica ▪ Pode ser realizado em diferentes posições e manobras ▪ Não usa radiação ▪ Baixo custo	▪ Operador e equipamento dependente ▪ Interposição gasosa ▪ Profundidade e tortuosidade dos vasos ilíacos
Tomografia Computadorizada	▪ Capacidade de avaliar e descriminar compressões extrínsecas ▪ Capaz de quantificar o grau de obstrução, verificar a presença de colaterais e variações anatômicas ▪ Classificação do tipo e local de obstrução	▪ Posição supina ▪ Radiação ionizante

Continua

Continuação

Ressonância Nuclear Magnética	• Alta sensibilidade para varizes pélvicas • Possibilidade de imagem dinâmica • Alta sensibilidade para tecidos moles/causas não vasculares de DPC	• Alto custo • Menor disponibilidade • Posição supina
Venografia	• Ainda considerada o padrão-ouro • Análise dinâmica • Possibilita complementação com medidas de pressão e IVUS • Permite o tratamento no mesmo procedimento	• Radiação ionizante • Invasiva

Capacidade da angiotomografia em determinar a obstrução venosa renal e o refluxo pelas veias gonadais e varizes pélvicas na DVP

A prevalência do fenômeno de "Quebra Nozes" ou de "Nutcracker" e de varizes pélvicas em pacientes assintomáticos vêm sendo estudada pela Angiotomografia já a bastante tempo.[17] Os estudos de Poyraz e Grimm, evidenciaram que esse fenômeno ocorre em 10,9% e 27,3% dos casos, respectivamente.[18,19] Entretanto, devemos considerar que o estudo de Grimm foi realizado em uma amostra pequena de pacientes, com cortes angiotomográficos de grosso calibre (2,5 mm) e sem menção aos detalhes do protocolo de aquisição utilizado. É importante ressaltar, que ambos os estudos avaliaram poucas variáveis para determinar a presença de compressão e obstrução venosa renal. Poyraz utilizou apenas a relação entre o diâmetro da veia renal em seu hilo, e aquele existente no sítio de compressão da veia renal, entre a aorta e a artéria mesentérica superior. Grimm acrescentou a esse dado, o diâmetro gonadal que porém, não demonstrou haver correlação estatística significativa, com o grau de compressão da veia renal.

Kim et al, em 2011, comparou a angiotomografia com a venografia associada a medidas intraoperatória de pressão, obtida pela observação do gradiente reno-caval,

considerado o padão-ouro, em pacientes sintomáticos que apresentavam dor em flanco esquerdo e hematúria como queixa principal. A tomografia demonstrou uma prevalência de 39,8% para o fenômeno de Nutcracker, e alta acurácia em relação ao método padrão-ouro (sensibilidade: 91,7%; especificidade: 88,9%; AUC 0,903), nos pacientes com gradiente pressórico reno-caval maior que 3 mmHg. Porém, seu estudo também foi composto por uma amostra pequena de pacientes (N = 27), utilizando diferentes tipo de aparelhos de tomografia e, portanto, sem adequada homogeneidade no método de coleta dos dados.[4] Apesar da falta de estudos robustos, o achado mais específico para o diagnóstico da obstrução da veia renal esquerda, denominada de síndrome de "quebra-nozes", é a razão entre o diâmetro da veia renal no segmento hilar com o diâmetro no local da compressão maior que 4,9 (especificidade 100%). No entanto, a maior sensibilidade foi obtida pela análise da presença do "sinal do bico" (AUC 0,903) (Figura 6.3).[4]

Na Figura 6.4 podemos identificar os parâmetros angiotomográficos que avaliamos em nossa prática clínica, e na Tabela 6.3, demonstramos os resultados das variáveis angiotomográficas analisadas por Kim quando comparadas aos sintomas clínicos, e as medidas pressóricas, obtidas pela venografia intraoperatória associada a medidas de pressão.[4] Os achados angiotomográficos devem sempre ser interpretados e considerados de acordo com o quadro clínico apresentado por cada paciente.

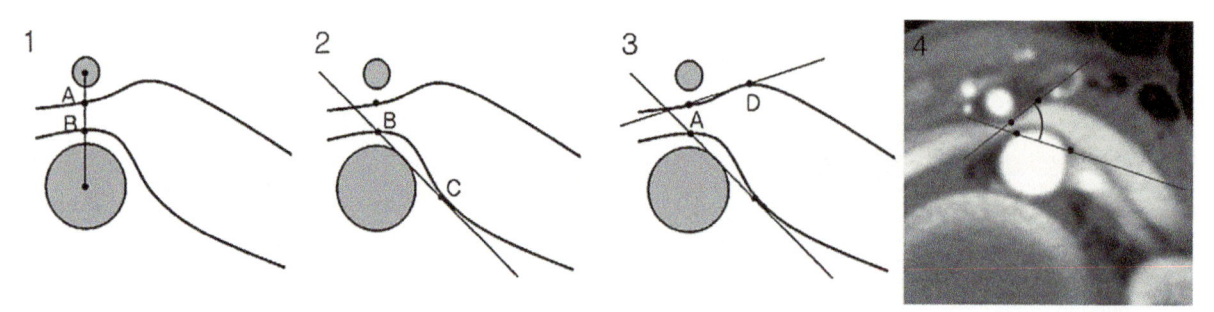

Figura 6.3. Método de medição do "ângulo do bico" no segmento aortomesentérico (adapado de Kim et al).[4] O ângulo do bico é medido da seguinte forma: (1) Uma linha é traçada entre o centro da aorta, e a artéria mesentérica superior, e os pontos de intersecção desta linha com a parede anterior (ponto A) e a parede posterior (ponto B), (2) O ponto ao longo da aorta onde a parede posterior da veia renal esquerdo primeiro se torna tangencial (ponto C) é marcado, e uma linha é desenhada conectando este ponto ao ponto B, (3) O ponto na parede anterior da veia renal esquerda onde o estreitamento ocorre primeiro (ponto D) é marcado, e uma linha é então desenhada conectando o ponto A e o ponto D, (4) O ângulo formado na intersecção das duas linhas BC e AD é medido.

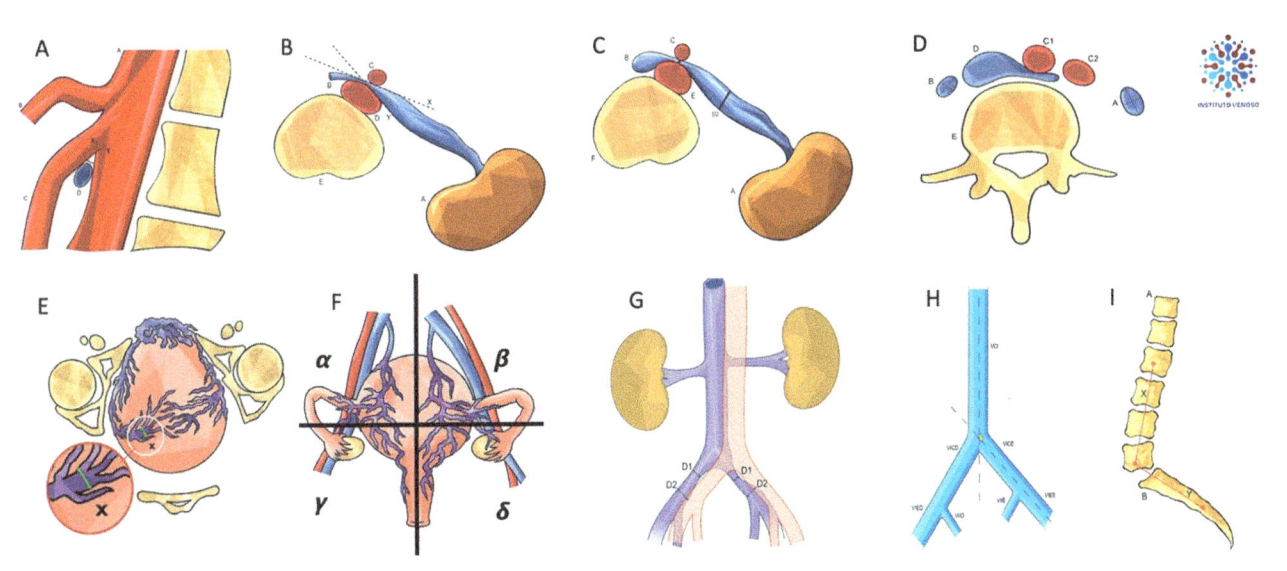

Figura 6.4. Variáveis angiotomográficas que devem ser verificadas na análise da presença das obstruções venosas abdomino-pélvicas: A: Ângulo aorto-mesentérico em corte sagital: A' - aorta; B' - tronco celíaco; C' – artéria mesentérica superior; D' – veia renal esquerda; x – reta traçada ao longo da parede anterior da aorta, com seu centro no ponto considerado de maior contato com a veia renal; y – reta traçada ao longo da parede posterior da artéria mesentérica superior, com seu centro determinado pelo ponto de maior contato dessa artéria com a veia renal. B - Corte axial: A' – rim esquerdo, B' – veia renal esquerda, C' – artéria mesentérica superior, D' – aorta, E': corpo vertebral, x: reta traçada na parede anterior da veia renal esquerda, com seu centro localizado no ponto de maior contato com a artéria mesentérica superior, y: reta traçada na parede posterior da veia renal esquerda com seu centro localizado no ponto de maior contato com a aorta. O "ângulo do bico" será calculado no local da intersecção entre essas duas retas. C: relação entre o menor diâmetro renal no cruzamento aorto-mesentérico e o maior diâmetro renal proximal, A' – rim esquerdo, B' – veia renal esquerda, C' – artéria mesentérica superior, E' – aorta, F' – corpo vertebral, D1: menor diâmetro renal no cruzamento aorto-mesentérico; D2: maior diâmetro renal proximal ao cruzamento aorto-mesentérico. A relação é calculada pela fórmula: D2/D1. D: aferição dos diâmetros máximo e mínimo das veias gonadais no ponto de maior dilatação. A' – veia gonadal esquerda, B' – veia gonadal direita, C1': artéria ilíaca comum esquerda, C2' – artéria ilíaca comum direita, D': confluência das veias ilíacas, E' – corpo vertebral. E e F: método utilizado para constatação da presença de varizes pélvicas, Em E: corte sagital. Em F: corte coronal, são consideradas varizes quando observadas pelo menos 4 veias tortuosas, sendo pelo menos uma delas com 4mm de diâmetro (x), o maior diâmetro encontrado é anotado em cada quadrante. G: método utilizado para aferição do grau de obstrução do eixo cavo-ilíaco. D1 – diâmetro mínimo da veia ilíaca comum (esquerda ou direita) no ponto de maior compressão. D2 – diâmetro maior da veia ilíaca comum (esquerda ou direita) distal ao ponto de maior compressão. O grau de obstrução será calculado através da fórmula: 100 – (100 x D1/D2). H: método utilizado para mensuração do ângulo de entrada da veia ilíaca na veia cava inferior. No corte coronal, é traçado uma reta paralela ao eixo longitudinal da via cava inferior e outra paralela ao eixo longitudinal de veia ilíaca comum esquerda. O ângulo de entrada da veia ilíaca na veia cava inferior será calculado através da interseção entre essas duas retas. I: método utilizado para a aferição do ângulo de lordose da coluna lombar. A' – coluna lombar, B' – sacro. Em x: reta traçada perpendicular à terceira vértebra lombar; em y: reta paralela à margem superior da primeira vértebra sacral. O ângulo de lordose é calculado através da interseção dessas duas retas.

Tabela 6.3. Critérios angiotomográficos no diagnóstico do fenômeno e da síndrome de quebra-nozes (Adaptado de Kim et al.).[4]

Critério[a]	Sensibilidade	Especificidade	AUC
Ângulo de bico maior que 32 graus	83,3% (10/12)	88,9% (8/9)	0,861
	77,8% (14/18)	88,9% (8/9)	0,833
Sinal do bico[b]	91,7% (12/12)	88,9% (8/9)	0,903
	77,8% (14/18)	88,9% (8/9)	0,833
Razão do maior diâmetro no segmento renal hilar e no local de maior compressão maior ou igual a 4,9	66,7% (8.12)	100% (9/9)	0,903
	58,8% (10/18)	100% (9/9)	0,895
Ângulo entre a artéria mesentérica superior e aorta menor que 41 graus	100% (12/12)	55,6% (5/9)	0,801
	94,4% (17/18)	55,6% (5/9)	0,788

a: Sensibilidade e Especificidade de cada critério quando comparados com pressão reno-caval > 3 mmHg (primeira linha) e > 1 mmHg (segunda linha); b: Estreitamento triangular e abrupto da veia renal esquerda na compressão provocada pelo ângulo agudo na porção aortomesentérica.

Recentemente Szary et al apresentaram um sistema que propõe classificar a ocorrência de refluxo pelas veias gonadais e pélvicas. Os autores avaliaram no período de 2012 a 2019, 535 pacientes portadores de sintomas de insuficiência venosa de membros inferiores, que foram submetidos a ecografia com Doppler colorido do abdômen, pelve e membros inferiores, bem como tomografia computadorizada (TC) ou venografia por ressonância magnética (RM). Com base nos resultados obtidos, os autores propuseram uma classificação hemodinâmica e radiológica de 4 graus (graus I-IV) (Figura 6.5 a 6.8 e Tabela 6.4). Usando a classificação mencionada aproximadamante 32% dos pacientes foram identificados como Grau I e I/II, aproximadamente 35% revelaram alterações hemodinâmicas correspondentes aos Graus II e II/III, aproximadamente 25% foram classificados como Grau III, enquanto os 8% restantes foram avaliados como Grau IV.[3]

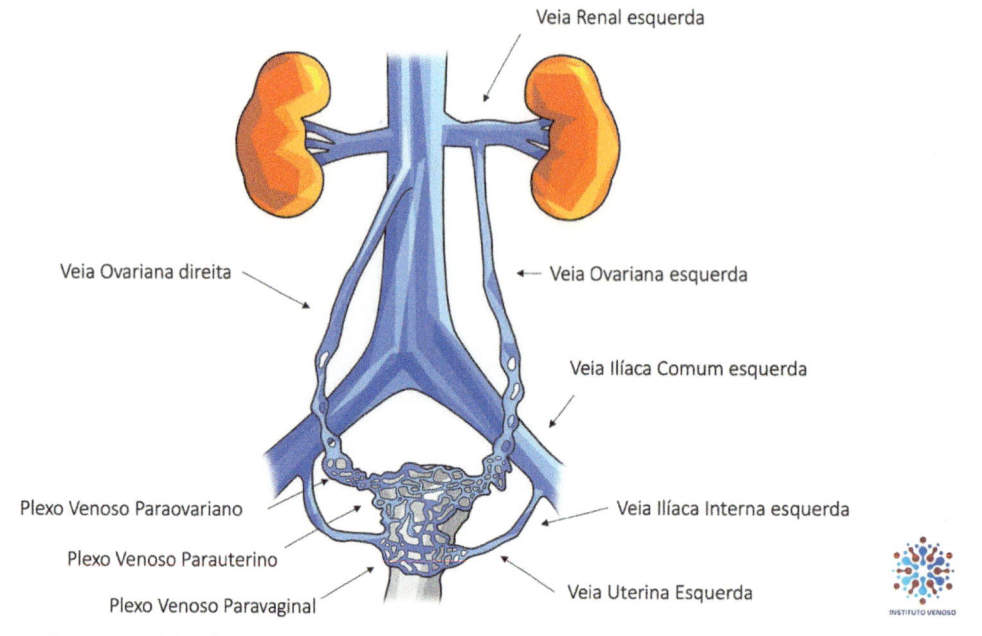

Figura 6.5. Ilustração esquemática do sistema venoso abdominal e pélvico incompetente na mulher. Adaptado de Szary et al.[3]

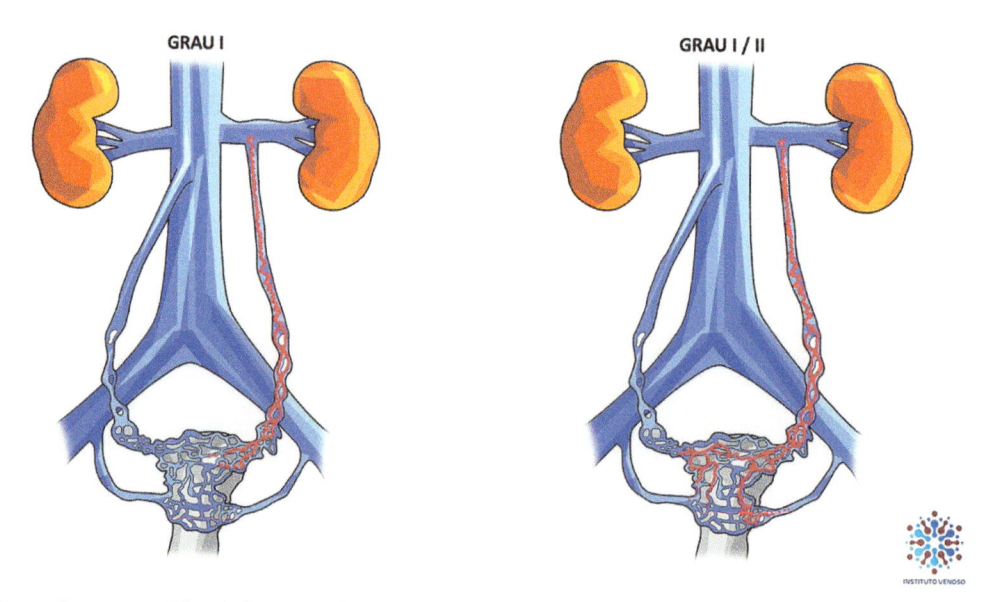

Figura 6.6. Ilustração esquemática da incompetência ovariana Grau I e 1/II. Adaptado de Szary et al.[3]

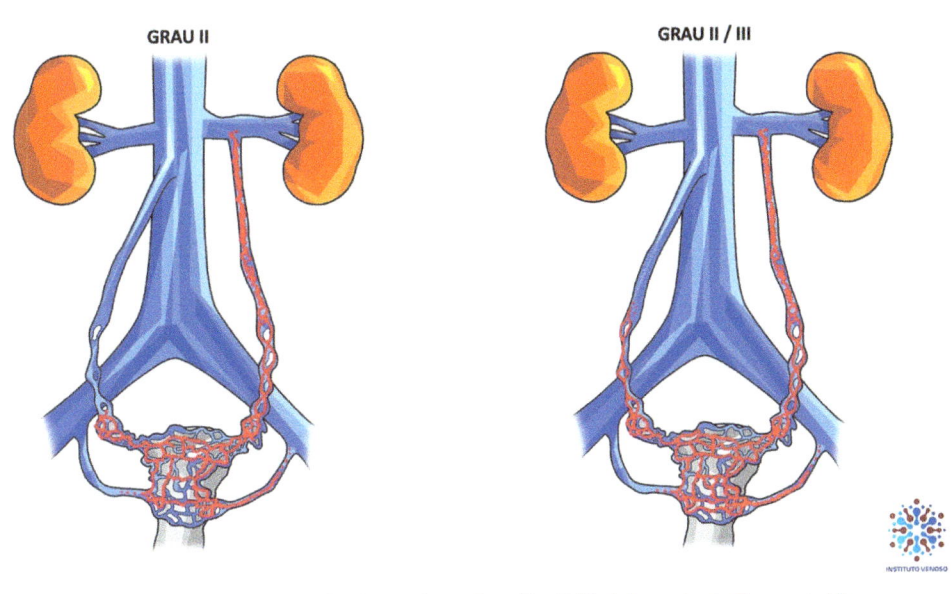

Figura 6.7. Ilustração esquemática da incompetência ovariana Grau II e 1I/III. Adaptado de Szary et al.[3]

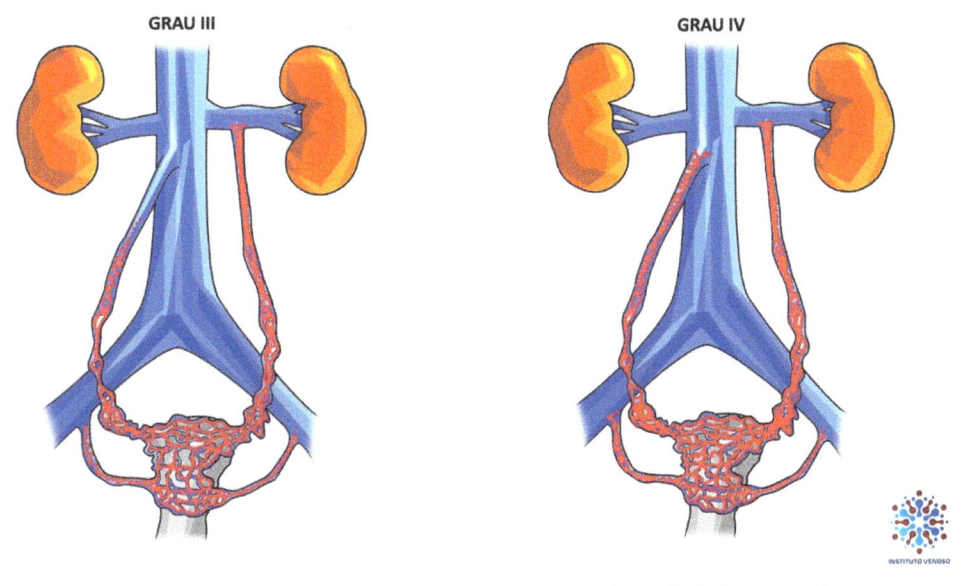

Figura 6.8. Ilustração esquemática da incompetência ovariana Grau III e IV. Adaptado de Szary et al.[3]

Tabela 6.4. Classificação do grau de refluxo pelas veias gonadais e pélvicas incompetentes na Desordem Venosa Pélvica.[3]

	φVGE	incVGE	VPUe	tribVIEe	φVGD	incVGD	VPUd	tribVIEd
GI	< 6	(-/+)	< 5	< 5	< 5	(-)	< 5	< 5
GI/II	6-6,5	(+)	< 5,5	< 5,5	< 5	(-)	< 5	< 5
GII	< 7	(+)	< 6,5	< 6	< 5,5	(-)	< 5,5	< 5,5
GII/III	7,5-8	(++)	< 7	< 7	< 6	(-/+)	< 6,5	< 6
GIII	> 8	(++)	7-8	< 7,5	< 7,5	(+/++)	< 7	< 6,5
GIV	> 10	(+++)	> 8	> 8	> 8	(+++)	> 7,5	> 7

φVGE/VGD: diâmetro da veia gonadal esquerda/direita; incVGE/VGD: incompetência da veia gonadal esquerda/direita; VPUe/d: varizes para uterinas esquerda/direita; tribVIEe/d: tributárias dilatadas de veia ilíaca interna esquerda/direita.

A classificação descrita permite identificar e classificar o grau da insuficiência das veias gonadais com base em critérios radiológicos, facilitando o uso na prática clínica diária. Segundo os autores, a classificação proposta pode facilitar a comunicação entre os médicos responsáveis pelo diagnóstico, e os especialistas que lidam com o tratamento de insuficiência venosa, e os ginecologistas, que nem sempre admitem que a desordem venosa pélvica possa fazer parte do diagnóstico diferencial dos pacientes de dor pélvica crônica de origem indeterminada. Na experiência dos autores, a classificação permite uma abordagem terapêutica específica e direcionada: Os pacientes classificados nos grupos I/II a II/III geralmente são submetidos a remoção do refluxo no eixo ovariano esquerdo, ou no eixo ovário-ilíaco, enquanto aqueles qualificados nos grupos III e IV requerem tratamento bilateral (Figura 6.9 a 6.11).

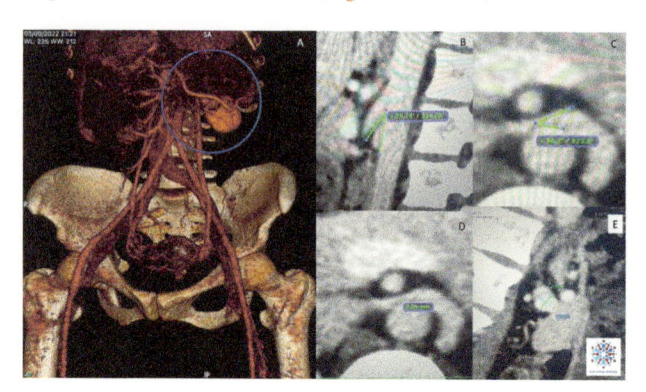

Figura 6.9. Paciente portadora de IVC CEAP C4S e DPC refratária ao tratamento clínico. A angiotomografia pré-operatória (3D Volume Rendering-OSIRIX ANVISA) demonstra dilatação e refluxo em veias gonadais bilaterais (A). Reformatação multiplanar demonstrando compressão de veia renal por artéria mesentérica (ângulo aortomesentérico de 25,7 graus) em plano sagital (B). Em plano axial podemos verificar ângulo de bico de 36, 2 graus (C), e maior diâmetro de veia renal em ponto de maior compressão de 2,2 mm, e em plano coronal o maior diâmetro de veia ovariana em região de seu hilo esquerdo de 11 mm (E).

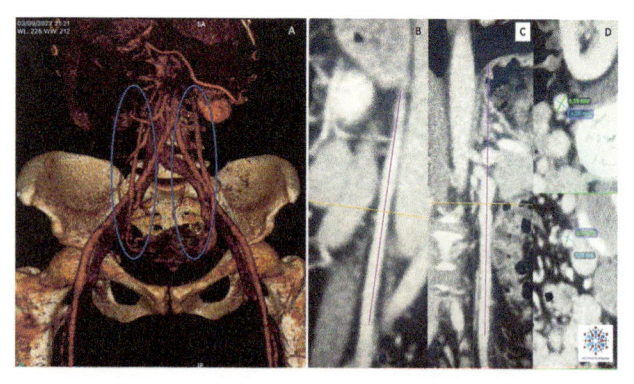

Figura 6.10. A angiotomografia pré-operatória (3D Volume Rendering-OSIRIX ANVISA) demonstra dilatação e refluxo em veias gonadais bilaterais (A). Reformatação multiplanar com correção de ângulos, e determinação precisa dos diâmetros das veias gonadais (B, C e D), essa etapa é essencial nos casos de embolização, e implante de molas, que devem ser super dimensionadas para evitar a sua migração. Nessa caso, a paciente era portadora de incompetência de veia ovariana Classificação Szary Grau III.

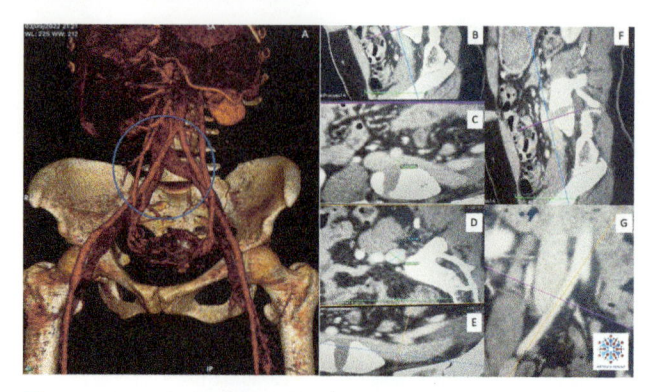

Figura 6.11. A angiotomografia pré-operatória (3D Volume Rendering-OSIRIX ANVISA) demonstra compressão em região de confluência de veias ilíacas (A). Reformatação multiplanar com correção de ângulos, e determinação precisa do ponto de maior compressão, e dos diâmetros (B a G), no ponto de maior obstrução e nos segmentos ilíaco-femorais. Esses dados são utilizados para a confirmação da obstrução, e determinar à técnica, e os materiais a serem utilizados.

Associação Angiotomográfica entre a obstrução venosa cavoilíaca e obstrução venosa renal associada a refluxo pelas veias gonadais, e varizes pélvicas, em pacientes portadores de IVC avançada e sintomas de DVP

Não existe na literatura estudo que tenha verificado a prevalência do fenômeno ou da síndrome de "nutcracker" ou de "quebra-nozes", de varizes pélvicas, e da DVP em pacientes portadores de IVC avançada e obstrução venosa cavoilíaca. Considerando que a Angiotomografia Computadorizada vem assumindo um crescente destaque como método diagnóstico não invasivo no estudo das compressões e obstruções no eixo cavoilíaco interessou-nos verificar, através de uma análise detalhada, e com protocolo metodológico bem definido, a prevalência do fenômeno, e da síndrome de "nutcracker" e varizes pélvicas em pacientes portadores de IVC avançada, considerando as variáveis anatômicas acima descritas. Esse estudo foi realizado em pacientes que foram tratados em estudo randomizado duplo cego, previamente publicado,[20] e em pacientes tratados subsequentemente pelo mesmo método terapêutico.

Na experiência de nosso grupo, verificamos que não é infrequente a ocorrência da associação entre a presença de sinais e sintomas de insuficiência venosa crônica avançada, e de desordem venosa pélvica, em um mesmo paciente, e também a associação de achados de obstrução em veia renal, refluxo em veias gonadais, e pélvicas, e obstruções em veias ilíacas. Com o objetivo de identificarmos a presença de obstruções venosas abdomino-pélvicas, em pacientes portadores de IVC avançada, portadores ou não, de sinais e sintomas de DVP associados, e a resposta clínica ao tratamento da angioplastia em colocação de stent, nesse grupo de pacientes, realizamos uma analise retrospectiva de nossa banco de imagens angiotomográficas. Foram analisadas 113 angiotomografias preoperatórias de pacientes submetidos a implante de stent por IVC avançada. A presença de critérios positivos para a presença de "fenômeno de nutcraker" foi encontrada em 45 (39,8%) dos casos (Tabela 6.5), considerando-se os critérios propostos por Kim et al.[4] Nesse grupo, em 25 pacientes (54,3% dos casos) havia sinais e sintomas compatíveis com DVP.

Verificamos também a capacidade de cada um desses critérios angiotomográficos indicativos da presença do "fenômeno de nutcracker", em identificar pacientes portadores de sinais e sintomas de DVP em nosso gruppo de pacientes (Tabela 6.6).

Com o objetivo de analisar se os parâmetros encontrados por Kim et al se aplicam em nossa amostra, e optimizar os pontos de corte de cada variável, na identificação de pacientes portadores de DVP, em nossa amostra, utilizamos o método proposto por Youden, que é capaz de maximizar as taxas de verdadeiro positivo e negativo, de acordo com a identificação dos pontos de corte na curva ROC (Tabela 6.7).[23]

Nessa mesma amostra, em um total de 46 pacientes portadores de sintomas de IVC avançada com obstrução em veia ilíaca maior que 50%, identificada por IVUS, e que eram portadores de sintomas de DVP, que foram tratados com angioplastia e implante de stent em veia ilíaca, 40 pacientes (87%) evoluiram com melhora dos sintomas sem que fosse necessário a realização da embolização do refluxo pela veia gonadal e pelas varizes pélvicas. Nos 6 (13%) dos pacientes que permaneceram sintomáticos,em 2 casos foi verificado a presença de obstrução residual intra-stent, após 6 meses de acompanhamento, que foram tratados com nova angioplastia, que evoluiram com melhora dos sintomas da DVP, e 4 casos foram submetidos a embolização da veia gonadal e varizes pélvicas. Essa melhora dos sintomas da DVP em pacientes submetidos a angioplastia da veia ilíaca já havia sido verificada por Daugherty[24] et al, e mais recentemente por Lakhanpal et al.[25]

Tabela 6.5. Análise da incidência dos critérios indicativos de obstrução venosa renal propostos por Kim et al.,[4] verificadas pela angiotomográficos em pacientes portadores de IVC avançada submetidos a angioplastia e implante de stent (N=113).

	Critérios	%	valor de p
Ângulo entre a artéria mesentérica superior e aorta	< 41o*	52,3	0,04
Ângulo do Bico	> 32o*	55,6	0,56
Razão do maior diâmetro no segmento renal hilar e no local de maior compressão	> 4,9*	15,3	0,01
Diâmetro de veia gonadal	> 6 mm**	82,6	0,001

Referências: * Kim et al[4]; ** Meissner et al.[21,22]

Tabela 6.6. Análise da capacidade dos critérios propostos por Kim et al[4] em identificar os sinais e sintomas da DVP em uma amostra de pacientes portadores de sinais e sintomas de DVP (N = 113).

	Critério	Sens	Esp	VPP	VPN	Acurácia	valor p
Ângulo entre a artéria mesentérica superior e aorta	< 41°	52,3%	58,2%	51,6%	58,9%	55,9%	0,3320
Ângulo do Bico	> 32°	55,6%	55,2%	51,4%	59,3%	55,4%	0,3355
Razão do maior diâmetro no segmento renal hilar e no local de maior compressão	> 4,9	28,3%	91,0%	72,9%	59,8%	65,5%	0,0100
Diâmetro de veia gonadal	> 6 mm	82,6%	62,7%	65,3%	80,9%	70,8%	0,0000

Sens: sensibilidade; Esp: especificidade; VPP: valor preditivo positivo; VPN: valor preditivo negativo.

Tabela 6.7. Análise da capacidade dos critérios propostos por Kim et al em identificar os sinais e sintomas da DVP em uma amostra de pacientes portadores de sinais e sintomas de DVP, de acordo com a análise dos pontos de corte pelo método proposto por Youden et al (N = 113).

	Critério	Sens	Esp	VPP	VPN	Acurácia	valor p
Ângulo entre a artéria mesentérica superior e aorta	< 26,4°	43,2%	79,1%	63,8%	62,0%	64,9%	0,0189
Ângulo do Bico	> 20,2°	20,0%	95,5%	79,2%	58,4%	65,2%	0,0127
Razão do maior diâmetro no segmento renal hilar e no local de maior compressão	> 3,2	43,5%	91,0%	80,5%	65,4%	71,7%	0,0000
Diâmetro de veia gonadal	> 6,5 mm	82,6%	62,7%	65,3%	80,9%	72,8%	0,0000

Sens: sensibilidade; Esp: especificidade; VPP: valor preditivo positivo; VPN: valor preditivo negativo.

Capacidade da Tomografia computadorizada (CTV) comparada com a ultrassonografia intravascular (IVUS) no diagnóstico da obstrução crônica da veia ilíaca (CIVO)

A Tomografia Computadorizada pode definir a localização, o grau, e a extensão da obstrução na veia ilíaca,[26,27] e a presença de tributárias, e colaterais secundárias, dilatadas e incompetentes.[28] A tecnologia atual dos equipamentos, e dos *softwares* dedicados, permitem a aquisição, o armazenamento, e o pós-processamento das imagens, que por sua vez permitem, ao operador experiente, a avaliação multiplanar das imagens, que permitem auxiliar na definição, na classificação, das obstruções, na análise detalhada das características de estruturas extravasculares, que podem ser responsáveis pela compressão e as obstrução encontradas.[7,29-31] A modalidade permite também identificar a presença de variações anatômicas congênitas encontradas em até 20% dos casos.[32] Essa análise permite também que a indicação do tratamento seja baseada no estudo da correlação entre os achados anatômicos, hemodinâmicos e clínicos, e a escolha da técnica e dos dispositivos seja planejada antecipadamente.[7]

A técnica indireta de obtenção das imagens angiotomográficas é realizada com o uso de contraste intravenoso, que é injetado em uma veia do braço, através de uma via intravenosa, com agulha, ou cateter de grosso calibre (20G ou18G), com um volume médio 135 ou 150 mL, com uma taxa de 3,5 a 4 mL/s. A aquisição das imagens do abdome, e da pelve é iniciada após 90 a 150 segundos da infusão do contraste.[4,6] É importante a obtenção das fases arterial, parenquimatosa (portal) e venosa, para que possa ser observado a presença da compressão, as características das obstruções, as variações anatômicas, e a presença de tributárias dilatadas, e incompetentes. A qualidade do exame depende do débito cardíaco, do volume, e velocidade de injeção, do decúbito, e do grau de hidratação.[4] Alguns autores recomendam a infusão direta do contraste pelas veias do pé, argumentando que essa técnica pode trazer melhor definição das obstruções endoluminais. Um garrote compressivo é posicionado na altura da coxa, do membro afetado, e uma agulha, ou cateter de calibre 21G é inserido em uma veia podal, seguida de infusão de 100 mL de contraste iodado, com uma velocidade de infusão de 3 mL/segundo 9,10. Essa técnica, no entanto, acarreta maiores dificuldades técnicas, maior tempo necessário para preparo, e realização do exame, e pode deixar de visualizar variações anatômicas, que podem estar presentes, e seu benefício clínico radiológico nunca foi comprovado.

A veia ilíaca percorre um percurso tortuoso e espiralado no interior da pelve. A obstrução pode ser causada por compressão pontual, ou segmentar, e difusa, e também, por retração cicatricial fibrótica, secundária a compressão mecânica crônica, radial, como conseqência de trombose venosa prévia (Rokitansky), que nesse caso, pode comprometer todo o eixo ilíaco-femoral. Pode ocorrer não apenas no ponto de cruzamento entre a artéria ilíaca comum direita e a veia ilíaca comum esquerda, como classicamente descrito, mas em outros locais, como na confluência das veias ilíacas interna e externa, e abaixo do ligamento inguinal, e ainda pode ser multissegmentar.[33] O plano axial do exame tomográfico, produz imagens de secção ovalada da veia, de dimensões variaveis, e que será maior do que a secção transversal ortogonal verdadeira.[30] A reformatação multiplanar das imagens, com a correção dos ângulos dos eixos dos vasos avaliados, ajuda a definir o verdadeiro diâmetro ortogonal, a área, e a localização exata da compressão extrínseca.[7] A observação desses conceitos, e o uso minucioso dessas técnicas, são essenciais para que uma obstruções aparentemente inexistentes, na avaliação axial, não deixe de ser reconhecida. A principal variável responsável pela alteração, e represamento do fluxo, e consequentemente, pelos sintomas da DVP, é o raio do vaso obstruído, como consta na equação de Poiseuille, que é elevado à quarta potência ($Q=\pi r4\Delta P/8\eta L$).[12] O grau de obstrução pode ser calculado comparando os diâmetros ou áreas, com aqueles caudais, ou a montante, ao segmento obstruído, ou aqueles obtidos no eixo contralateral, ou com o calibre anatômico mínimo, para cada segmento, que possui em média: diâmetro de 16 mm (área de 200 mm²) para a veia ilíaca comum, 14 mm (área de 150 mm²) para a veia ilíaca externa (VEI) e 12 mm para a veia femoral comum (VFC) (área de 125 mm²).[34] Como nem sempre é simples, verificar com precisão, a área de secção transversal do vaso estudado, por falha na resolução, e imprecisão em suas bordas, nossa preferência é realizar o cálculo do índice de obstrução considerando o menor diâmetro, no segmento de menor calibre, seja pela compressão, ou por retração cicatricial, e o menor diâmetro no segmento de maior calibre, ipsi ou contralateral, ou ainda considerando os diâmetros considerados normais para cada segmento do eixo ilíaco-femoral (*100 – (100 x D1/ D2); D1= menor diâmetro no ponto de maior obstrução; D2 = menor diâmetro no segmento caudal, ou a montante, ao ponto de maior obstrução*).[35] O refluxo presente na veia ilíaca interna e suas tributárias, e a formação de circulação colateral, também são fatores que podem indicar a presença de obstruções e sua gravidade. A observação dessas vias colaterais, alternativas de escoamento, devem inclusive, serem consideradas, no estabelecimento da técnica e do ponto de ancoramento dos bordos do stent, sobretudo o caudal, para evitar que ocorra desvios do escoamento de fluxo, que deve ocorrer exclusivamente pelo interior do *stent*.

A ultrassonografia intravascular (IVUS) tem sido considerada o padrão ouro para o diagnóstico e orientação da técnica de implante de stent, entretanto é um método invasivo, e pode falhar na identificação de obstruções presentes na região de confluências ou entroncamento de vasos. Ele pode fornecer uma representação precisa do diâmetro das veias ilíacas, em seus segmentos retilíneos, mas pode falhar em averiguar a presença, e o local da compressão, na confluência das veias ilíacas comuns em até 20% dos casos.[36,37] Neste contexto, o CTV pode fornecer informações adicionais relevantes, mas até o momento, apenas um estudo prospectivo e três retrospectivos compararam a tomografia com o IVUS (Tabela 6.1).

Tabela 6.4. Estudos que compararam angiotomografia com ultrassonografia intravascular em pacientes portadores de IVC avançada.

Investigador	Desenho do estudo e tamanho da amostra (N)	Critérios de inclusão	Critérios de exclusão	Idade	Intervenção média de sequimento	Achados principais
Shammas et al; 2018[29]	Retrospectivo TC x IVUS 96 Pacientes	Pacientes submetidos à TC da pelve com fase de venosa, IVUS e TC com intervalo de algumas semanas	Exame incompleto ou com dificuldade de interpretação	62,3±14,8	Angioplastia e *stent* Não informado	Correlação significativa encontrada entre a área luminal minima pelo TC e pelo IVUS (Spearman 0,27; p = .01 e a porcentagem de estenose (Spearman 0,37; p < .01). a média de diferença da área luminal minima foi de + 41 mm² (95% CI, 25,0-57,5; p < .001) não houve diferença significativa quanto o porcentagem de estenose (diferença da mediana -5,6 mm²; 95% CI, 12,2 to 0,7)
Rossi et al[7]; 2020	Sub análise de estudo retrospectivo randomizado[20] TC x IVUS Método de Classificação Angiotomográfica 100 membros	CEAP C3-6 Escala Visual Analógica de dor > 5 VCSS >8	Alergia ao contraste iodado, DAOP; IRC; Idade > 80 anos	47±6 (26-77)	Angioplastia e *stent* 6 meses	Obstrução máxima da Veia Ilíaca Comum (VIC) na confluência: 91% (41,6 % abaixo, 34,5% na confluência e 23,9% acima da mesma); 7% na veia ilíaca externa (VIE) (kappa index 0,841; P < .001, CTV x IVUS). Segmento venoso caudal livre de obstrução: cranial ao ligamento inguinal 68% (VIC, 47%; VIE, 21%) 32% abaixo do ligamento inguinal (veia femoral comum: 26%; veia femoral profunda: 6%) (kappa index 0,671; P.023, CT x IVUS). Poder da TC em observer obstrução > 50% comparada ao IVUS: sensibilidadae e especificidade: 94,0% e 79,2%, valor preditivo positivo: 94%, valor preditivo negativo: 79,1%, acurácia: 86,7% (kappa, 0,733); concordância interobservador: 92,1% (95% CI 87,1-97,7; kappa, 0,899).
Raju et al[30]; 2020	Análise retrospective de banco de dados prospectivo TC x IVUS 91 membros	Pacientes submetidos a TC antes o IVUS em um período de 5 anos	Resultado tecnico insatisfatório da TC ou IVUS	62 (17-86)	Angioplastia e *stent* Não informado	Sensibilidade segmentar da TC comparada com IVUS: VIC, 83%; VIE, 73%; sensibilidade aumentou para 97% para estenose de veia ilíaca ROC AUC para acurácia: 0,89 (P <.001)
Jayaraj et al[31]; 2021	Análise retrospective de banco de dados prospectivo TC x IVUS 22 pacientes	Pacientes com IVC grave com falha no tratamento clínico	Oclusão de Veia Ilíaca ou TVP aguda	60 ± 12,3	Angioplastia e *stent* 12 meses	Correlação de Pearson para áreas luminais TC 3D x IVUS VIC, 0,89 (P < .01); VIE, 0.77 (P < .01); VFC, 0,69 (P < .01); para a área do influxo 0,90 (P < .01); Sensibilidade da TC 3D para obstrução: VIC, 100%; VIE,100%; VFC, 80%

TC: tomografia computadorizada; IVUS: "intravascular ultrassound" (ultrassonografia intravascular); DAOP; doença arterial obstrutiva periférica; IRC: insuficiência renal crônica; VIC: veia ilíaca comum; VIE: veia ilíaca externa; VII: veia ilíaca interna; VFC: veia femoral comum.

Rossi et al.[7] realizaram a comparação entre a tomografia computadorizada e o ultrassom intravascular na triagem e classificação de obstrução da veia ilíaca em pacientes portadores de doença venosa crônica avançada (N = 100). Pacientes portadores de IVC CEAP C3-6S, com escala visual analógica para dor maior que 3 e/ou Escala de Gravidade Clínica Venosa (VCSS) maior que 8 foram investigados prospectivamente com exame de CTV e IVUS. O segmento com maior obstrução venosa ilíaca foi verificado e classificado categoricamente em grupo I, 0% a 49%; grupo II, 50% a 79%; e grupo III, 80% ou mais. O poder de triagem do TC para detectar o local, e o segmento, com obstrução máxima foi comparado ao IVUS. O segmento com máxima obstrução foi no membro inferior esquerdo em 80% e no membro direito em 10% dos casos. Em 10% dos casos a obstrução foi bilateral; em 2% na veia cava inferior. Em 91% dos casos, a obstrução foi identificada no segmento da confluência das veias ilíacas comuns (CIV) (em 41,6% abaixo da confluência, em 34,5 % exatamente na confluência e, em 23,9% dos casos, acima da confluência), e em 7% na veia cava inferior (índice kappa 0,841; P < 0,001, quando comparado com IVUS). O segmento venoso distal considerado livre de obstrução estava acima do ligamento inguinal em 68% dos casos (CIV, 47%; veia ilíaca externa, 21%), em 32% abaixo do ligamento inguinal (veia femoral comum, 26%; veia femoral profunda, 6%) (índice kappa 0,671; P ¼ 0,023, quando comparado com IVUS). O poder do CTV para detectar obstrução acima de 50% ou mais (grupos II e III) quando comparado com IVUS atingiu uma razão de sensibilidade e especificidade de 94,0% e 79,2%, respectivamente. O valor preditivo positivo foi de 94%, o valor preditivo negativo foi de 79,1%, a acurácia foi de 86,7% (kappa, 0,733), e a concordância interobservado foi de 92,1% (intervalo de confiança de 95%, 87,1 - 97,7; kappa, 0,899). Os autores concluíram que a TC é um método de triagem poderoso para determinar com precisão o ponto de maior compressão ou obstrução, e classificar o padrão obstrutivo em pacientes portadores de IVC grave quando comparado ao IVUS, que a prevalência de obstrução acima da confluência das veias ilíacas é significativa e deve ser considerada na estratégia de tratamento de stent da veia ilíaca. Concluiram ainda que o sistema de classificação angiotomográfico proposto pode ajudar na definição da estratégia operatória, do prognóstico e da comparação de resultados de resultados. Nas Figuras 6.12 e 6.13 podemos verificar a classificação angiotomográfica proposta e as frequencias dos padrões obstrutivos encontrados no estudo.

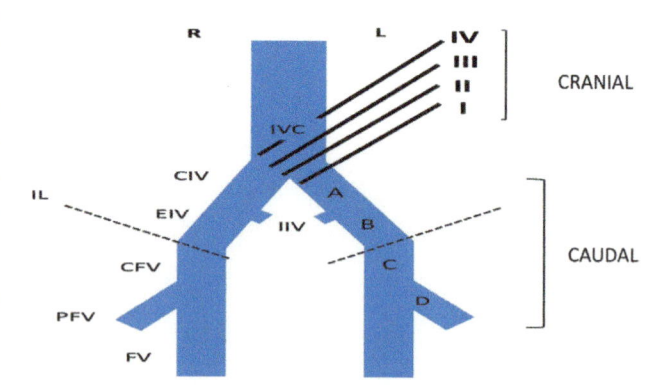

Figura 6.12. Classificação angiotomográfica da obstrução da veia ilíaca de acordo como o segmento máximo de compressão ou obstrução (*outflow*) e segmento caudal livre de obstrução (*inflow*).[7] O segmento de máxima compressão ou obstrução na confluência das veias ilíacas é obtido traçando uma linha perpendicular à boca deste vaso conforme ele entra na veia cava inferior (VCI): tipo I, abaixo da confluência da veia ilíaca comum (VIC); tipo II, na confluência da VIC; tipo III, acima da confluência da VIC; e tipo IV, VCI. O segmento venoso caudal considerado livre de obstrução ("influxo") é classificado como tipo A, VIC; tipo B, VIE; tipo C, veia femoral comum; e tipo D, veia femoral profunda.

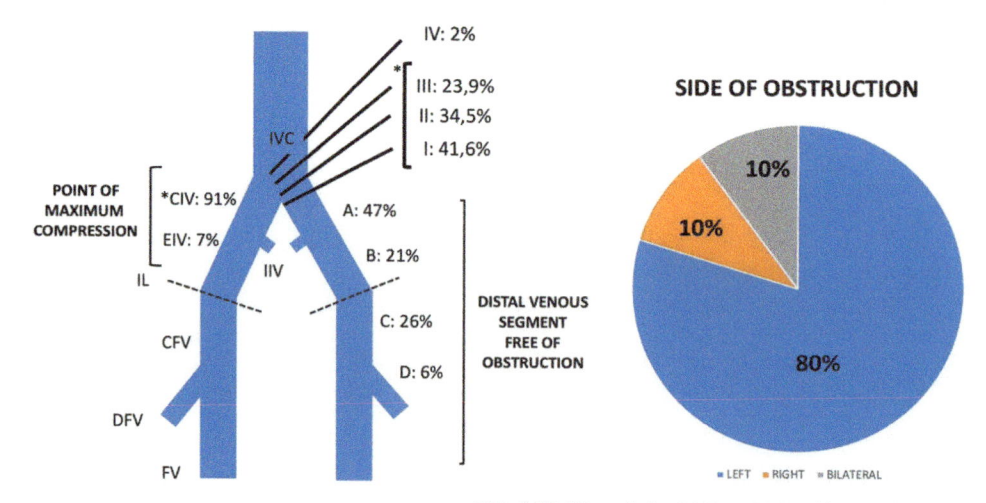

Figura 6.13. Segmentos de máxima compressão, ou obstrução, e segmentos caudais livres de obstrução obtido de acordo com a classificação angiotomográfica verificada em estudo de Rossi et al[7]. Outflow, type I, below the common iliac vein (CIV) confluence; type II, at CIV confluence; type III, above CIV confluence; type IV, inferior vena cava (IVC); inflow: type A, CIV; type; B, external iliac vein (EIV); type C, common femoral vein (CFV); and type D, deep femoral vein (DFV). IIV, Internal iliac vein.

Conclusões

A TC pode ser úteis na identificação de distúrbios venosos pélvicos, como aqueles que ocorrem na obstrução venosa renal e ilíaca, e no refluxo pelas veias gonadais e plexo venoso pélvico. No entanto, a TC não possui a capacidade de fornecer informações hemodinâmicas, o que pode ser uma desvantágem quando comparada com a ultrassonografia com Doppler ou com a ressonância magnética.

No estudo da compressão e obstrução de veia renal e da veia ilíaca, a TC demonstrou ser precisa no diagnóstico, e na avaliação da gravidade da obstrução, no estudo da presença de refluxo, e está associada a uma maior taxa de diagnóstico quando comparada com a venografia convencional a ultrassonografia com Doppler quando comparada com o IVUS. Além disso, a TC é capaz de verificar massas adjacentes, colaterais, malformações e variações anatômicas, que são essenciais para o planejamento do tratamento e redução das taxas de recorrência.

Em resumo, a TC é uma ferramentas valiosas para diagnosticar e avaliar distúrbios venosos pélvicos, mas seu uso deve considerar suas limitações, incluindo a falta de informações hemodinâmicas e o potencial de alta exposição à radiação.

Referências bibliográficas

1. Lamvu G, Carrillo J, Ouyang C, Rapkin A. Chronic Pelvic Pain in Women. *JAMA* 2021;325:2381–91. https://doi.org/10.1001/jama.2021.2631.

2. Ahmed K, Sampath R, Khan MS. Current Trends in the Diagnosis and Management of Renal Nutcracker Syndrome: A Review. *European Journal of Vascular and Endovascular Surgery* 2006;31:410–6. https://doi.org/10.1016/j.ejvs.2005.05.045.

3. Szary C, Wilczko J, Zawadzki M, Grzela T. Hemodynamic and Radiological Classification of Ovarian Veins System Insufficiency. *J Clin Med* 2021;10:646. https://doi.org/10.3390/jcm10040646.

4. Kim KW, Cho JY, Kim SH, Yoon J-H, Kim DS, Chung JW, *et al.* Diagnostic value of computed tomographic findings of nutcracker syndrome: Correlation with renal venography and renocaval pressure gradients 2011:1–7. https://doi.org/10.1016/j.ejrad.2010.08.044.

5. Jayaraj A, Rossi FH, Lurie F, Muck P. Diagnosis of chronic iliac venous obstruction. *J Vasc Surg: Venous Lymphat Disord* 2024;12:101744. https://doi.org/10.1016/j.jvsv.2023.101744.

6. Rossi FH, Gama CAR, Fonseca IYI, Barros KJF, Rodrigues TO, Pinto IMF. Computed Tomography Venography diagnosis of iliocaval venous obstruction in advanced chronic venous insuufficiency. *J Vasc Bra* 2014; 13: 306-311.

7. Rossi FH, Kambara AM, Rodrigues TO, Rossi CBO, Izukawa NM, Pinto IMF, *et al.* Comparison of computed tomography venography and intravascular ultrasound in screening and classification of iliac vein obstruction in patients with chronic venous disease. *J Vasc Surg Venous Lymphatic Disord* 2020;8:413–22. https://doi.org/10.1016/j.jvsv.2019.09.015.

8. Rossi FH, Rossi CBO. Computed Tomograpy Venography diagnosis of iliocaval venous obstruction in advanced chronic venous insufficiency. *Jornal Vascular Brasileiro* 13:306–11.

9. Kurklinsky AK, Rooke TW. Nutcracker Phenomenon and Nutcracker Syndrome. *Mayo Clinic Proceedings* 2010;85:552–9. https://doi.org/10.4065/mcp.2009.0586.

10. Gloviczki P, Comerota AJ, Dalsing MC, Eklof BG, Gillespie DL, Gloviczki ML, *et al.* The care of patients with varicose veins and associated chronic venous diseases: Clinical practice guidelines of the Society for Vascular Surgery and the American Venous Forum. *YMVA* 2011;53:2S-48S. https://doi.org/10.1016/j.jvs.2011.01.079.

11. Beard RW, Highman JH, Pearce S, Reginald PW. Diagnosis of pelvic varicosities in women with chronic pelvic pain. Lancet. 1984 Oct 27;2(8409):946-9. doi: 10.1016/s0140-6736(84)91165-6. PMID: 6149342.

12. Barros FS, Storino J, Silva NAC da, Fernandes FF, Silva MB, Soares AB. A comprehensive ultrasound approach to lower limb varicose veins and abdominal-pelvic connections. *J Vasc Surg: Venous Lymphat Disord* 2024;12:101851. https://doi.org/10.1016/j.jvsv.2024.101851.

13. Metzger PB, Rossi FH, Fernandez MG, Carvalho SFC de, Metzger SL, Izukawa NM, *et al.* Association between the degree of iliac venous outflow obstruction by intravascular ultrasound and lower limb venous reflux. *J Vasc Surg: Venous Lymphat Disord* 2023;11:1004-1013.e1. https://doi.org/10.1016/j.jvsv.2023.05.018.

14. Metzger PB, Rossi FH, Kambara AM, Izukawa NM, Saleh MH, Pinto IM, Amorim JE, Thorpe PE. Criteria for detecting significant chronic iliac venous obstructions with duplex ultrasound. J Vasc Surg Venous Lymphat Disord. 2016 Jan;4(1):18-27. doi: 10.1016/j.jvsv.2015.07.002. Epub 2015 Sep 12. PMID: 26946891.

15. Hiromura T, Nishioka T, Nishioka S, Ikeda H, Tomita K. Reflux in the Left Ovarian Vein: Analysis of MDCT Findings in Asymptomatic Women. *Am J Roentgenol* 2004;183:1411–5. https://doi.org/10.2214/ajr.183.5.1831411.

16. Coakley FV, Varghese SL, Hricak H. CT and MRI of Pelvic Varices in Women. *J Comput Assist Tomogr* 1999;23:429–34. https://doi.org/10.1097/00004728-199905000-00018.

17. Ribeiro FS, Puech-Leão P, Zerati AE, Nahas WC, David-Neto E, Luccia ND. Prevalence of left renal vein compression (nutcracker phenomenon) signs on computed tomography angiography of healthy individuals. *J Vasc Surg: Venous Lymphat Disord* 2020;8:1058–65. https://doi.org/10.1016/j.jvsv.2020.04.005.

18. Poyraz AK, Firdolas F, Onur MR, Kocakoc E. Evaluation of left renal vein entrapment using multidetector computed tomography. *Acta Radiol* 2012;54:144–8. https://doi.org/10.1258/ar.2012.120355.

19. Grimm LJ, Engstrom BI, Nelson RC, Kim CY. Incidental Detection of Nutcracker Phenomenon on Multidetector CT in an Asymptomatic Population. *J Comput Assist Tomogr* 2013;37:415–8. https://doi.org/10.1097/rct.0b013e3182873235.

20. Rossi FH, Kambara AM, Izukawa NM, Metzger PB, Betelli CB, Almeida BL, *et al.* Randomized Double-Blinded Study Comparing Clinical Versus Endovascular Treatment of Iliac Vein Obstruction. *Journal of Vascular Surgery: Venous and Lymphatic Disorders* 2015;3:117. https://doi.org/10.1016/j.jvsv.2014.10.006.

21. Erben Y, Gloviczki P, Kalra M, Bjarnason H, Reed N, Duncan A, *et al.* Treatment of Nutcracker Syndrome with Open and Endovascular Interventions. *J Vasc Surg: Venous Lymphat Disord* 2014;2:116. https://doi.org/10.1016/j.jvsv.2013.10.039.

22. Meissner MH, Khilnani NM, Labropoulos N, Gasparis AP, Gibson K, Greiner M, *et al.* The Symptoms-Varices-Pathophysiology classification of pelvic venous disorders: A report of the American Vein & Lymphatic Society International Working Group on Pelvic Venous Disorders. *Phlebology* 2021;36:342–60. https://doi.org/10.1177/0268355521999559.

23. Youden WJ. Index for rating diagnostic tests. *Cancer* 1950;3:32–5. https://doi.org/10.1002/1097-0142(1950)3:1<32::aid-cncr2820030106>3.0.co;2-3.

24. Daugherty SF, Gillespie DL. Venous angioplasty and stenting improve pelvic congestion syndrome caused by venous outflow obstruction. *J Vasc Surg: Venous Lymphat Disord* 2015;3:283–9. https://doi.org/10.1016/j.jvsv.2015.01.003.

25. Lakhanpal G, Kennedy R, Lakhanpal S, Sulakvelidze L, Pappas PJ. Pelvic venous insufficiency secondary to iliac vein stenosis and ovarian vein reflux treated with iliac vein stenting alone. *J Vasc Surg Venous Lymphat Disord* 2020;9:1193–8. https://doi.org/10.1016/j.jvsv.2021.03.006.

26. Kibbe MR, Ujiki M, Goodwin AL, Eskandari M, Yao J, Matsumura J. Iliac vein compression in an asymptomatic patient population. *Journal of Vascular Surgery* 2004;39:937–43. https://doi.org/10.1016/j.jvs.2003.12.032.

27. Marston W, Fish D, Unger J. Incidence of and risk factors for iliocaval venous obstruction in patients with active or healed venous leg ulcers. *Journal of Vascular Surgery* 2011.

28. Butros SR, Liu R, Oliveira GR, Ganguli S, Kalva S. Venous compression syndromes: clinical features, imaging findings and management. *The British Journal of Radiology* 2013;86:20130284–11. https://doi.org/10.1259/bjr.20130284.

29. Shammas NW, Shammas GA, Jones-Miller S, Radaideh Q, Winter AR, Shammas AN, *et al.* Predicting Iliac Vein Compression With Computed Tomography Angiography and Venography: Correlation With Intravascular Ultrasound. *J Invasive Cardiol* 2018;30:452–5.

30. Raju S, Walker W, Noel C, Kuykendall R, Jayaraj A. The two-segment caliber method of diagnosing iliac vein stenosis on routine computed tomography with contrast enhancement. *J Vasc Surg: Venous Lymphat Disord* 2020;8:970–7. https://doi.org/10.1016/j.jvsv.2020.02.021.

31. Jayaraj A, Raju S. Three-dimensional computed tomography venogram enables accurate diagnosis and treatment of patients presenting with symptomatic chronic iliofemoral venous obstruction. *J Vasc Surg: Venous Lymphat Disord* 2021;9:73-80.e1. https://doi.org/10.1016/j.jvsv.2020.07.012.

32. Shin M, Lee JB, Park SB, Park HJ, Kim YS. Multidetector computed tomography of iliac vein variation: prevalence and classification. *Surg Radiol Anat* 2015;37:303–9. https://doi.org/10.1007/s00276-014-1316-4.

33. Toh MR, Damodharan K, Lim HHMN, Tang TY. Computed tomography venography versus intravascular ultrasound in the diagnosis of iliofemoral vein stenosis. *Vasa* 2021;50:38–44. https://doi.org/10.1024/0301-1526/a000920.

34. Raju S, Darcey R, Neglén P. Unexpected major role for venous stenting in deep reflux disease. *YMVA* 2010;51:401–8. https://doi.org/10.1016/j.jvs.2009.08.032.

35. Rossi FH, Kambara A, Pinto I, Metzger P, Betelli C, Almeida B, *et al.* Efficacy of Computed Tomography Venography (CTV) Screening Compared to Duplex Ultrasound (DU), Multiplanar Venography (MV), and Intravascular Ultrasound (IVUS) in Iliac Vein Compression Syndrome (IVCS). *Journal of Vascular Surgery* 2016;4:146–7. https://doi.org/10.1016/j.jvsv.2015.10.034.

36. Saleem T, Raju S. Comparison of intravascular ultrasound and multidimensional contrast imaging modalities for characterization of chronic occlusive iliofemoral venous disease: A systematic review. *J Vasc Surg: Venous Lymphat Disord* 2021;9:1545-1556.e2. https://doi.org/10.1016/j.jvsv.2021.03.022.

37. Metzger PB, Rossi FH, Kambara AM, Izukawa NM, Saleh MH, Pinto IM, Amorim JE, Thorpe PE. Criteria for detecting significant chronic iliac venous obstructions with duplex ultrasound. J Vasc Surg Venous Lymphat Disord. 2016 Jan;4(1):18-27. doi: 10.1016/j.jvsv.2015.07.002. Epub 2015 Sep 12. PMID: 26946891.

7

Ressonância Nuclear Magnética

Ibraim Masciarelli Francisco Pinto
Fabio Henrique Rossi

Introdução

O manejo adequado das desordens pélvicas beneficia-se da realização de técnicas de imagem que possibilitem a avaliação precisa da anatomia e dow aspectos funcionais território envolvido, incluindo a existência e o grau da circulação colateral, o que, com frequência, exige o imageamento dinâmico de segmentos relativamente extensos do corpo, de modo a se localizar o ponto de origem do fluxo e o ponto no local a drenagem ocorre. Por se tratar de exame que apresenta resolução espacial adequada, resolução temporal satisfatória e por não empregar radiação ionizante, a ressonância magnética apresenta-se como opção para a avaliação não-invasiva destas anormalidades e pode ter importante contribuição na prática médica. O objetivo deste capítulo é fornecer uma visão geral da potencial contribuição deste exame neste cenário clínico.

Princípios básicos de formação de imagem

O imageamento por ressonância magnética é baseada na interação de potentes imãs com o núcleo de alguns átomos no interior do corpo humano que sejam sensíveis ao efeito de campos magnéticos, notadamente o hidrogênio por sua ampla presença em tecidos vivos e por ter sinal mais elevado do que os demais núcleos atômicos.[1] Dependendo da forma como o estímulo e a captação de sinais é feita, obtém-se tipos distintos de imagens que trarão informações predominantemente anatômicas ou funcionais, algumas delas, inclusive, sensíveis ao fluxo e que são utilizadas para a avaliação vascular.[2] Contudo, com frequência o estudo angiológico é feito com o uso de material de contraste paramagnético, habitualmente o gadolínio (Gd). Este metal paramagnético acelera o retorno dos prótons à condição original, fazendo com que os locais onde esteja presente tenham maior intensidade de sinal, manifestada pela cor branca. Isto ocorrerá quando existirem áreas com processo inflamatório, necrose ou fibrose, mas também permite que sejam realizadas angiografias não invasivas de forma prática e simples. Habitualmente, obtém-se acesso venoso em local distante da região de interesse e injeta-se de 0,1 a 0,3 mL/kg de peso do material paramagnético, em velocidades que irão variar no caso de o interesse principal do exame ser a análise das estruturas arteriais (habitualmente 3-4 mL/s) ou venosas (velocidades mais lentas, de 1 a 3 mL/s), seguido de injeção de solução salina que tem por objetivo homogeneizar a mistura sangue contraste.[3,4] É importante lembrar que, muitas vezes, é necessário realizar injeções fracionadas, uma vez que nem sempre é possível incluir toda a área de interesse num mesmo campo de visão. Da mesma forma, quando se tem por objetivo principal o estudo de veias periféricas, a compressão suave a moderada por torniquete pode auxiliar a promover melhor contrastação das regiões que precisam ser avaliadas, tática esta que se mostra particularmente útil na avaliação de casos com suspeita de trombose venosa profunda das porções distais dos membros inferiores (Figura 7.1).[3]

Contrastes paramagnéticos são agentes seguros, de baixa nefrotoxicidade que raramente provocam reações adversas. Seu uso deve ser evitado, porém, em casos em que o *clearance* de creatinina seja inferior a 30 mL/min/1,73 m^2, ou em pacientes dialíticos, uma vez que, nestas condições, há risco do desenvolvimento de fibrose nefrogênica sistêmica, entidade grave de prognóstico muito desfavorável.[5]

Em nosso serviço iniciamos o exame com a obtenção de acesso venoso que possibilite a injeção de, ao menos, 2 mL/s de meio de contraste paramagnético. Posicionamos bobinas de superfície que beneficiam a qualidade da imagem.

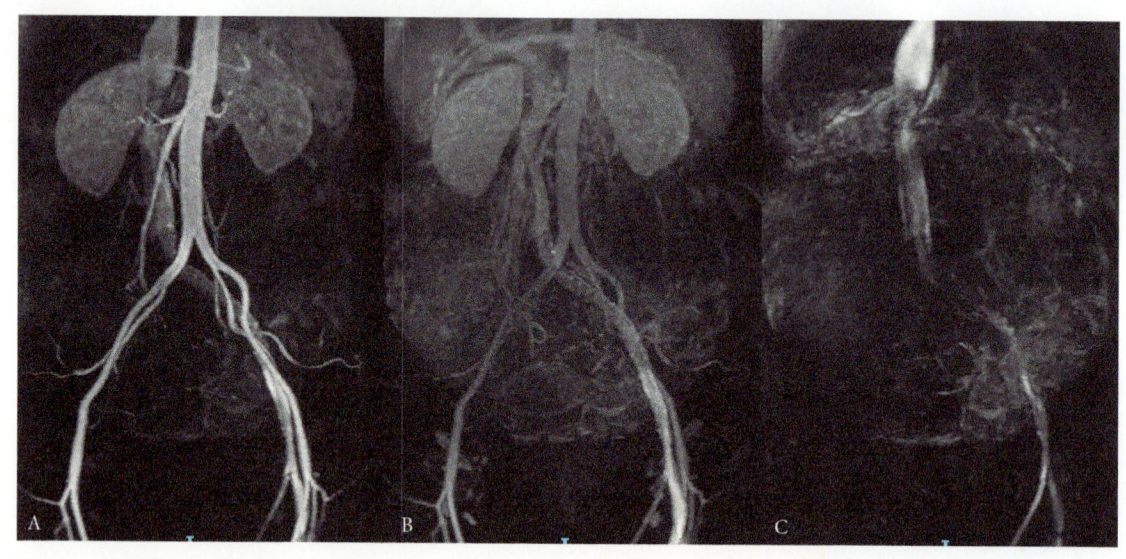

Figura 7.1. A aquisição sequencial possibilita a visualização dos vasos de interesse no momento em que estão com o máximo de opacificação pelo meio de contraste, o que permite dar destaque, com apenas uma injeção de contraste aos vasos arteriais (A), a passagem da fase arterial para a fase venosa (B) ou apenas às veias (C).

Em seguida, realizamos imagens localizadoras rápidas, sobre as quais prescrevemos sequencias angiográficas, que são feitas com injeção de gadolínio. Inicialmente, adquirimos imagens sem o uso de contraste, para serem utilizadas na fase de pós processamento, seguidas de aquisições dinâmicas, de forma a melhor registrar os vasos, com a máxima opacificação possível. Em exames feitos para pesquisar se há, ou não, compressão das veias da pelve, damos preferência para a injeção do meio de contraste nas veias do pé do lado com suspeita de compressão. Isto possibilita a documentação da compressão extrínseca na veia pela artéria e, por vezes, revela até o trajeto da circulação colateral que possa estar presente (Albuquerque, Andrei Skromov, comunicação pessoal, JPR 2018). Terminada a aquisição, o paciente é retirado da sala de exames e observado por 10 minutos antes de ser dispensado para casa.

Aplicações clínicas

Trombose venosa crônica

Ensaios demonstraram que a ressonância tem resultados superponíveis aos de outras técnicas, com elevada acurácia e poder preditivo positivo.[6,7] Na prática clínica, esta pesquisa é habitualmente realizada para complementar estudos de pacientes com tromboembolismo pulmonar.

Em nosso serviço avaliamos 39, com concordância entre tomografia e ressonância em todos os 23 casos nos quais o diagnóstico foi confirmado, enquanto que o ultrassom não identificou a trombose em 3 casos. O diagnóstico é feito a partir da análise visual e não houve diferença no diagnóstico entre a avaliação por observadores com mais ou menos de 5 anos de experiência na interpretação de exames de ressonância, o que demonstra a utilidade clínica do exame (Figura 7.2).

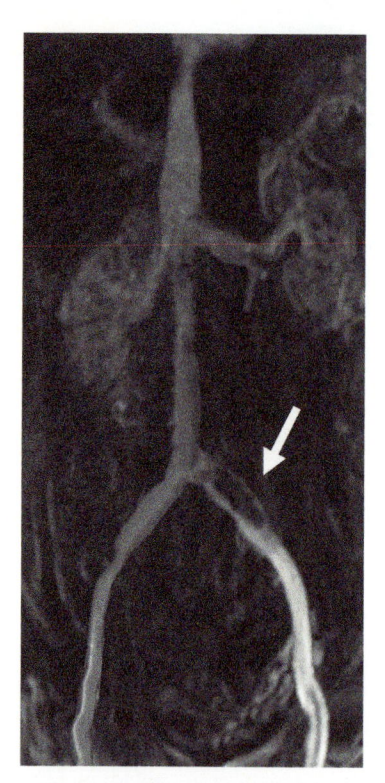

Figura 7.2. paciente com trombose, parcialmente recanalizadas, da veia ilíaca esquerda. Note-se a presença de falha de enchimento com espaço filiforme de passagem de contraste (seta). Imagens obtidas após a injeção de 20 mL de contraste paramagnético, na velocidade de 0,2 mL/s. A aquisição das imagens foi feita em sequências temporais, que permitiram isolar apenas a fase em que o metal paramagnético se encontrava nas veias ilíacas e na veia cava inferior. A opacificação mais intensa das porções distais da veia ilíaca externa esquerda e de parte da veia femoral esquerda, refletem o fluxo mais lento naqueles vasos, secundários à obstrução parcial da veia ilíaca esquerda.

Síndromes venosas compressivas

Como a ressonância magnética não emprega radiação ionizante ao mesmo tempo em que possibilita a obtenção de imagens dinâmicas, exame tem sido utilizado com crescente frequência no estudo das obstruções secundárias a compressão extrínseca de veias, tanto por artérias como por ligamentos, como ocorre, por exemplo, nas síndromes de *nutcracker* e de *Cockett*. Além de permitir a identificação dos defeitos causadores dos sintomas, a ressonância faculta identificar a presença e o grau de intensidade da circulação colateral. A confirmação diagnóstica por imagem é importante, pois muito embora a prevalência destas anormalidades não atinja 1% da população geral, suas consequências podem ser debilitantes e prejudicar a qualidade de vida e provocar insuficiência venosa ou até mesmo trombose.[8,9] Ao mesmo tempo, é fundamental definir se o defeito anatômico é acompanhado de repercussão funcional, condição na qual há indicação formal de intervenção, para evitar as complicações acima relatadas.[8,9]

Experiência do nosso serviço mostrou que a injeção em veias pediosas é mais eficaz para a confirmação diagnóstica do que o imageamento feito a partir da recirculação do gadolínio injetado em acesso obtido em membro superior (Albuquerque, Andrei Skromov, comunicação pessoal, JPR, 2018). Para evitar artefatos que possam reduzir a acurácia do exame, os pacientes devem ser hidratados adequadamente e, se necessário, colocados em posição prona.[10] Em caso de exames com qualidade de imagem abaixo do ideal e que não permitam conclusões definitivas, a repetição da aquisição após hidratação e com o paciente em posição prona pode ter impacto positivo (Figura 7.3 a 7.6).

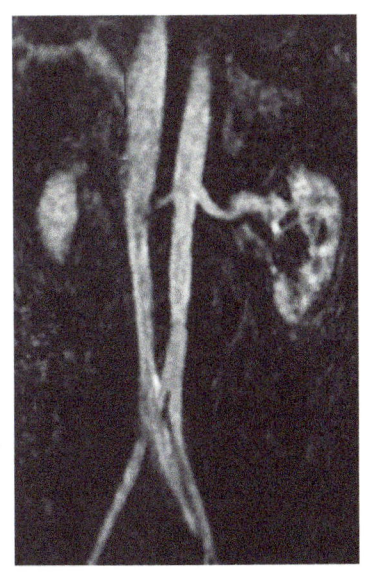

Figura 7.3. paciente de 38 anos com queixas de dores nos pés, e referindo edema em ambos os membros inferiores, em especial no membro inferior esquerdo. A ressonância magnética mostrou relação normal entre artérias e veias da

pelve, com fluxo preservado em todos os vasos e sem sinais de compressão extrínseca. A medida da velocidade de fluxo não demonstrou alterações significativas. A paciente adotou estilo de vida saudável, com perda de 24 kg e iniciou programa de exercícios físicos, com desaparecimento dos sintomas.

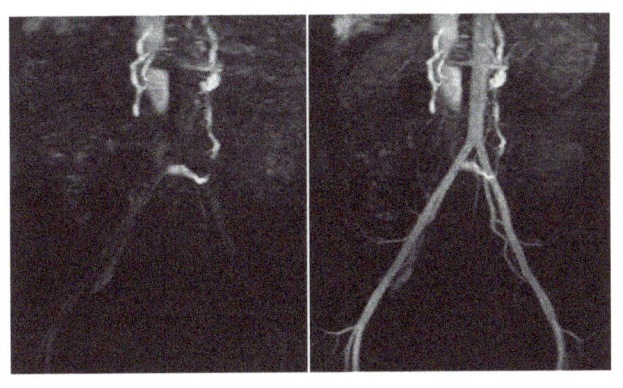

Figura 7.4. paciente de 25 anos com edema de membros inferiores, mais acentuado à esquerda, que piorou nos 4 meses que antecederam ao exame. A angioressonância mostrava que ao cruzar o plano da artéria ilíaca comum direita, o fluxo pela veia ilíaca esquerda era interrompido e havia circulação colateral pela veia gonadal esquerda, para então ganhar a veia cava inferior.

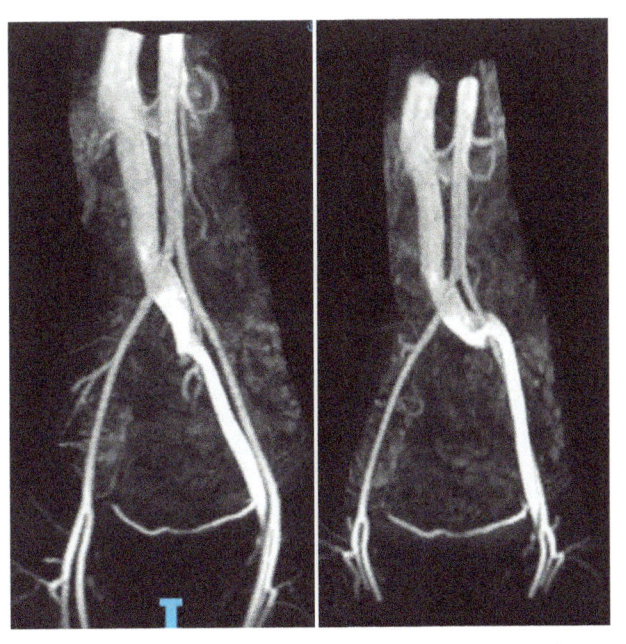

Figura 7.5. paciente em processo de investigação de síndrome de Cocket, no qual se observa compressão da porção proximal da veia ilíaca comum esquerda pela artéria ilíaca comum esquerda, acompanhada de circulação colateral da veia ilíaca direita para a veia ilíaca esquerda.

Nossa experiência reproduz os achados da literatura, que tem colocado a ressonância no esquema de pesquisa diagnóstica nos casos de suspeitas das síndromes de Cockett e Nutcracker.[11]

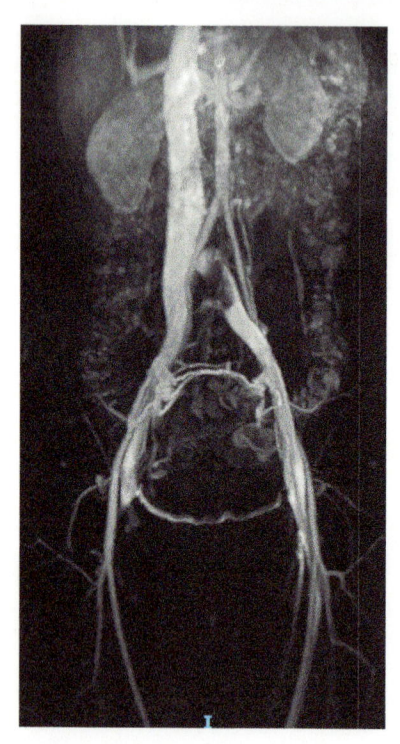

Figura 7.6. falha de contrastação resultante da compressão da veia ilíaca esquerda pela artéria ilíaca direita, com intensa circulação colateral em paciente com caso característico de síndrome de Cockett.

Insuficiência venosa pélvica

A utilidade da ressonância magnética, por outro lado ainda não é clara nos casos de suspeita de insuficiência venosa como causa de dor pélvica, mas o exame tem o atrativo adicional de permitir a identificação de todas as estruturas pélvicas e de identificar a presença de processos inflamatórios quando presentes.[12]

Considerações finais

A ressonância magnética é hoje método amplamente disponível no território nacional, encontrando-se também ao alcance de inúmeros centros que realizam exames no sistema público. Sua aplicação no caso da avaliação das desordens venosas pélvicas tem como principais atrativos o fato de não utilizar radiação ionizante e de permitir a realização de imageamento dinâmico, tornando possível avaliar vasos arteriais e venosos e identificar circulação colateral. Com protocolos adequados, este exame permite confirmar a suspeita clínica, estratificar a gravidade e planejar o melhor tratamento em casos individualizados.

Referências bibliográficas

1. Sara L, Szarf G, Tachibana A, Shiozaki AA, Villa AV, de Oliveira AC, et al. [II Guidelines on Cardiovascular Magnetic Resonance and Computed Tomography of the Brazilian Society of Cardiology and the Brazilian College of Radiology]. Arquivos brasileiros de cardiologia. 2014;103(6 Suppl 3):1-86.

2. Steenbeek MP, van der Vleuten CJM, Schultze Kool LJ, Nieboer TE. Noninvasive diagnostic tools for pelvic congestion syndrome: a systematic review. Acta Obstet Gynecol Scand. 2018;97(7):776-86.

3. Kuo AH, Nagpal P, Ghoshhajra BB, Hedgire SS. Vascular magnetic resonance angiography techniques. Cardiovasc Diagn Ther. 2019;9(Suppl 1):S28-S36.

4. Cavallo AU, Koktzoglou I, Edelman RR, Gilkeson R, Mihai G, Shin T, et al. Noncontrast Magnetic Resonance Angiography for the Diagnosis of Peripheral Vascular Disease. Circ Cardiovasc Imaging. 2019;12(5):e008844.

5. Sara L, Szarf G, Tachibana A, Shiozaki AA, Villa AV, de Oliveira AC, et al. [In Process Citation]. Arquivos brasileiros de cardiologia. 2014;103(6 Suppl 3):1-86.

6. Karande GY, Hedgire SS, Sanchez Y, Baliyan V, Mishra V, Ganguli S, et al. Advanced imaging in acute and chronic deep vein thrombosis. Cardiovasc Diagn Ther. 2016;6(6):493-507.

7. Maratto S, Khilnani NM, Winokur RS. Clinical Presentation, Patient Assessment, Anatomy, Pathophysiology, and Imaging of Pelvic Venous Disease. Semin Intervent Radiol. 2021;38(2):233-8.

8. Zucker EJ, Ganguli S, Ghoshhajra BB, Gupta R, Prabhakar AM. Imaging of venous compression syndromes. Cardiovasc Diagn Ther. 2016;6(6):519-32.

9. Eliahou R, Sosna J, Bloom AI. Between a rock and a hard place: clinical and imaging features of vascular compression syndromes. Radiographics. 2012;32(1):E33-49.

10. Behzadi AH, Khilnani NM, Zhang W, Bares AJ, Boddu SR, Min RJ, et al. Pelvic cardiovascular magnetic resonance venography: venous changes with patient position and hydration status. J Cardiovasc Magn Reson. 2019;21(1):3.

11. Nastasi DR, Fraser AR, Williams AB, Bhamidi V. A systematic review on nutcracker syndrome and proposed diagnostic algorithm. J Vasc Surg Venous Lymphat Disord. 2022;10(6):1410-6.

12. Champaneria R, Shah L, Moss J, Gupta JK, Birch J, Middleton LJ, et al. The relationship between pelvic vein incompetence and chronic pelvic pain in women: systematic reviews of diagnosis and treatment effectiveness. Health Technol Assess. 2016;20(5):1-108.

Venografia

8

Thiago Osawa Rodrigues
Lucas de Souza Poletti
Bruno Lorenção de Almeida

Sthefanie Fauve
Felipe Carvalho Ventin
Ronaldo Soares de Moura Filho

A venografia ou flebografia consiste no acesso vascular do sistema a ser estudado seguido de injeção de meio de contraste radiopaco através de cateteres para a completa avaliação da forma, fisiologia (refluxo valvular) e relações anatômicas (obstruções) dos vasos de interesse.[1]

Deve-se pesquisar fenômenos patológicos no sistema gonadal: presença de varicosidades em vasos dos plexos pélvicos e refluxo nos vasos hipogástricos.[2] Avaliamos estes sistemas quanto à presença de dilatação e refluxo valvular, dando preferência à avaliação do sistema ilíaco interno previamente à do sistema gonadal, com a finalidade de evitar espasmos e prejudicar a acurácia do exame.

Realiza-se, também, avaliação direcionada para a presença de síndromes compressivas: compressão da veia renal esquerda pela artéria mesentérica superior (síndrome de *Nutcracker*) e compressão da veia ilíaca comum esquerda pela artéria ilíaca comum direita (síndrome de *May-Thurner*), condições estas que podem determinar alterações fisiológicas e contribuir para a ocorrência da síndrome de congestão pélvica.[3]

Flebografia do sistema gonadal

O acesso ao sistema venoso é realizado de forma habitual, através de introdutor valvulado via veia femoral ou jugular interna preferencialmente a direita. Ganha-se acesso à veia cava inferior. Sequencialmente, à direita, a nível de da primeira vértebra lombar (L1), seletiva-se a origem do vaso gonadal a ser estudado através de navegação com cateter diagnóstico 4 ou 5 Fr angulado como multipurpose (MP) Judkins right (JR) ou cobra (C2) com auxílio de fio guia hidrofílico ponta angulada standard (Figura 8.1.A). Caso optado pelo acesso femoral o estudo

da veia gonadal direita pode se tornar mais desafiador devido ao seu ângulo agudo na confluência com a cava inferior, nessas situações o cateter de Simmons ou a alça de Waltman podem ser utilizados facilitando a sua localização e adequado estudo flebográfico.

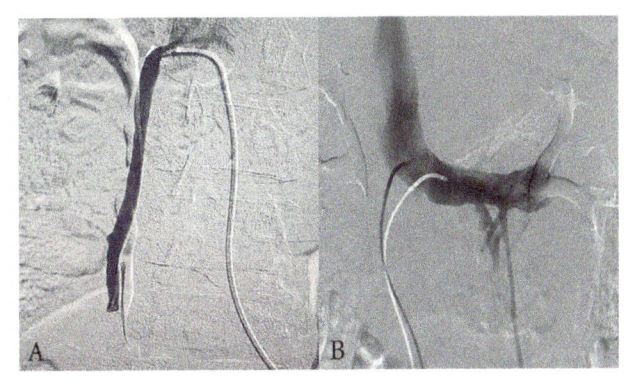

Figura 8.1. (A) Veia gonadal direita dilatada e com refluxo avaliada por flebografia com subtração digital. (B) Cateterização da veia renal esquerda identificação da veia gonadal esquerda duplicada e apresentando refluxo a manobra de Valsalva.

À esquerda, há necessidade de cateterização da veia renal, localizada no espaço intercostal L1-L2 para posterior estudo da veia gonadal (Figura 8.1.B).

Após o acesso adequado ao sistema a ser estudado, realiza-se a injeção do meio de contraste preferencialmente de forma manual, evitando-se utilizar bombas injetoras pelo risco de falsa positividade.

Solicita-se que o (a) paciente realize a manobra de Valsalva para melhor avaliação de refluxo valvular. Pode-se utilizar inclinação da mesa de exames (posição de Trendelenburg), usualmente a 20 graus, para aumentar a sensibilidade do exame (Figura 8.2).

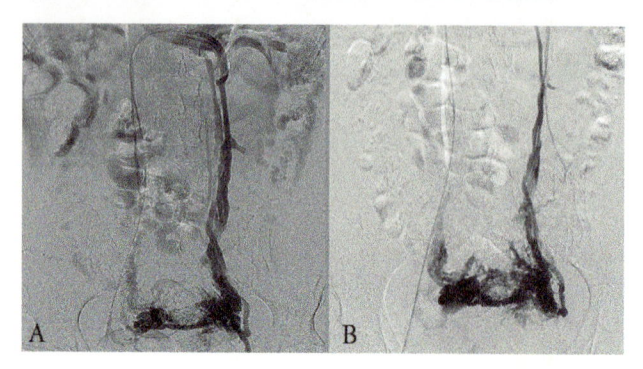

Figura 8.2. (A) Veia gonadal esquerda dilatada, duplicada e com refluxo avaliada por flebografia com subtração digital; (B) Presença de refluxo pélvico evidenciado por varicosidades em veias ovarianas e plexo uterino.

Critérios diagnósticos flebográficos (Beard et al.)[4] foram inicialmente publicados em 1984, visando a uniformização do diagnóstico para a síndrome de congestão pélvica. São eles:

- Veia gonadal > 5 mm; entre 5-8 mm ou > 8 mm;
- Tempo de esvaziamento (0, 20 e 40 segundos);
- Intensidade da congestão (moderada/grave).

Há positividade quando os valores são ≥ 5, com sensibilidade de 91% e especificidade de 89%.

Outros critérios foram descritos e podem ser utilizados:[5]

- Congestão das veias gonadais, pélvicas, vulvovaginais ou da coxa.
- Enchimento retrógrado.
- Estagnação de contraste em veias dilatadas.
- Refluxo contralateral.

Flebografia do sistema ilíaco

O acesso ao sistema ilíaco é realizado através de punção de veia femoral ou jugular, com posterior navegação até o eixo cavoilíaco com cateter angulado suportado por fio guia hidrofílico. Após a injeção de contraste de forma manual, solicita-se a (ao) paciente a realização de manobra de Valsava para aumento da acurácia diagnóstica. Deve-se realizar aquisições em diferentes projeções para adequada avaliação da circulação ilíaca e pélvica, uma vez que este segmento é frequentemente acometido por variações anatômicas.

Quando as obstruções estão presentes, estas são evidenciadas pelo aspecto de achatamento (rarefação central do contraste), "*pancacking*" (alargamento da veia com compressão central), redução na velocidade de escoamento, colateralização transpélvica, fluxo contralateral preferencial, presença de trombos ou estenose.[6]

Atualmente tem-se utilizado a ultrassonografia intravascular (IVUS) para auxílio no diagnóstico flebográfico, que muitas vezes é insuficiente para a adequada aferição do grau de estenose.[7]

O IVUS permite a avaliação precisa do local de compressão e é positiva para compressão quando se observa redução luminal superior a 50%.[8,9]

Flebografia da veia renal esquerda para avaliação de compressão

A flebografia da veia renal esquerda em contexto de compressão é realizada através do acesso vascular à veia renal esquerda e pesquisa de gradiente de pressão através dela. Pode-se realizar o exame com a(o) paciente em posição supina e em posição prona (reduzindo o impacto do conteúdo abdominal sobre a pesquisa de compressão). Assim como a compressão da veia ilíaca o uso do ultrassom intravascular é de grande valia para documentação do grau de obstrução.

Flebografia do sistema ilíaco interno (hipogástrico)

Realiza-se acesso às veias ilíacas comuns de maneira já descrita, com navegação e cateterização seletiva das veias ilíacas internas ou hipogástricas (Figura 8.3) com cateteres diagnósticos 4Fr ou 5Fr. A veia ilíaca interna é formada pela confluência das tributárias provenientes das veias obturatória, glútea e pudenda interna. São importantes colaterais de drenagem que se comunicam com as veias ovarianas, assim como com as veias dos membros inferiores através dos pontos de escape no assoalho pélvico.

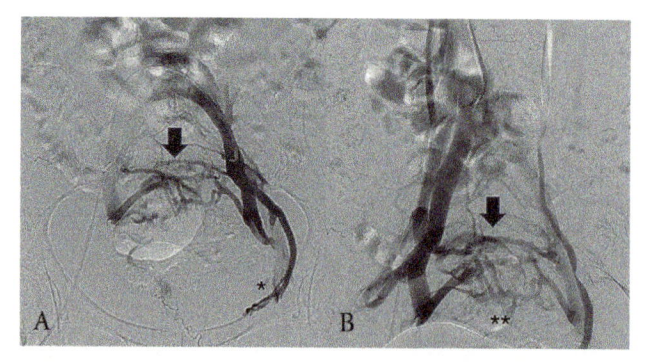

Figura 8.3. (A) Veia ilíaca interna esquerda cateterizada por "crossover" com cateter Judkins Right. Venografia com refluxo e drenagem por colaterais trans pélvicas, nota-se refluxo na veia obturatória (*). (B) Veia ilíaca interna direita avaliada por flebografia com subtração digital, através cateterização retrógrada com alça de Waltman ou "loop de Waltman". Evidencia-se refluxo pélvico caracterizado por opacificação do plexo uterino (**) e de colaterais trans pélvicas (seta) com drenagem lenta do meio de contraste.

Os pontos de escape venoso pélvico são denominados de pontos P, I, G e O[10]. O ponto "P" ou perineal conecta as veias pudendas e suas comunicantes com as a veias da face medial da coxa e com a junção safeno-femoral (Figura 8.4.A). O ponto inguinal "I" conecta através do ligamento redondo e do ligamento inguinal a veia ovariana com as veias labiais e com a junção safeno-femoral (Figura 8.4.B). O ponto "O" ou obturador conecta a veia obturatória com as veias da face medial da coxa (Figura 8.5.A) e por fim o ponto "G" ou glúteo que conecta as veias glúteas com as vais na região posterior da coxa e a veia ciática (Figura 8.5.B). A drenagem da região vulvar se dá por múltiplas e variadas conexões pelas veias pudenda interna, obturadora, e das veias do ligamento redondo provenientes da pelve, bem como também das veias pudendas superficial e pudenda externa profunda.

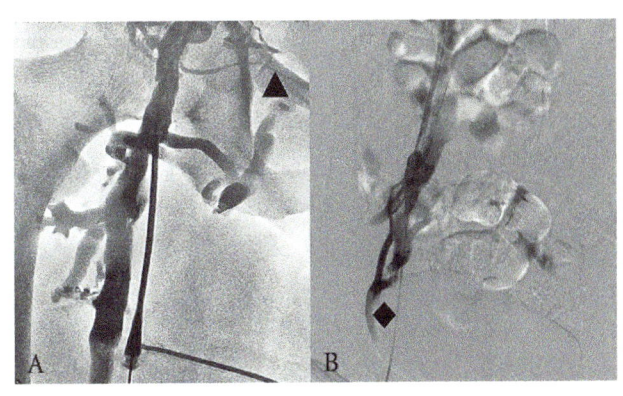

Figura 8.5. (A) Ponto "O" (triangulo) confluência da veia obturatória com as tributárias da junção safeno femoral em paciente com oclusão da veia ilíaca externa direita; (B) Ponto "G" (losango) identificado por venografia por cateterismo da veia ilíaca interna direita e opacificação da veia glútea e fluxo retrógrado (refluxo) pela veia ciática a manobra de Valsalva.

Pontos-chave

- A venografia ou flebografia pélvica apesar de ser um método invasivo ainda é considerado como "padrão ouro" para avaliação e diagnóstico das patologias venosas pélvicas.

- O entendimento da anatomia venosa pélvica é fundamental para o diagnóstico e planejamento terapêutico quando necessário.

- Adequada avaliação dos pontos de escape pélvico (*scape points*) pelo estudo tanto das veias ilíacas internas e suas tributárias, quanto de ambas as veias gonadais para ao final se ter uma visão completa da dinâmica venosa pélvica.

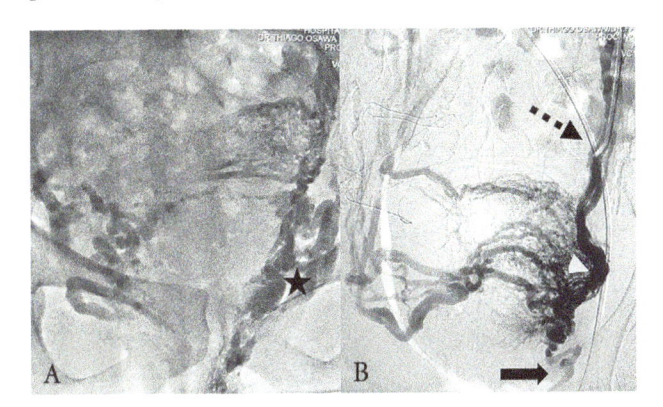

Figura 8.4. (A) Ponto "P" (estrela de cinco pontas) imagem em subtração digital obtida através de injeção por punção direta de veias perineais superficiais com scalp 19G; (B) Ponto "I" identificado pela seta contínua, veias do ligamento redondo identificadas pela ponta de seta branca. Veia gonadal esquerda (seta preta pontilhada) cateterizada com auxílio de cateter diagnóstico Judkins Right 5Fr.

Referências bibliográficas

1. Sidawy, A. N., & Perler, B. A. (2018). Rutherford's Vascular Surgery and Endovascular Therapy, e-Book. Elsevier Health Sciences.

2. Gloviczki, P. (2008). Handbook of Venous Disorders: Guidelines of the American Venous Forum Third Edition.

3. Meissner, M. H., Khilnani, N. M., Labropoulos, N., Gasparis, A. P., Gibson, K., Greiner, M., Learman, L. A., Atashroo, D., Lurie, F., Passman, M. A., Basile, A., Lazarshvilli, Z., Lohr, J., Kim, M. D., Nicolini, P. H., Pabon-Ramos, W. M., & Rosenblatt, M. (2021). The Symptoms-Varices-Pathophysiology classification of pelvic venous disorders: A report of the American Vein & Lymphatic Society International Working Group on Pelvic Venous Disorders. Journal of Vascular Surgery Venous and Lymphatic Disorders, 9(3), 568-584. https://doi.org/10.1016/j.jvsv.2020.12.084.

4. Beard RW, Highman JH, Pearce S, Reginald PW. Diagnosis of pelvic varicosities in women with chronic pelvic pain. Lancet. 1984 Oct 27;2(8409):946-9. doi: 10.1016/s0140-6736(84)91165-6. PMID: 6149342.

5. Phillips, D., Deipolyi, A. R., Hesketh, R. L., Midia, M., & Oklu, R. (2014). Pelvic Congestion Syndrome: Etiology of Pain, Diagnosis, and Clinical Management. Journal of Vascular and Interventional Radiology, 25(5), 725–733. https://doi.org/10.1016/j.jvir.2014.01.030.

6. Meissner, M. H., & Gloviczki, P. (2019). Pelvic Venous Disorders. In Elsevier eBooks (pp. 567–599). https://doi.org/10.1016/b978-0-323-51139-1.00021-8.

7. Gagne, P. J., Gasparis, A., Black, S., Thorpe, P., Passman, M., Vedantham, S., Marston, W., & Iafrati, M. (2018). Analysis of threshold stenosis by multiplanar venogram and intravascular ultrasound examination for predicting clinical improvement after iliofemoral

vein stenting in the VIDIO trial. Journal of Vascular Surgery Venous and Lymphatic Disorders, 6(1), 48-56.e1. https://doi.org/10.1016/j.jvsv.2017.07.009.

8. Rossi, F., Kambara, A., Izukawa, N., Metzger, P., Betelli, C., Almeida, B., Rodrigues, T., Masciarelli, I., Sousa, A., & Rossi, C. (2015). Randomized Double-Blinded Study Comparing Clinical Versus Endovascular Treatment of Iliac Vein Obstruction. Journal of Vascular Surgery Venous and Lymphatic Disorders, 3(1), 117. https://doi.org/10.1016/j.jvsv.2014.10.006.

9. Rossi, F., Kambara, A., Pinto, I., Metzger, P., Betelli, C., Almeida, B., Rossi, C., Izukawa, N., Sousa, A., & Thorpe, P. (2016). Efficacy of Computed Tomography Venography (CTV) Screening Compared to Duplex Ultrasound (DU), Multiplanar Venography (MV), and Intravascular Ultrasound (IVUS) in Iliac Vein Compression Syndrome (IVCS). Journal of Vascular Surgery Venous and Lymphatic Disorders, 4(1), 146–147.

10. Kachlik D, Pechacek V, Musil V, Baca V. The venous system of the pelvis: new nomenclature. Phlebology. 2010 Aug;25(4):162-73. doi: 10.1258/phleb.2010.010006.

9

Conceitos Físicos e Terapêuticos da Espuma de Polidocanol no Tratamento da Desordem Venosa Pélvica

Francisco Reis Bastos

Ligia Regina Bastos Neves

Introdução

As varizes pélvicas, também conhecidas como síndrome da congestão pélvica (SCP) ou melhor a desordem venosa pélvica (DVP), constituem um quadro de dilatação e tortuosidade do plexo venoso pélvico associado à diminuição do retorno venoso. Monedero, J e Perrin, M. et als chamaram de "Doença venosa pélvica crônica não trombótica".[1] Eles fizeram ampla revisão da literatura clareando nossa compreensão fisiopatológica. Outros autores encontraram varizes pélvicas nas mulheres e aproximadamente 60% delas desenvolvem a SCP.[2] Afetam com maior frequência mulheres em idade reprodutiva, multíparas jovens, sem evidência de processo inflamatório pélvico e pode ser causa de dor pélvica crônica (DPC).[3] Afetam também os homens causando varicocele e outros incômodos.

A DVP ocorre em um setor do distrito venoso cava inferior e sua constatação se dá por dilatações venosas semelhantes às de Membros Inferiores (MMII) tão conhecidas. É importante levar em consideração o jogo de pressões endovenosas dentro e fora dos compartimentos anatômicos. DVP têm origem na região pélvica propriamente dita, com ou sem transferência de refluxo sanguíneo para a região perineal e/ou para os membros inferiores.

Histórico

As primeiras referências a esta patologia foram feitas por Devals em sua tese defendida, em 1858, em Paris.[4] Em 1924, Castaño,[5] publicou sua técnica cirúrgica para o tratamento das varizes pélvicas. Essa técnica consistia em efetuar múltiplas ligaduras das veias ovarianas, um pouco acima dos ovários e impedir o eventual refluxo que viesse das veias renais e cava inferior para as veias da pelve e delas para as veias dos membros inferiores. Taylor HC.,[6] publicou um estudo 150 casos, onde abordou considerações clínicas, fisiológicas, hormonais e psicológicas.

Em estudo relacionando a doença com fatores morfológicos, encontramos em veias renais (por cateterismo) com 60% de incompetência valvar da veia ovariana em 75 mulheres estudadas. As varizes vulvares encontradas nos grandes e pequenos lábios da vagina podem ocorrer no quinto mês de gravidez.

Este sistema venoso drena o sangue em direção ao coração e faz parte de um sistema venoso infra diafragmático. Como tal, ele é submetido a alterações de pressão intratorácicas e abdominais. Este sistema venoso tem valvas que orientam o sangue no sentido do coração e pode se comunicar através de veias colaterais com várias outras áreas. Outros caminhos de drenagem são representados pelas veias sacrais, veias mesentéricas inferiores, veias lombares, veias epigástricas inferiores.

Fisiologia da DVP

Todo o Sistema Cava Inferior deve drenar o sangue na direção do coração. Em 1857, Reicher descreveu as varizes pélvicas pela primeira vez, denominando-as varicocele tubo-ovariana. Lefrève[1] sugeriu que as varizes pélvicas nas multíparas estavam associadas a veias dilatadas durante a gravidez que não recuperaram a morfologia após o parto. Giacchetto[25] e colaboradores demonstraram, através de flebografia, o fluxo sanguíneo retrógrado através das veias ovarianas e ilíacas internas em mulheres com SCP. Mulheres mais idosas e jovens multíparas têm maior chance de desenvolver SCP. Segundo Hobbs,[15] o refluxo através das veias ovarianas dilatadas, com incompetência valvar, é o problema primário da SCP.

Ahlberg[26] e colaboradores mostraram que as valvas venosas ovarianas estão ausentes em aproximadamente 15%

das mulheres à esquerda e 6% à direita, sendo ausentes bilateralmente em 35-43% dos casos. Além da incompetência valvar, principalmente à esquerda, alterações primárias da parede venosa e malformações arteriovenosas também são causas adicionais de varizes pélvicas. Entretanto, sua exata fisiopatologia ainda é obscura.[21]

Durante a gravidez, a capacidade das veias ovarianas pode aumentar 60 vezes e esta mudança pode persistir por até seis meses após o parto. Isto poderia explicar porque SCP é mais comum em mulheres multíparas.[10] Varizes vulvares, veias dilatadas e tortuosas, nas nádegas e coxas podem fazer parte da DVP, e são consequência do refluxo das veias pélvicas dilatadas.[11] Estas varizes são originárias principalmente das Veias Pudenda Interna e Obturatória, que são tributárias da Veia Ilíaca Interna. Ás vezes há contribuição da Veia Pudenda Externa que é tributária da Veia Safena Magna. Também a Veia Renal Esquerda pode ser comprimida entre a Artéria Mesentérica Superior e a Aorta (Síndrome do quebra-nozes) levando a Varicocele em homens ou Síndrome da Veia Ovariana em Mulheres.[12]

A relação direta de causalidade entre varizes pélvicas e dor é de difícil manejo, mas podem ocorrer distúrbios severos quadros psicológicos severos. Existem situações em que a sua presença é constatada sem haver dor, como na gravidez e no puerpério.[13] Não devemos privilegiar só os sinais de doença em detrimento dos sintomas. Um sinal fala mais alto, por isso uma veia doente sinaliza uma alteração da fisiologia normal de drenagem da região que nem sempre causa quadro doloroso. Os sintomas são importantes apesar de complexos em seus aspectos inconscientes. Os sinais são mais importantes que os simtomas.

Veias dilatadas e atípicas representam desvios do funcionamento harmônico da rede venosa. Essas patologias podem ser corrigidas por embolização por cateterismo, com escleroterapia com espuma, colocação de *coils e stents*. É o tratamento endovenoso.

Quadro clínico

A dor pélvica proveniente da congestão venosa tem intensidade variável, cíclica, sendo exacerbada no período menstrual. A dor normalmente é descrita como "em peso" ou "queimação" e frequentemente está acompanhada de dispareunia, desconforto durante e após a relação sexual, levando à importante prejuízo para a vida sexual.[15]

Outros sintomas estão relacionados com a DVP como sensação de peso nas pernas principalmente no período pré-menstrual, dor pélvica ao exercício, cólica intensa e sangramento menstrual exagerado, assim como exacerbação da dor após longa permanência em posição ortostática. Pode ocorrer sensação de plenitude vesical causada por varicosidades no trígono da bexiga. Dor lombar, edema, náuseas e cólicas abdominais difusas também podem ser relatados.[16]

Ao exame clinico pode-se detectar varizes e edema vulvares que se estendem até a face medial da coxa e ou maior sensibilidade à palpação profunda das fossas ilíacas. A associação de história de dispareunia e maior sensibilidade à palpação das fossas ilíacas correspondem a 94% de sensibilidade e 77% especificidade, ao diagnóstico de DVP.[17] O exame clínico costuma ser insuficiente para detectar a DVP em mulheres e exames complementares são necessários para confirmar o diagnóstico.

Ainda não estão estabelecidas as bases do tratamento das varizes pélvicas, mas como sempre, devemos procurar orientar nossos pacientes segundo o bom senso clínico. Recomendamos nos casos mais discretos um tratamento clínico com medidas gerais e uso de flebotônicos, além das meias elásticas medicinais.

Controle da doença venosa pélvica

Todas essas manifestações podem e devem ser alvo de nossas ações de controle e tratamento de maneira a interceptar tamanhos desarranjos fisiopatológicos. Se não conseguirmos tratar, pelo menos atenuar esses distúrbios.

Devemos começar com procedimentos menos invasivos como a escleroterapia com espuma. Graças ao efeito localizado da terapia esclerosante com espuma é possível injetarmos a espuma de polidocanol pelas veias que receberam o refluxo da pelve. Anteriormente, outros procedimentos mais complexos foram sugeridos como os seguintes:

Varicectomia – FRANCESCHI

Trata-se de um procedimento invasivo sob analgesia ou anestesia, no hospital, em que procedemos à ligadura cirúrgica das veias naqueles pontos de fuga pélvicos assinalados.

Espuma + Coils + Espuma MMII – MONEDERO

Zubicoa e Monedero, no início eram defensores da técnica de implantar *coils* (molas), ou seja, dispositivos capazes de interceptar o refluxo nas veias ovarianas por criação de fibrose e obstrução da luz venosa.

Recentemente passaram a recomendar o uso complementar de espuma esclerosante após implantar o dispositivo. Sinergia para obter melhor efeito corretivo na fisiopatologia venosa. Trata-se de um procedimento hospitalar sob anestesia geral.

Escleroterapia com Espuma – TESSARI

Este é o único procedimento realizado em regime ambulatorial e sem anestesia, pois é um método indolor. Ele incorpora os princípios das técnicas anteriores e aproveita o efeito local descoberto por autores australianos que demonstraram a ação limitada do agente esclerosante. Esse agente é neutralizado pela albumina do sangue humano, não devendo atingir mais de vinte centímetros (ou um pouco mais) a partir do ponto de injeção.[26,27]

Portanto, uma injeção feita na raiz da coxa ou na virilha tem um efeito semelhante ao de uma injeção feita na parte inferior da coxa: não alcançará a virilha. Por exemplo, uma injeção na veia pudenda não afetará a veia renal.

A escleroterapia com espuma com polidocanol permite a correção da fisiopatologia da drenagem do distrito venoso cava inferior. Podemos ou não associar métodos complementares. Os métodos mais simples podem ser executados e aperfeiçoados se necessários à medida que coantrolamos nossos pacientes em repetidas sessões ambulatoriais.[17-19]

Conclusão

As varizes pélvicas e a DVP, também chamadas de varizes não-safenianas, assim como as varizes de mmii ocorrem em cerca de 20-30% da população e não devem ser subestimadas na nossa prática médica. Ademais sua incidência aumenta com a idade revelando a degeneração da parede venosa de toda a rede venosa infra-diafragmática. Nossa prática médica deve avaliar todo o distrito venoso cava inferior e as conexões possíveis das veias da pelve com as dos membros inferiores.[20]

Após um diagnóstico bem feito, com as novas tecnologias disponíveis, como o ultrassom, o venoscópio a LED, a ressonância magnética e as vídeo-laparotomias devemos oferecer aos nossos pacientes também a modernidade do tratamento escleroterápico com espuma que permite um tratamento seguro, mesmo em pacientes idosos ou com risco cirúrgico aumentado. O diagnóstico e o tratamento de todos os tipos de varizes seguem sendo um desafio da medicina moderna. Muitos tipos de obstrução venosa em vários territórios podem explicar os sinais e sintomas da DVP.[22]

Referências bibliográficas

1. Lefréve H. Broad ligament varicocele. Acta Obstet Gynecol Scand. 1964;43:122-3.

2. Monedero JL, Zubicoa, Perrin M. Maladie veineuse chronique pelvienne non post-thrombotique. EMC. Techniques chirurgicales – Chirurgie vasculaire. 2010;42-175.

3. Shokeir T, Amr M, Abdelshaheed M. The efficacy of Implanon for the treatment of chronic pelvic pain associated with pelvic congestion: 1-year randomized controlled pilot study. Arch Gynecol Obstet. 2009;280(3):437-43.

4. American College of Obstetrics and Gynecology. ACOG Practice Bulletin nº 51. Chronic pelvic pain. Obstet Gynecol. 2004;103(3):589-605.

5. Devals. Du varicocele pelvien et son influence sur le développement et l'hématocèle rétro-utérin. Paris, França; 1858.

6. Taylor HC. Vascular congestion and hyperemia. Am J Obstet Gynecol. 1949;57:211-26.

7. Raju S. Best management for chronic iliac vein obstruction. J Vasc Surg. 2013;57(4):1163-9.

8. Monedero JL. Varizes pélvicas. Phlebolymphology. 2004;45:269-75.

9. Tessari L. III Simpósio Venoso Mineiro 2009. Varizes Pélvicas.

10. Labropoulos N. Varices non sapheniens. Am J Surg. 2001;34(5).

11. Edwards RD, Robertson AB, MacLean AB, et al. Pelvic pain syndrome: successful treatment of a case by ovarian vein embolization. Clin Radiol. 1993;47:429-31.

12. Lechter A, Alvarez A. Pelvic Varices and gonadal veins. In: Negus D, Janet G, editors. Phlebology '85. London: John Libbey; 1986. p. 225-8.

13. Barnes RW, Fleisher HL, Redman F, Smith W, Harshfield DL, Ferris EJ. The nutcracker syndrome. J Vasc Surg. 1988;8:415-21.

14. Camargos AF, Melo VH, Carneiro MM, Reis FM. Ginecologia Ambulatorial Baseada em Evidências Científicas. 2ª ed. 2008; cap. 30:437-48.

15. Hobbs JT. The pelvic congestion syndrome. Practitioner. 1976;216:529-40.

16. Ferrero S, Ragni N, Remorgida V. Deep dyspareunia: causes, treatments, and results. Curr Opin Obstet Gynecol. 2008;20:394-9.

17. Bastos FR. Escleroterapia com espuma. Belo Horizonte: Editora Folium; 2012.

18. Bastos FR. Ecoescleroterapia de varizes – Revisão da literatura. Rev Méd Minas Gerais. 2009;19(1):38-43.

19. Bastos F, et al. Inclusion social par la sclerotherapie a la mousse. Phlebologie. 2009.

20. Bastos F, Gandra M, Felix MT. Varizes pélvicas. Flebologia y Linfologia. 2010;5(15):905-10.

21. Raju S. Best management for chronic iliac vein obstruction. J Vasc Surg. 2013;57(4):1163-9.

22. Rossi F, et al. Manual de diagnóstico e tratamento. São Paulo: DiLivros Editora; 2021.

23. Uhl JF. Atlas d'Anatomie Veineuse. Pelvis et membres inférieurs. Ed. indépendante. 2022.

24. Giacchetto C, Cotroneo GB, Marincolo F, et al. Ovarian Varicocele: ultrasound and phlebographic evaluation. J Clin Ultrasound. 1990;18:551-5.

25. Ahlberg NE, Bartley O, Chidekel N. Right and left gonadal veins. An anatomical and statistical study. Acta Radiol Diagn (Stockh). 1966;4:593-601.

26. Connor DE, Joseph JE, Exner T, Ma DD, Parsi K - Phlebology - December 1, 2014; 29 (10); 677-87.

27. Watkins MR. Deactivation of sodium tetradecyl sulfate injection by blood proteins. Eur J Vasc Endovasc Surg 2011; 41: 521–525.

Classificação Atual da Desordem Venosa Pélvica

10

Giuliano de Almeida Sandri

A dor pélvica crônica (DPC) é uma queixa que recebe cada vez mais destaque na medicina. Alguns autores sugerem que até 39% das mulheres experimentam DPC em algum período de suas vidas.[1-4] Neste subgrupo de pacientes com DPC que não possuem causas mais óbvias para a dor, as desordens venosas pélvicas estão presentes em 30% das pacientes, geralmente acometendo mulheres com a 30 a 45 anos e estando associada à multiparidade e à história familiar.[2,5]

O termo "desordem venosa pélvica" (DVP) é um termo que engloba uma série de condições clínicas ou síndromes. A mesma síndrome pode se manifestar de diferentes maneiras em pacientes diferentes e síndromes diferentes podem compartilhar sinais e sintomas em sua apresentação clínica inicial.[4]

De maneira grosseiramente simplificada, as síndromes que compõem a desordem venosa pélvica são as varizes ou refluxo das veias gonadais, a síndrome das obstruções venosas ilíacas (OVI), incluindo as lesões não trombóticas da veia ilíaca (como a síndrome de May-Thurner) e a síndrome pós trombótica com origem ilíaco-femoral, as lesões obstrutivas da veia renal (como a síndrome de quebra-nozes) e, finalmente, a síndrome da insuficiência venosa crônica periférica dos membros inferiores, exemplificadas pelas varizes de membros inferiores de origem pélvica ou "extra-mélicas".[6] Estas síndromes serão abordadas em capítulos específicos.

Durante muito tempo o termo "síndrome da congestão venosa pélvica" foi e ainda é utilizado ora como principal descritor do grupo de síndromes supracitado e ora como sinônimo das manifestações clínicas mais específicas da pelve. O fato é que a maioria dos pesquisadores da área concordam que se trata de um termo inadequado e que gera confusão.[3,7] No entanto, como ainda é utilizado, inclusive em consenso publicado pela União Internacional de Flebologia (UIP) em 2019, não deve ser completamente esquecido até que um termo de consenso seja realmente abraçado pelas diversas sociedades e associações nacionais de angiologia cirurgia vascular ou flebologia.[3,7] Assim, consideramos que o termo "desordem venosa pélvica", título deste manual, é o mais adequado.

Um dos sintomas mais marcantes das desordens venosas pélvicas é a DPP, geralmente definida como uma dor pélvica com duração superior a 6 meses. A caracterização dessa "síndrome da congestão venosa pélvica" era definida pela presença de dor pélvica crônica associada a uma causa venosa.[3] O conceito de "síndrome da congestão venosa pélvica" (desordem venosa pélvica) foi ampliado e descrito como "sintomas crônicos que podem incluir a dor pélvica, sensação de peso perineal, urgência miccional e dor pós-coito, sendo causados por refluxo ovariano e/ou pélvico e/ou obstrução venosa pélvica, e que pode(m) estar associado(s) com varizes vulvares, perineais e ou de membros inferiores" no Consenso Transatlântico Interdisciplinar para Terminologia Venosa.[8]

Por trazer um conceito extremamente vago, a definição criada em 2009 não permite uma linguagem comum que facilite o entendimento adequado sobre a classificação da desordem venosa pélvica, o que não só é um obstáculo à prática clínica como também à produção científica sobre o assunto. Como se trata de um tema que vem ganhando cada vez mais destaque na clínica e na academia, é de suma importância que se adote um modelo que possa ser utilizado universalmente.

O professor Javier Monedero, além de introduzir o termo "insuficiência venosa subdiafragmática, criou um sistema de classificação baseado no direcionamento principal do fluxo venoso e ponto de fugas. Se trata de um sistema interessante e didático, que facilita o entendimento fisiopatológico da DVP. São destacados 3 tipos de "síndrome da congestão venosa pélvica" (Figura 10.1): 1) Refluxo ou tipo centrífugo, em que a clínica predominante está associada ao refluxo gonadal ou das veia ilíacas internas; 2) Obstrutivo ou tipo centrípeto, em que predominam os sintomas associados às lesões obstrutivas/compressivas (por exemplo, May-Thurner e quebra-nozes) e, 3) Ocorrência de fuga para os membros inferiores, em que o refluxo ou a hipertensão venosa são transmitidos aos membros inferiores por vias de escapes colaterais, se associando ou causando varizes dos membros inferiores.[9] Apesar de didático, o sistema de Monedero ainda não resolve as questões principais de classificação, até por se tratarem de problemas que podem coexistir na mesma paciente e mudar a apresentação clínica conforme o passar do tempo ou após um tratamento de um dos componentes isoladamente (por exemplo, uma paciente com refluxo de veias ilíacas internas manifestando com varizes de membros inferiores pode estar compensada dos sintomas pélvicos pelo escape e, se submetida ao tratamento isolado das varizes, pode "descompensar" e iniciar o quadro de dor pélvica).

E a falta de uma classificação adequada da DVP não só geram problemas clínicos e científicos, uma vez que a própria existência da DVP e seus tipos de tratamento são questionados devido à falta de definições validadas, de critérios de exames de imagem e de rigorosos ensaios clínicos randomizados.[7] Aqui no Brasil, temos um exemplo concreto na ausência de codificação e obrigatoriedade na cobertura do tratamento das varizes pélvicas pelas operadoras e seguradoras de saúde.

Com o intuito de se resolver essas questões, um painel multidisciplinar criou critérios clínicos validados e um sistema de classificação discriminativo para ser utilizado para a desordem venosa pélvica e que será adotado neste manual.

O sistema sintomas-varizes-fisiopatologia de classificação da desordem venosa pélvica

O sistema Sintomas-Varizes-Fisiopatologia (do inglês, SVP) foi proposto por Meissner et al. em 2021 e conta com o apoio de diversas sociedades médicas internacionais que lidam diretamente com a DVP. Os autores estabelecem quatro tipos amplos de apresentação clínica: a) dor em flanco esquerdo ou abdominal, associada a hematúria (compressão da veia renal); b) dor pélvica crônica (varizes pélvicas associadas com refluxo primários de veias ovarianas/ilíacas internas ou obstrução da veias ilíacas comuns ou da veia renal esquerda; c) claudicação venosa (obstrução venosa ilíaca – OVI) e; d) varizes sintomáticas de membros inferiores com distribuição atípica (vulva/testículos, coxa medial/posterior, nervo ciático) ou com distribuição safênica típica.

Como a apresentação clínica é variada, muitas vezes com sintomas relacionados a mais de uma das apresentações clínicas citadas acima, o objetivo da classificação foi criar um instrumento centrado no(a) paciente, isto é, na(s) queixa(s) primária(s) do(a) paciente e que contenha uma descrição precisa dos substratos anatômicos e fisiopatológicos da DVP. Para minimizar a variabilidade entre observadores, definições precisas são críticas para a reprodutibilidade do instrumento discriminativo a assim foram estabelecidas. Além disso, houve um esforço para compatibilizar essas definições da classificação Clínica-Etiológica-Anatômica- Fisiológica (CEAP) para desordens venosas das extremidades inferiores, atualizadas em 2020,[10-12] uma vez que são desordens que coexistem com frequência, de maneira independente ou interdependente.[3]

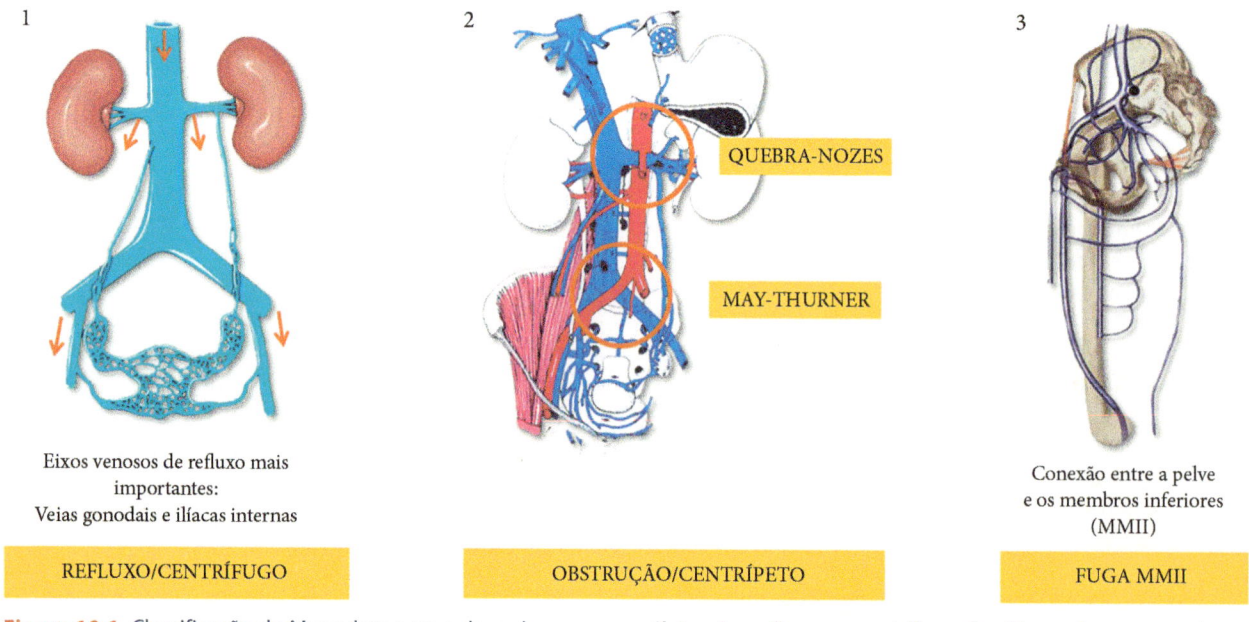

1

Eixos venosos de refluxo mais importantes:
Veias gonadais e ilíacas internas

REFLUXO/CENTRÍFUGO

2

QUEBRA-NOZES

MAY-THURNER

OBSTRUÇÃO/CENTRÍPETO

3

Conexão entre a pelve e os membros inferiores (MMII)

FUGA MMII

Figura 10.1. Classificação de Monedero para a desordem venosa pélvica: 1 – refluxo ou cantrífugo; 2 – Obstrutivo ou centrípeto; 3 – Fuga (escape) para os membros inferiores.

O objetivo deste capítulo não é descrever o quadro clínico dos diferentes tipos de desordens pélvicas, mas apresentar o sistema SVP, que deve ser elaborado de maneira análoga ao sistema CEAP. Os três componentes, como citado anteriormente, são S (sintomas), V (varizes) e P (fisiopatologia).

Sintomas (S)

Para associar as regiões anatômicas aos sintomas, foram estabelecidas quatro zonas anatômicas (Figura 10.2). A letra S deve ser acompanhada do número subscrito como detalhado na tabela I. Os sintomas venosos de origem extrapélvica (S_3) são adicionalmente subdivididos em 3 tipos (Tabela 10.1). Quando um paciente apresentar mais de um sintoma clínico, estes deverão constar em ordem numérica e estar separados por vírgula após o S.

As veias extrapélvicas com origem pélvica também podem ser classificadas com as classes CEAP C_2 a C_6, mas também podem apresentar sintomas localizados na coxa como desconforto, prurido ou trombose superficial, descritas no SVP (S_{3a} e S_{3b}). Para evitar redundância e o comprometimento da reprodutibilidade, sintomas gerais de doença venosa dos membros inferiores devem ser descritos pelo sistema CEAP.[7]

Tabela 10.1. Sintomas (S)

S_0	Sem sintomas de DVP (sem sintomas renais, pélvicos ou extrapélvicos)
S_1	Sintomas renais de origem venosa
S_2	Dor pélvica crônica de origem venosa
S_3	Sintomas extrapélvicos de origem pélvica
a	Sintomas localizados (dor, desconforto, sensibilidade aumentada, prurido, sangramento e tromboflebite superficial) associados a varizes da genitália externa (vulva e escroto)
b	Sintomas localizados associados com veias de origem pélvicas não safênicas. Estas incluem aquelas relacionadas às varizes da coxa pósteromedial com origem pélvica (dor, desconforto, sensibilidade aumentada, prurido, sangramento e tromboflebite superficial), assim como aquelas relacionadas com varizes ciáticas ou dos nervos tibiais (dor e parestesia). Sintomas e sinais de membros inferiores mais generalizados, como sensação de peso e edema, são classificados com CEAP e não com SVP*
c	Claudicação venosa*

DVP – desordem venosa pélvica; SVP deve incluir a classificação CEAP para a caracterização completa dos sintomas dos membros inferiores.

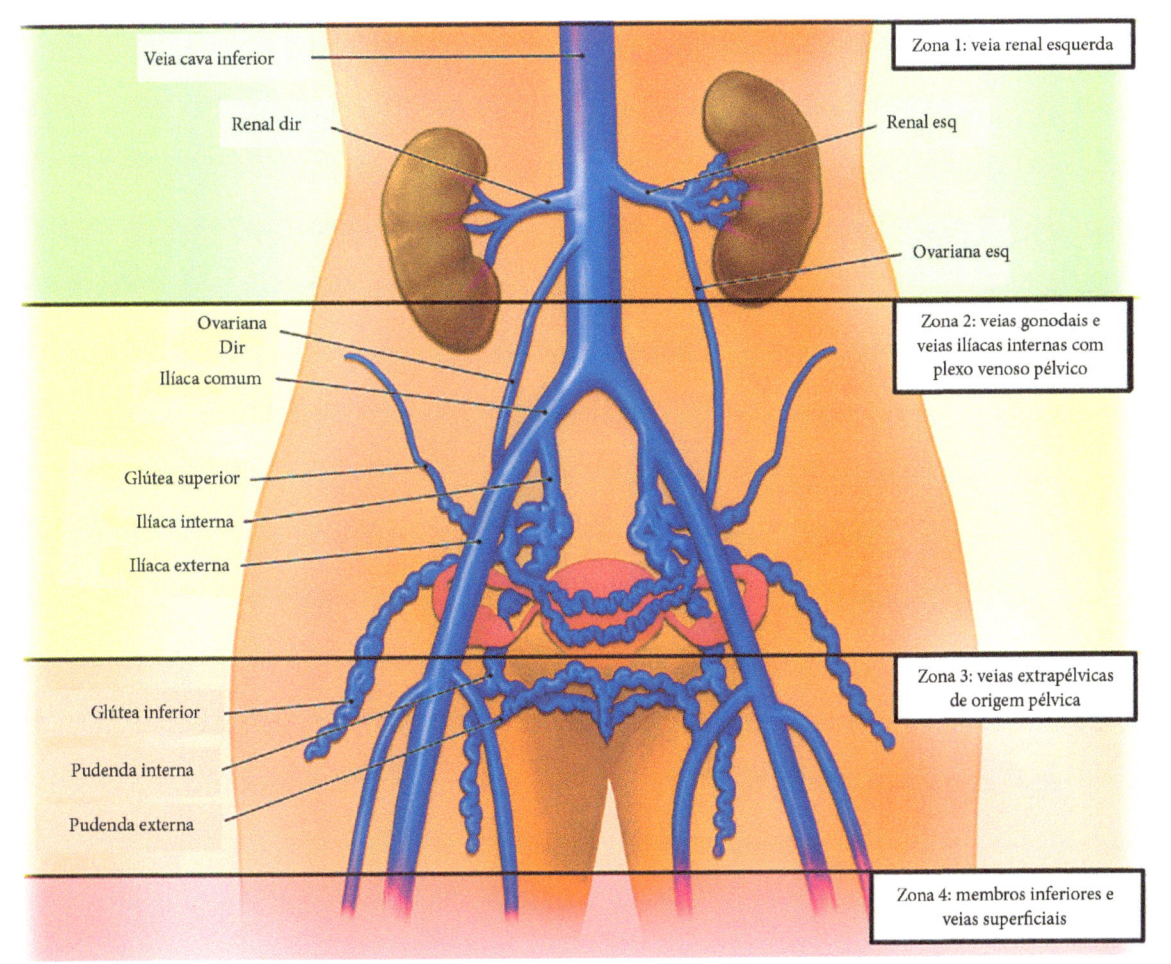

Figura 10.2. As 4 zonas anatômicas onde ocorrem os sintomas, sinais (varizes) e manifestações fisiopatológicas das desordens venosas pélvicas.

Varizes

O sistema venoso da pelve foi dividido em 3 reservatórios em que as varizes podem se desenvolver: 1) o hilo renal; 2) o plexo venoso pélvico e 3) as veias extrapélvicas de origem pélvica. Além disso, o 4° reservatório consiste nos membros inferiores (zona 4). Esses reservatórios são descritos pela letra V na classificação SVP, seguida dos subscritos 0 a 3 (Figura 10.2 e Tabela 10.2).

O aumento da pressão em cada um desses reservatórios é feito via refluxo ou obstrução proximal e levando ao quadro clínico de acordo com o mecanismo envolvido.

Embora algumas varizes extrapélvicas de origem pélvica sejam aparentes e facilmente detectadas no exame físico, outros tipos, como varizes as varizes ovarianas, são apenas diagnosticadas por exames de imagem. Portanto, a categoria V do sistema SVP deve incluir toda a extensão varizes encontradas, tanto pelo exame físico quanto pelos exames de imagem. Em paciente com varizes em mais de um reservatório, a categoria V deve conter todas as zonas acometidas e denotadas pela numeração em ordem, separada por vírgulas e subscrita.

Nos pacientes com sintomas de membros inferiores, a classificação CEAP deve ser utilizada para complementar a classificação SVP.[7]

Tabela 10.2. Varizes (V)

V_0	Sem varizes abdominais, pélvicas ou varizes extrapélvicas de origem pélvica no exame clínico ou de imagem
V_1	Varizes do hilo renal
S_2	Varizes pélvicas
S_3	Varizes extrapélvicas de origem pélvica
a	Varizes genitais (varizes vulvares ou varicocele)
b	Varizes extrapélvicas de origem pélvica através dos pontos de fuga pélvicos e se estendendo para a coxa, incluindo varizes visíveis, tipicamente na face pósteromedial de coxa, assim como varizes ciáticas e outras veias com refluxo através do assoalho pélvico e que são visibilizadas apenas com ultrassom.*

*Deve incluir a classificação CEAP para a caracterização completa das varizes dos membros inferiores

Tabela 10.3. Anatomia

Abreviação	Significado (original do inglês)
IVC	Veia cava inferior (inferior vena cava)
LRV	Veia renal esquerda (left renal vein)
GV	Veias gonadais (gonadal veins)
LGV	Veia gonadal esquerda (left gonadal veins)
RGV	Veia gonadal direita (right gonadal veins)
BGV	Veias gonadais bilateral (bilateral gonadal veins)
CIV	Veia ilíaca comum (common iliac vein)
LCIV	Veia ilíaca comum esquerda (left common iliac vein)
RCIV	Veia ilíaca comum direita (right common iliac vein)
BCIV	Veias ilíacas comuns bilateral (bilateral common iliac veins)
EIV	Veia ilíaca externa (external iliac vein)
LEIV	Veia ilíaca externa esquerda (left external iliac vein)
REIV	Veia ilíaca externa direita (right external iliac vein)
BEIV	Veias ilíacas externas bilateral (bilateral external iliac veins)
IIV	Veia ilíaca interna (internal iliac vein)
LIIV	Veia ilíaca interna esquerda (left internal iliac vein)
RIIV	Veia ilíaca interna direita (right internal iliac vein)
BIIV	Veias ilíacas internas bilateral (bilateral internal iliac veins)
PELV	Veias de fuga pélvica ("pontos de fuga"): inguinal, obturatória, pudenda e/ou glútea

Tabela 10.4. Hemodiâmica

Obstrução (O)	Obstrução trombótica ou não trombótica (compressão venosa)
Refluxo (R)	Refluxo trombótico ou não trombótico

Fisiopatologia

O domínio P (do inglês, *pathophysiology*) é uma composição dos subdomínios anatômicos (A), hemodinâmico (H) e etiológico (E). O envolvimento anatômico utiliza, inclusive, a lateralidade (tabela III). Como na atualização do CEAP, o substrato hemodinâmico é denotado por refluxo (R), obstrução (O) ou ambos (R,O). No caso específico de malformações congênitas gerando o efeito hemodinâmico, a classificação hemodinâmica deve ser omitida (tabela IV). O componente etiológico da DVP pode ser trombótico (T), não trombótico (NT) ou congênito (C) (Tabela 10.5).

O domínio P não deve apresentar em seus subscritos as letras A, H e E dos seus subdomínios, devendo simplesmente apresentar o correspondente subscrito a cada um dos seus subdomínios, conforme apresentados nas tabelas III a V, separados por vírgula. Assim, teremos o $P_{segmento\ anatômico,hemodinâmica,etiologia}$. Se múltiplos segmentos anatômicos existirem no domínio P, cada um deles será descrito com os descritores anatômico, hemodinâmico e etiológico completos e separados por ponto-vírgula ($P_{segmento\ anatômico1,hemodinâmica1,etiologia1;\ segmento\ anatômico2,hemodinâmica2,etiologia3}$). A Tabela 10.6 traz a unificação de todas as variáveis.[7]

Assim, a título de exemplo, as síndromes historicamente conhecidas das desordens venosas pélvicas seriam designadas na classificação SVP da maneira a seguir:

- Síndrome da congestão venosa pélvica com dor crônica devido a refluxo bilateral de veias ovarianas: $S_2V_2P_{BGV,R,NT}$;
- Síndrome quebra-nozes com dor no flanco e hematúria: $S_1V_1P_{LRV,O,NT}$;
- Síndrome de May-Thurner somente com edema de membro inferior esquerdo: $S_0V_0P_{LCIV,O,NT}$; $C_{3s}E_{se}A_dP_{o(CIV)}$ esquerdo.

Tabela 10.5. Etiologia

Trombótica (T)	Obstrução ou refluxo venoso decorrente de um episódio prévio de trombose venosa profunda
Não trombótica (NT)	Refluxo decorrente de processo degenerativo da parede da veia ou de obstrução venosa proximal; Obstrução decorrente de compressão extrínseca
Congênita (C)	Malformações vasculares congênitas ou mistas

Tabela 10.6. Folha de escore da classificação Sintoma-Varizes-Fisiopatologia (SVP)

Sintomas (S)		Varizes (V)		Fisiopatologia (P) A		H	E
Sem sintomas pélvicos	0	Sem varizes pélvicas	0		IVC	O	T
Renal	1	Renal	1				NT
Pélvico	2	Pélvica	2				C
Extrapélvico	3	Extrapélvica	3	L	RV	O	T
Genital	3a	Genital	3a				NT
MMII	3b	MMII	3b				C
Claudicação venosa	3c			R	GV	O	T
				L		R	NT
				B			C
				R	CIV	O	T
				L		R	NT
				B			C
				R	EIV	O	T
				L		R	NT
				B			C
				R	IIV	O	T
				L		R	NT
				B			C
				R	PELV	O	T
				L		R	NT
				B			C
S		V		$P_{segmento1,H,E;segmento2,H,E}$			

A – Anatômico; H – Hemodinâmico; C – congênito; CIV – veia ilíaca comum; E- Etiológico; EIV – veia ilíaca externa; GV – veia gonadal, IIV – veia ilíaca interna; IVC – veia cava inferior; L – esquerda; NT – não trombótica; O – obstrução; PELV – veias de fuga pélvica; R – refluxo; RV – veia renal; S – sintomas; T – trombótico; V – varizes.

Conclusão

As desordens venosas pélvicas são um agrupamento de distúrbios que possuem manifestação clínica complexa e uma série de nuances que variam de paciente para paciente. Além disso, mais de uma desordem pode ocorrer simultaneamente no(a) mesmo(a) paciente, muitas vezes com um de seus componentes compensado e assintomático e sendo apenas detectado com exames de imagem. Um tratamento mal planejado, pode levar a descompensação precoce de um problema outrora silencioso e, mesmo que não leve precocemente, é importante que o(a) paciente tenha conhecimento sobre eventuais manifestações clínicas futuras e possa tomar decisões sobre seu tratamento de maneira realmente informada.

A sistematização da classificação das desordens venosas pélvicas por um instrumento como o SVP pode parecer complexa e desnecessária, mas é um esforço muito bem-vindo para promover a sistematização das terminologias a serem utilizadas, através de uma linguagem comum, reprodutível e compreensível. Somente com o uso de instrumentos como esse que ensaios clínicos podem ser adequadamente desenhados e desfechos podem ser apropriadamente analisados, permitindo que a prática clínica seja otimizada com tratamentos que provem ser realmente efetivos e seguros para nossos(as) pacientes.

Referências bibliográficas

1. Robinson JC. Chronic pelvic pain. Curr Opin Obstet Gynecol. 1993;5(6):740-3.

2. Kim HS, Malhotra AD, Rowe PC, Lee JM, Venbrux AC. Embolotherapy for pelvic congestion syndrome: long-term results. J Vasc Interv Radiol. 2006;17(2 Pt 1):289-97.

3. Antignani PL, Lazarashvili Z, Monedero JL, Ezpeleta SZ, Whiteley MS, Khilnani NM, et al. Diagnosis and treatment of pelvic congestion syndrome: UIP consensus document. Int Angiol. 2019;38(4):265-83.

4. Meissner MH, Khilnani NM, Labropoulos N, Gasparis AP, Gibson K, Greiner M, et al. The Symptoms-Varices-Pathophysiology classification of pelvic venous disorders: A report of the American Vein & Lymphatic Society International Working Group on Pelvic Venous Disorders. Phlebology. 2021;36(5):342-60.

5. O'Brien MT, Gillespie DL. Diagnosis and treatment of the pelvic congestion syndrome. J Vasc Surg Venous Lymphat Disord. 2015;3(1):96-106.

6. Francheschi C, Bahnini A. Treatment of lower extremity venous insufficiency due to pelvic leak points in women. Ann Vasc Surg. 2005;19(2):284-8.

7. Meissner MH, Khilnani NM, Labropoulos N, Gasparis AP, Gibson K, Greiner M, et al. The Symptoms-Varices-Pathophysiology classification of pelvic venous disorders: A report of the American Vein & Lymphatic Society International Working Group on Pelvic Venous Disorders. J Vasc Surg Venous Lymphat Disord. 2021;9(3):568-84.

8. Eklof B, Perrin M, Delis KT, Rutherford RB, Gloviczki P, American Venous F, et al. Updated terminology of chronic venous disorders: the VEIN-TERM transatlantic interdisciplinary consensus document. J Vasc Surg. 2009;49(2):498-501.

9. Monedero JL. Insuficiencia venosa cronica de la pelvis y de los miembros inferiores. First ed. Madrid: Mosby/Doyma Libros SA; 1997.

10. Beebe HG, Bergan JJ, Bergqvist D, Eklof B, Eriksson I, Goldman MP, et al. Classification and grading of chronic venous disease in the lower limbs. A consensus statement. Eur J Vasc Endovasc Surg. 1996;12(4):487-91; discussion 91-2.

11. Eklof B, Rutherford RB, Bergan JJ, Carpentier PH, Gloviczki P, Kistner RL, et al. Revision of the CEAP classification for chronic venous disorders: consensus statement. J Vasc Surg. 2004;40(6):1248-52.

12. Lurie F, Passman M, Meisner M, Dalsing M, Masuda E, Welch H, et al. The 2020 update of the CEAP classification system and reporting standards. J Vasc Surg Venous Lymphat Disord. 2020;8(3):342-52.

Tratamento Clínico Medicamentoso

11

Giuliano Giova Volpiani
Ronaldo Dávila

Introdução

A dor pélvica corresponde a uma das principais causas pela procura das mulheres ao atendimento médico, em geral ginecologistas; quando ocorre no sexo masculino, cirurgiões do aparelho digestivo e urologistas e são os profissionais consultados.

A dor pélvica de causa vascular em mulheres foi descrita pela primeira vez no final do século XIX e, somente em 1948, Taylor propôs a associação desta dor com a presença de varizes pélvicas.[1] Entretanto a aceitação começou a ganhar força após a publicação, nos anos 1980, de um trabalho que mostrou que mais de 90% das mulheres com sintomas de congestão pélvica apresentavam varizes pélvicas.[2]

Nas mulheres, o diagnóstico diferencial tem uma ampla gama de doenças ginecológicas como endometriose, doença inflamatória pélvica, aderências e adenomiose; e também doenças de outros órgãos da pelve como síndrome do intestino irritável, diverticulose intestinal, cistite e também sintomas musculoesqueléticos e neurológicos.[3,4]

Dados da organização mundial da saúde sobre prevalência da dor pélvica crônica mostram uma variação de 4 até 43% na população.[5] A correlação com distúrbios venosos pélvicos representa 16 a 31% destes casos.[6]

Neste contexto, torna-se imperativo o conhecimento sobre os sinais e sintomas característicos desta doença que pode atingir muitas mulheres e que, e possui características peculiares; o desconhecimento pode retardar e diagnóstico. O manejo terapêutico adequado é fundamental para melhora dos sintomas e qualidade de vida destas pacientes.

Anatomia Aplicada e Fisiopatologia

Os sintomas e a presença de varizes associadas à desordem venosa pélvica estão correlacionados a 4 regiões anatômicas (zonas) que estão conectadas:[7]

- A zona 1 corresponde a veia renal esquerda;
- A zona 2 contempla as veias gonadais, as veias ilíacas internas e o plexo venoso pélvico;
- A zona 3 é composta pelas veias extrapélvicas com origem nos pontos de fuga do sistema venoso pélvico;
- A zona 4 corresponde as veias superficiais e profundas dos membros inferiores.

São quatro os pontos de fuga conhecidos para a zona 3:[7,8]

- Inguinal (escape do ligamento redondo);
- Obturador;
- Glúteo;
- Pudendo.

Também se consideram anatomicamente três grandes reservatórios venosos correlacionados a estas regiões anatômicas: a veia renal esquerda e as veias do hilo renal esquerdo, as veias pélvicas viscerais e parietais e as veias superficiais da vulva, região inguinal, glútea e de membros inferiores.[7] Os sintomas clínicos estão relacionados a estas regiões anatômicas.

A etiologia da desordem venosa pélvica é multifatorial: fatores genéticos, fatores hormonais, a dilatação venosa e a disfunção valvar que culminam com refluxo e hipertensão venosa estão relacionados.[9]

Os hormônios sexuais da mulher desempenham papel importante na fisiopatologia da doença, visto que muitas pacientes melhoram após a menopausa. O estrógeno causa aumento do óxido nítrico, que leva a dilatação e enfraquecimento da parede venosa; a progesterona também tem ação vasodilatadora direta que enfraquece a parede e a válvula venosa.[10]

A hipertensão venosa aumenta a expressão de metaloproteases; estas levam a degradação de colágeno e elastina que promove lesão endotelial e inflamação.

A dilatação das veias ativas os receptores de dor e pela estase sanguínea ocorre hipóxia local.[11]

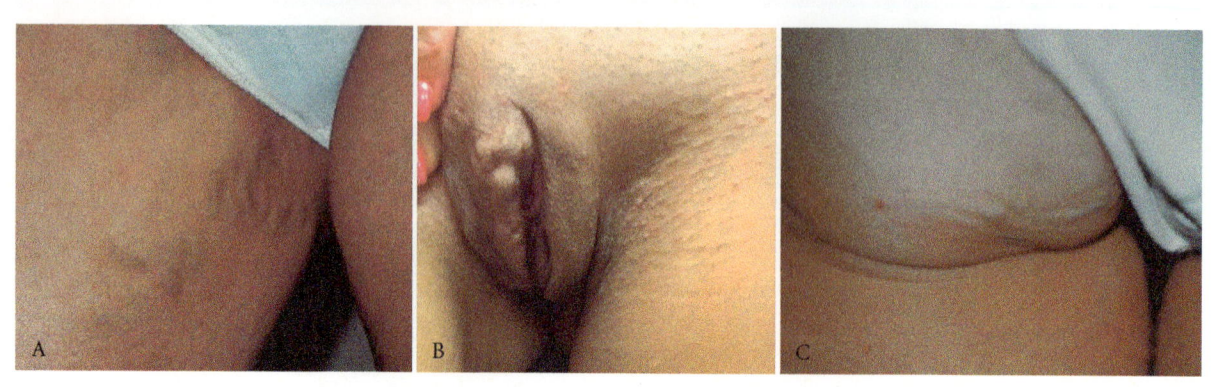

Figura 11.1. Imagens de varizes em coxa (inguinal), vulva (obturador) e região glútea (glúteo) relacionadas aos pontos de fuga.

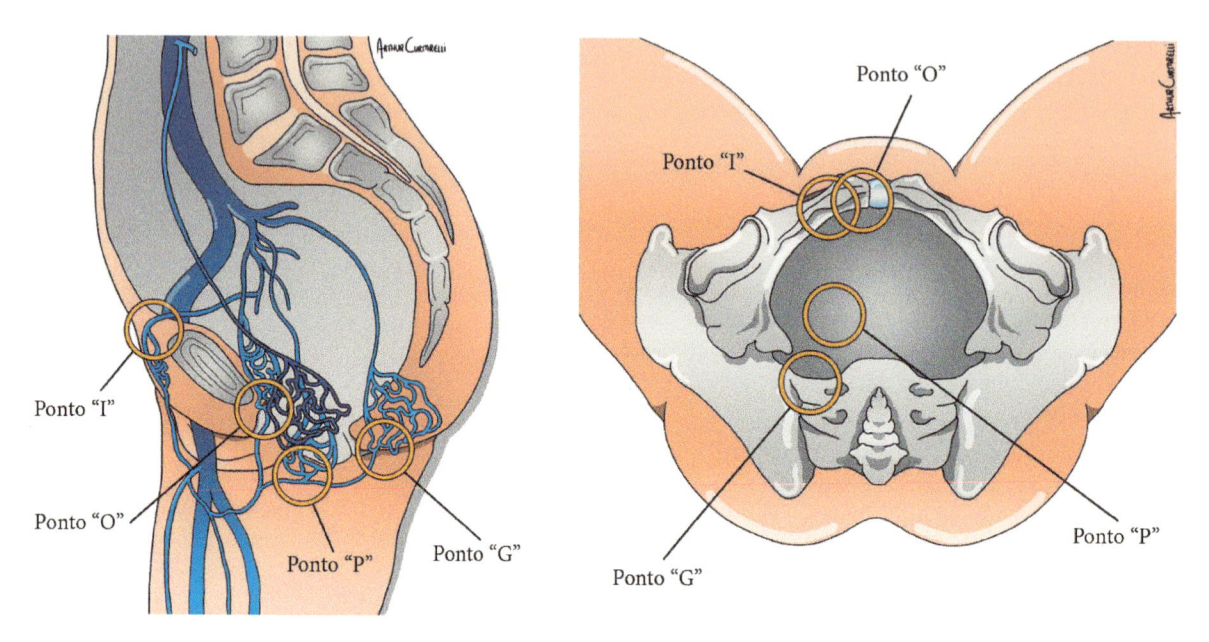

Figura 11.2. Representação dos pontos de fuga pélvico. Imagens criadas e cedidas por Arthur Curtarelli – Cirurgião Vascular @ Fogarty da Madrugada.

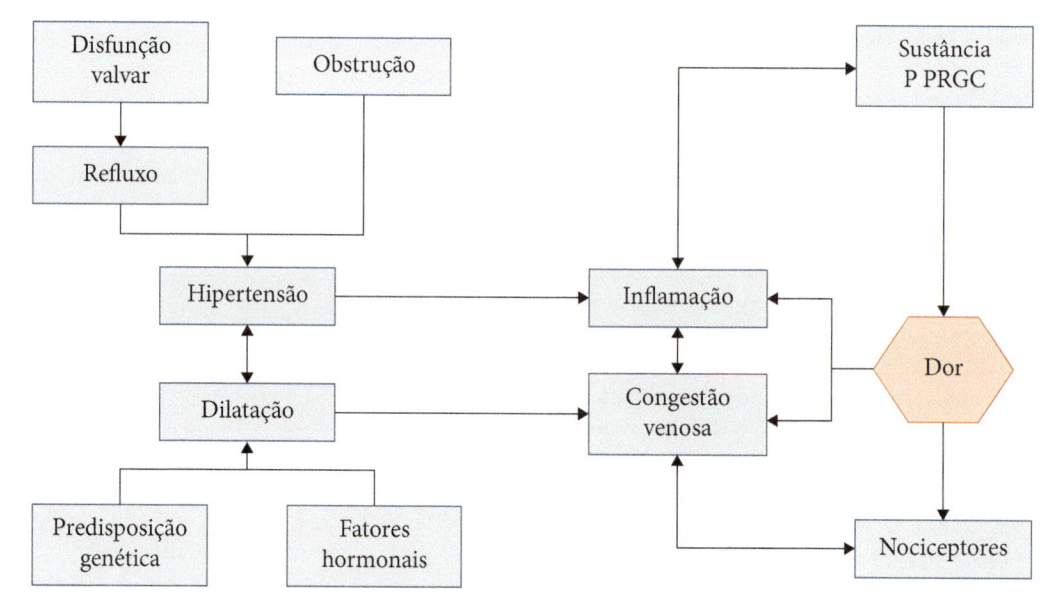

Figura 11.3. Fluxograma da fisiopatologia da dor relacionada à congestão pélvica.

A sensação de dor é baseada na ativação dos nociceptores. A substância P e o peptídeo relacionado ao gene da calcitonina (PRGC) são liberados pela dilatação venosa e pela inflamação, ativam estes nociceptores e causam ainda mais vasodilatação, fechando este ciclo vicioso.[12]

Diagnóstico clínico

Os sintomas clínicos e sinais do exame físico para o diagnóstico desta doença já foram descritos e discutido em outros capítulos deste livro.

As pacientes com dor pélvica buscam o primeiro atendimento nos serviços e consultórios de ginecologia; a diversidade de sintomas clínicos e a multiplicidade de diagnóstico diferenciais tornam esta tarefa mais difícil para os ginecologistas que não conhecem a congestão pélvica e não tem esta doença em suas possibilidades diagnósticas. Com o intuito de melhorar a capacidade diagnóstica destes colegas vem sendo desenvolvidos alguns protocolos de pontuação, baseado em características clínicas e exames não invasivos.

Na Tabela 11.1, apresento um protocolo de pontuação utilizando uma trigam clinica e não invasiva publicado em 2022 pelo grupo do Prof. Nils Kucher, da universidade de Zurich, Suíça.[13]

Tabela 11.1. Protocolo de pontuação utilizado pela Universidade de Zurich.[13]

	não	sim
Dor pélvica > 3 meses	0	+3
Varizes vulvares (tratadas ou não)	0	+2
Varizes em membros inferiores (tratadas ou não)	0	+2
Aumento de dor relacionado a: • ortostatismo • relação sexual • menstruação	0	+1
Um ou mais filhos	0	+1
Doenças no útero, ovário, bexiga e intestino	0	+1

A avaliação se dá pela somatória dos pontos em que o resultado < 3 torna o diagnóstico improvável, entre 3 e 5 é possível e > 5 torna o resultado provável. O modelo é um tanto simples, mas tem o intuito de alertar os colegas sobre a doença e em quais pacientes se deve prosseguir o diagnóstico.

Nosso grupo está trabalhando, em colaboração internacional, no intuito de desenvolver e testar a aplicabilidade clínica de um protocolo, traduzido para a língua portuguesa, também com pontuação, para auxiliar a melhora do diagnóstico na desordem venosa pélvica.

Tratamento clínico e medicamentoso

O manejo clínico destas pacientes envolve um conjunto de medidas que passam por alterações comportamentais como evitar tempo prolongado em ortostatismo, mudanças de hábitos de vida como a práticas de fortalecimento muscular, principalmente do core e melhora de postura e todos os outros que habitualmente utilizamos no tratamento da insuficiência venosa crônica.

Uma medida clínica não medicamentosa foi proposta por Gavrilov e cols.[14] com a utilização de "shorts" para compressão de região inguinal e pélvica em pacientes com sintomas decorrentes de desordem pélvica, sem varizes dos membros inferiores. O estudo comparou a utilização dos "shorts" com o uso de meia elástica associada ou não aos "shorts" e mostrou melhoras dos sintomas de dor pélvica relacionado ao uso dos "shorts", com a ressalva de se fazer necessário uma adaptação para as pacientes com varizes vulvares.

O tratamento interdisciplinar é essencial para o bom resultado do tratamento destes pacientes, inclusive com o apoio de psicoterapia se necessário. Neste contexto o uso hormônios femininos devem ser orientados pelo ginecologista do paciente e neste livro, discutido no capítulo: "A Visão do Ginecologista".

O tratamento clínico medicamentoso é limitado devido a escassez de dados na literatura que determinem ou comprovem a eficácia do uso de drogas a longo prazo.[15]

O tratamento sintomático envolve o alívio da dor e o tratamento da infamação. A analgesia envolve drogas psicotrópicas como gabapentina e amitriptilina. Estudo mostrou que a gabapentina isolada, ou em associação com amitriptilina foi mais efetiva para o controle da dor do que o uso da amitriptilina de forma isolada.[16] A dose inicial é de 900 mg/dia, administrada em três doses igualmente divididas e aumentada se necessário com base na resposta ao tratamento até uma dose máxima de 3600 mg/dia. Não pode ser utilizada em gestante ou lactente. Os picos de concentração plasmática de gabapentina são observados de 2 a 3 horas após a administração oral. A alimentação, incluindo dietas ricas em gorduras, não tem efeito sobre a farmacocinética da gabapentina. A meia-vida de eliminação da gabapentina independe da dose e é, em média, de 5 a 7 horas.

A gabapentina liga-se com alta afinidade à subunidade α2δ (alfa-2-delta) dos canais de cálcio voltagem-dependentes; a gabapentina não possui afinidade pelos receptores GABA-A ou GABA-B, não altera o metabolismo do GABA, não se liga a outros neuro receptores ou sítios de neurotransmissão cerebral e não interage com os canais de sódio. Seu mecanismo de ação não é completamente compreendido, mas acredita-se que ele module as vias da dor no sistema nervoso central (SNC) e atue para parar o fenômeno da sensibilização central. A sensibilização central é um aumento na função das células nervosas nas vias nociceptivas, que é causada por aumentos na excitabilidade da membrana e na eficácia sináptica. Pode ocorrer em resposta à dor aguda, inflamação ou lesão neural. O resultado disso é que entradas sinápticas anteriormente subliminares são recrutadas para o neurônio nociceptivo, resultando em um aumento do potencial de ação. Portanto, dentro do SNC, a dor aguda de qualquer origem pode tornar-se de natureza crônica. Devido ao seu mecanismo de ação proposto, a gabapentina pode ser particularmente útil no tratamento de pacientes que sofrem deste fenômeno.[17]

O controle da dor e da inflamação também pode ser conseguido com o uso de anti-inflamatórios não esteroides; apesar de ser considerado como primeira linha para o controle dos sintomas iniciais seu uso é indicado para o início do tratamento, no período que se busca a confirmação do diagnóstico. O uso crônico desta classe de medicação é desencorajado pelas boas práticas médicas e está relacionados com complicações em outros sistemas do organismo.[18] A di-hidroergotamina é um potente vasoconstritor, muito utilizado para o tratamento de cefaléia de origem vascular e pode ser utilizado via endovenosa ou via oral; na literatura, seu uso endovenoso é citado em um estudo que mostrou redução de 30% da dor; seu uso a longo prazo é desencorajado e não existem estudos sobre o tratamento via oral relacionado aos sintomas de congestão pélvica.[19]

Drogas venoativas

A droga venoativa mais estudada para o tratamento da desordem venosa pélvica é a diosmina-hesperidina em sua fração flavonoide purificada e micronizada (FFPM). A diosmina, um glicosídeo de flavona encontrado em conjunto com a hesperidina, constitui um medicamento oral composto por flavonoides com ações flebotônicas a amplamente utilizado no tratamento de distúrbios vasculares. Após a administração oral, a diosmina é convertida em diosmetina, absorvida e esterificada em conjugados de glicuronídeo excretados na urina.[20]

As propriedades farmacológicas da diosmina foram extensivamente estudadas in vitro e in vivo, revelando diversas propriedades, dentre elas anti-inflamatórias e antioxidantes. Estudos clínicos também demonstraram propriedades positivas, incluindo melhorias na circulação, drenagem linfática, microcirculação, tonicidade e flexibilidade venosas. Estudos clínicos e meta-análises destacam que a composição de diosmina e hesperidina é mais eficaz do que a diosmina isolada, proporcionando melhorias significativas na dor, sensação de peso e outros sintomas da DVC.[20,21]

Essas substâncias desempenham um papel crucial na inibição da aderência de leucócitos, no movimento intra tecidual, e na liberação de moléculas de adesão de leucócitos (L-selectina) e endoteliais (ICAM-1, VCAM-1), proporcionando proteção à permeabilidade microvascular contra mediadores inflamatórios.[20]

A posologia da droga é 1.000 mg 1 x/d, em dose única ou dividida em 2 x/d (500 mg 12/12 horas) e pode ser aumentada até 2.000 mg ao dia em casos selecionados.

Tratamento medicamentoso da congestão pélvica

A utilização da FFPM, diosmina-hesperidina, está relacionada a diminuição dos sintomas da desordem venosa pélvica como dor pélvica, peso em baixo ventre e sensação de edema em grandes lábios. Este efeito está relacionado a melhora do tônus da parede venosa com diminuição da vasodilatação e efeitos anti-inflamatórios da droga.[22-24]

Gavrilov e cols. também demostraram que a dose dobrada, 1.000 mg duas vezes ao dia, durante o primeiro mês de tratamento está relacionada a uma melhora mais rápida dos sintomas da desordem venosa pélvica.[25]

Em estudo publicado em 2021, Akhmetzianov e cols., incluíram, de forma prospectiva e randomizada, 83 mulheres com congestão pélvica; 42 receberam FFPM e 41 receberam placebo. Os sintomas foram avaliados por questionário de qualidade de vida, questionários específicos para varizes pélvicas e insuficiência e escala visual para dor. Em comparação com o controle, foram observadas melhorias nos índices de todos os questionários, com significância estatística, inclusive escala visual analógica de dor. O autor conclui que o tratamento da desordem venosa pélvica deve começar por medidas conservadoras e avaliação da sua eficácia antes de se indicar medidas invasivas. A FFPM torna-se uma tática eficaz e segura neste contexto.[26]

O estudo mais recente foi publicado este ano. Grandi e cols. avaliaram a eficácia de uma medicação contendo diosmina, hesperidina e troxerutina (Tríade®) para os sintomas de congestão pélvica (desfecho primário) e para alterações venosas avaliadas por uma ultrassonografia com Doppler colorido (desfecho secundário). Foi um estudo desenhado para 15 pacientes com cruzamento (cross-over) dos grupos conduzido na Universidade de Modena, Itália. O resultado foi positivo para melhora dos sintomas clínicos com melhora significativa para o grupo que usou o tratamento. O dado mais interessante deste estudo, em minha opinião está relacionado ao desfecho secundário avaliados pela ultrassonografia com doppler; houve uma redução do diâmetro da veia principal (p = 0,004), associado a um aumento na velocidade de pico sistólico (p = 0,01) e aumento no índice de resistividade (p < 0,0001), que nos dá um dado objetivo de melhora funcional.[27]

Tratamento medicamentoso da síndrome pós embolização

O aumento ou persistência da dor pélvica após o tratamento minimamente invasivo com embolização de veias gonadais é conhecido como síndrome pós embolização (SPE). O quadro clínico é dor na região tratada associada a febre baixa; está associado a inflamação asséptica da parede venosa e reação às molas, e em geral dura de três dias a um mês, mas pode se prolongar. A dor refere nesta síndrome é aguda, persistente e em queimação, que responde rápido ao diclofenaco e com recorrência 1 a 2 horas após o uso da medicação, um pouco diferente da dor da congestão pélvica.[28]

Estudo publicado em 2021 avaliou a eficácia da FFPM para a prevenção e melhora dos sintomas na SPE. O racional foi que diminuindo a adesão leucocitária e diminuindo a reação inflamatória pelo uso da droga, haveria menos inflamação pós procedimento. As pacientes alocadas no grupo 1 receberam 1.000 mg da FFPM 30 dias antes e 30 dias depois do procedimento, enquanto o grupo 2 não recebeu nenhuma dose. Não houve diferença estatística quanto a prevenção de SPE. Entretanto, as pacientes que receberam FFPM tiveram sintomas de SPE menos severos e com duração de tempo três vezes menor. O autor discute sobre protusão de molas na parede e associa tal ocorrência com o tratamento de pacientes com IMC muito baixo.[28]

Considerações finais

- O tratamento da Desordem Venosa Pélvica deve ser interdisciplinar e estar focado na melhora dos sintomas e da qualidade de vida das pacientes. Em muitas vezes a paciente apresenta sintomas e sinais de ansiedade e/ou depressão que devem ser tratados em conjuntos com os sintomas da própria doença.

- O tratamento clínico e medicamentoso exerce papel fundamental para o controle dos sintomas iniciais, durante o período em que se faz necessária a confirmação diagnóstica através de exames complementares e muitas vezes fornece o tempo para o prepara adequado da paciente para o procedimento.

- O uso de drogas venoativas tem papel importante no manejo dos sintomas da doença e pode ter algum efeito no período peri operatório.

- Seria assunto para um capítulo inteiro, mas perante ao fato de que na atualidade, o tratamento minimamente invasivo não consta no ROL de procedimentos das operadoras de saúde no Brasil, e que muitas tratativas são demoradas, o tratamento clínico contribui para alívio dos sintomas neste período.

Referência bibliográficas

1. Taylor HC Jr. Vascular congestion and hyperemia; their effect on structure and function in the female reproductive system. Am J Obstet Gynecol 1949;57:211–30.

2. Beard RW, Highman JH, Pearce S, Reginald PW. Diagnosis of pelvic varicosities in women with chronic pelvic pain. Lancet 1984;2:946–9.

3. Meissner MH, Khilnani NM, Labropoulos N, Gasparis AP, Gibson K, Greiner M, et al. The Symptoms-Varices- Pathophysiology classification of pelvic venous disorders: a report of the American Vein & Lymphatic Society International Working Group on Pelvic Venous Disorders. J Vasc Surg Venous Lymphat Disord 2021;9:568e84.

4. As-Sanie S. Chronic pelvic pain in nonpregnant adult females: Causes. UpToDate; 2020. Available at: https://www.uptodate.com/contents/chronic-pelvic-pain-in-nonpregnant-adult-femalescauses?search.chronic pelvic-pain-in-nonpregnant-adultfemales-5198&source.search_result&selectedTitle.1w150& usage_type.default&display_rank.1.

5. Latthe P, LattheM, Say L, Gulmezoglu M, Khan KS.WHO systematic review of prevalence of chronic pelvic pain: a neglected reproductive health morbidity. BMC Public Health 2006;6:177.

6. De Maeseneer MG, Kakkos SK, Aherne T, Baekgaard N, Black S, Blomgren L, Giannoukas A, Gohel M, de Graaf R, Hamel-Desnos C, Jawien A, Jaworucka-Kaczorowska A, Lattimer CR, Mosti G, Noppeney T, van Rijn MJ, Stansby G, Esvs Guidelines Committee, Kolh P, Bastos Goncalves F, Chakfé N, Coscas R, de Borst GJ, Dias NV, Hinchliffe RJ, Koncar IB, Lindholt JS, Trimarchi S, Tulamo R, Twine CP, Vermassen F, Wanhainen A, Document Reviewers, Björck M, Labropoulos N, Lurie F, Mansilha A, Nyamekye IK, Ramirez Ortega M, Ulloa JH, Urbanek T, van Rij AM, Vuylsteke ME. Editor's Choice - European Society for Vascular Surgery (ESVS) 2022 Clinical Practice Guidelines on the Management of Chronic Venous Disease of the Lower Limbs. Eur J Vasc Endovasc Surg. 2022 Feb;63(2):184-267. doi: 10.1016/j.ejvs.2021.12.024. Epub 2022 Jan 11. Erratum in: Eur J Vasc Endovasc Surg. 2022 Aug-Sep;64(2-3):284-285. doi: 10.1016/j.ejvs.2022.05.044. PMID: 35027279.

7. Khilnani NM, Meissner MH, Learman LA, Gibson KD, Daniels JP, Winokur RS, Marvel RP, Machan L, Venbrux AC, Tu FF, Pabon-Ramos WM, Nedza SM, White SB, Rosenblatt M. Research Priorities in Pelvic Venous Disorders in Women: Recommendations from a Multidisciplinary Research Consensus Panel. J Vasc Interv Radiol. 2019 Jun;30(6):781-789. doi: 10.1016/j.jvir.2018.10.008. Epub 2019 Mar 8. PMID: 30857986.

8. Kachlik D, Pechacek V, Musil V, et al. The venous system of the pelvis: new nomenclature. Phlebology 2010; 25:162–173.

9. Borghi C, Dell'Atti L.. Pelvic congestion syndrome: the current state of the literature. Arch Gynecol Obstet. 2016;293(2):291–301.

10. Mahmoud O, Vikatmaa P, Aho P, et al.. Efficacy of endovascular treatment for pelvic congestion syndrome. J Vasc Surg Venous Lymphat Disord. 2016;4(3):355–370.

11. Gavrilov SG, Efremova OI.. Surgical aspects of venous pelvic pain treatment. Curr Med Res Opin. 2019;35(11):1983–1989.

12. Gavrilov SG, Vassilieva GY, Vasilev IM, et al.. The role of vasoactive neuropeptides in the genesis of venous pelvic pain: a review. Phlebology. 2020;35(1):4–9.

13. Neuenschwander J, Sebastian T, Barco S, Spirk D, Kucher N. A novel management strategy for treatment of pelvic venous disorders utilizing a clinical screening score and non-invasive imaging. Vasa. 2022 May;51(3):182-189. doi: 10.1024/0301-1526/a001001. Epub 2022 Apr 13. PMID: 35414262.

14. Gavrilov SG, Karalkin AV, Turischeva OO. Compression treatment of pelvic congestion syndrome. Phlebology. 2018 Jul;33(6):418-424. doi: 10.1177/0268355517717424. Epub 2017 Jun 22. PMID: 28639874.

15. Bendek B, Afuape N, Banks E, et al.. Comprehensive review of pelvic congestion syndrome: causes, symptoms, treatment options. Curr Opin Obstet Gynecol. 2020;32(4):237–242.

16. Glowiczki P. Handbook of Venous Disorders. Third Edition. London: Edward Arnold (Publishers) Ltd; 2007.

17. Marchand G, Masoud AT, Govindan M, Ware K, King A, Ruther S, Brazil G, Cieminski K, Calteux N, Coriell C, Ulibarri H, Parise J, Arroyo A, Chen D, Pierson M, Rafie R, Sainz K. Systematic review and meta-analysis of the efficacy of gabapentin in chronic female pelvic pain without another diagnosis. AJOG Glob Rep. 2021 Dec 10;2(1):100042. doi: 10.1016/j.xagr.2021.100042. PMID: 36274967; PMCID: PMC9563541.

18. Richardson G. Pelvic congestion syndrome: diagnosis and treatment. In: The vein book. Amsterdam: Elsevier Academic Press; 2007.

19. Perry CP. Current concepts of pelvic congestion and chronic pelvic pain. JSLS. 2001 Apr-Jun;5(2):105-10. PMID: 11394421; PMCID: PMC3015423.

20. Huwait E, Mobashir M. Potential and Therapeutic Roles of Diosmin in Human Diseases. Biomedicines. 2022;10(5):1076.

21. Hnatek L. Therapeutic potential of micronized purified flavonoid fraction (MPFF) of diosmin and hesperidin in treatment chronic venous disorder. Vnitr Lek. 2015 Sep;61(9):807-14.

22. Gavrilov SG, Moskalenko YP, Karalkin AV.. Effectiveness and safety of micronized purified flavonoid fraction for the treatment of concomitant varicose veins of the pelvis and lower extremities. Curr Med Res Opin. 2019;35(6):1019–1026.

23. Simsek M, Burak F, Taskin O.. Effects of micronized purified flavonoid fraction (daflon) on pelvic pain in women with laparoscopically diagnosed pelvic congestion syndrome: a randomized crossover trial. Clin Exp Obstet Gynecol. 2007;34:96–.

24. Tsukanov YT, Tsukanov AY, Levdanskiy EG.. Secondary varicose small pelvic veins and their treatment with micronized purified flavonoid fraction. Int J Angiol. 2016;25(2):121–127.

25. Gavrilov SG, Karalkin AV, Moskalenko YP, et al.. Efficacy of two micronized purified flavonoid fraction dosing regimens in the pelvic venous pain relief. Int Angiol. 2021. Jun;40(3):180–186.

26. Akhmetzianov RV, Bredikhin RA. Clinical Efficacy of Conservative Treatment with Micronized Purified Flavonoid Fraction in Female Patients with Pelvic Congestion Syndrome. Pain Ther. 2021 Dec;10(2):1567-1578. doi: 10.1007/s40122-021-00312-6. Epub 2021 Sep 19. PMID: 34537951; PMCID: PMC8586324.

27. Grandi G, Feliciello L, Iaccheri M, Melotti C, Anceschi F, Facchinetti F. The effect of a flavonoid mixture containing diosmin, hesperidin and troxerutin in women with congestion syndrome associated to pelvic pain: a color Doppler ultrasonography study. Minerva Obstet Gynecol. 2024 Jun;76(3):250-256. doi: 10.23736/S2724-606X.24.05432-0. PMID: 38939979.

28. Gavrilov SG, Krasavin GV, Mishakina NY, Efremova OI, Zolotukhin IA. The Effect of Venoactive Drug Therapy on the Development and Severity of Post-Embolization Syndrome in Endovascular Interventions on the Gonadal Veins. J Pers Med. 2021 Jun 7;11(6):521. doi: 10.3390/jpm11060521. PMID: 34200127; PMCID: PMC8227223.

12

Tratamento Endovenoso da Desordem Venosa Pélvica

Fabio Henrique Rossi

Miguel Monteiro Tannus

Nilo Mitsuru Izukawa

Antônio Massamitsu Kambara

Introdução e considerações históricas

O fenômeno de Nutcracker (FNK), que consiste na compressão extrínseca e obstrução da veia renal esquerda, foi pela primeira vez descrito por Grant em 1937[1]. El Sadr e Mina reportaram seus aspectos anatômicos, e cirúrgicos, em portadores de varicocele[2]. Na maioria das vezes, a compressão é feita pela artéria mesentérica superior, quando é denominado FNK anterior, mais raramente, a compressão pode ser provocada pela aorta sobre a coluna, denominada FNK posterior. Em casos mais raros, a compressão, é provocada por outras estruturas como tumores, linfadenopatias retroperitoneais, aneurismas, útero gravídico, lordose, e estiramento da veia renal sobre a aorta (ptose venosa renal). Em 1972, de Schepper alertou que nem sempre o FNK é acompanhado por sintomas[3], e que o termo síndrome de Nutcraker (SNK) deve ser reservado para os pacientes sintomáticos. Os seus sinais e sintomas estão relacionados à presença de obstrução, estase e hipertensão venosa renal, que pode estar associado a refluxo pela veia gonadal, e plexo venoso pélvico, mas também, dependem das características e o desenvolvimento da rede de colaterais, no sistema venoso abdomino-pélvico (Figuras 12.1 e 12.2)[4].

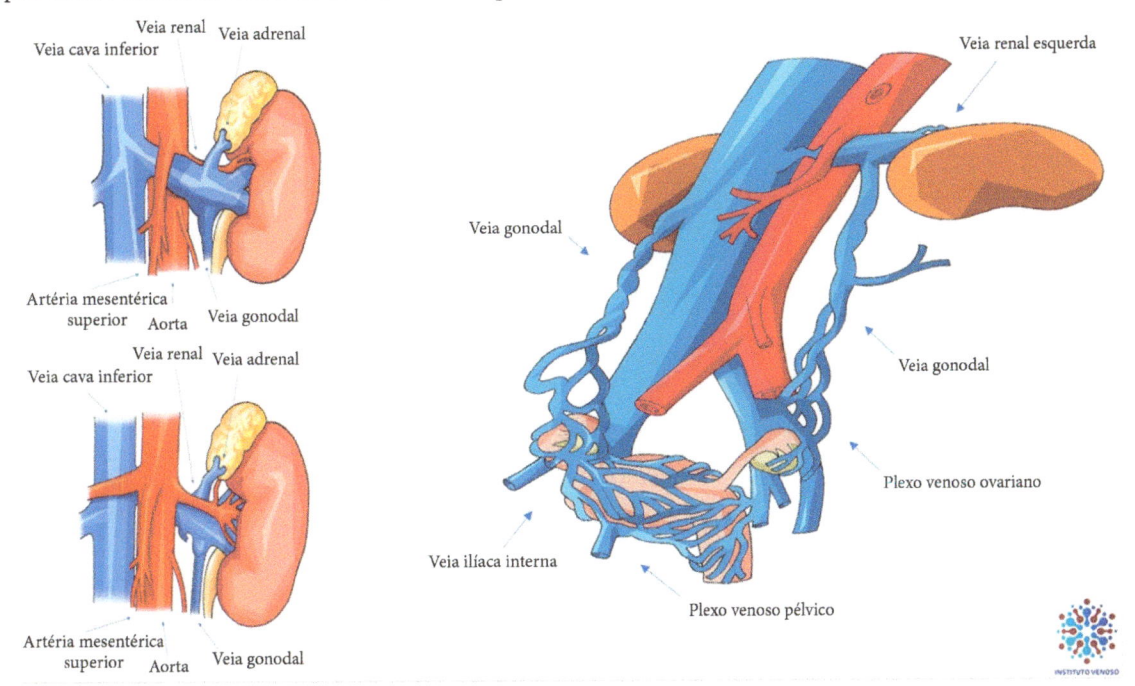

Figura 12.1. Obstrução venosa renal esquerda provocada pela compressão da artéria mesentérica superior (fenômeno de *Nutcracker* anterior) e pela artéria aorta (fenômeno de *Nutcracker* posterior). A obstrução pode estar associada a refluxo pelas veias gonadais, plexo venoso ovariana, uterino e pélvico.

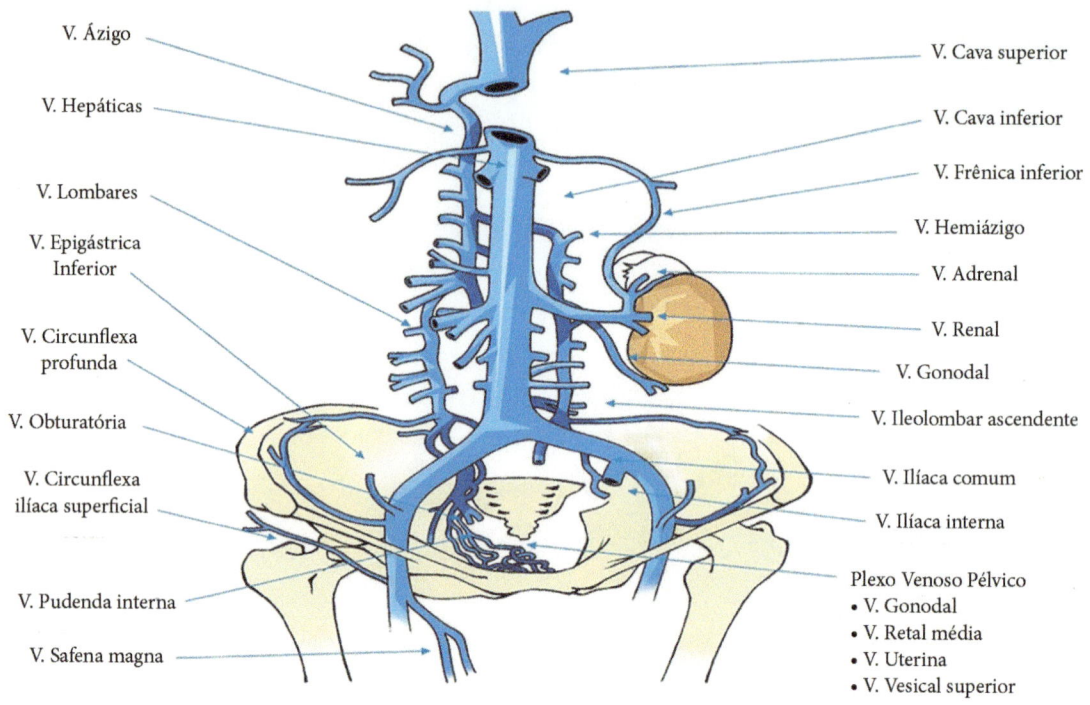

Figura 12.2. Rede de colaterais, e tributárias entre o sistema venoso cavo superior, renal, cavo inferior, pélvico e membros inferiores.

A sua epidemiologia ainda é mal definida, e estudada, e a maioria dos portadores são assintomáticos, ou oligossintomáticos, mas em contrapartida, existe muitos pacientes, que sofrem anos, sem que a sua presença seja diagnosticada. Sua importância ainda é pouco conhecida, e os critérios diagnósticos, ainda pouco estabelecidos, dificultando a identificação dos pacientes acometidos. Um outro fato, é que na maioria das vezes, o primeiro contato desses pacientes é feito com os ginecologistas e urologistas, que na maioria das vezes, não consideram a Desordem Venosa Pélvica, no diagnóstico diferencial da Dor Pélvica Crônica.

Os sinais e sintomas mais presentes da SNK são: dor no flanco esquerdo (43,4% a 65,2%), hematúria microscópica (8,6% a 21,7%), macroscópica (39,1% a 69,5%), proteinúria (4,3% a 26,1%), e hipotensão ortostática. Esses sintomas são mais comuns nos pacientes que não apresentam incompetência e refluxo nas veias gonadais, que nessa situação, passa a ser uma via de escoamento e descompressão do fluxo proveniente da veia renal obstruída, e nessa situação prevalece os sintomas pélvicos. A manifestação clínica mais comum, que ocorre sobretudo em pacientes multíparas, e motivo frequente de procura nos consultórios, é a Dor Pélvica Crônica (DPC), que é caracterizada pela dor não cíclica, na região pélvica, que dura mais que 6 meses, que pode estar associada à dispareunia e dismenorreia, e no homem, à varicocele e a dor escrotal. Podem estar presentes também varizes vulvares, glúteas, e nos membros inferiores, essas últimas sobretudo quando estas estão presentes na região púbica e perineal, e em situações anatômicas não habituais, e nas varizes recidivadas. Quando a DPC é relacionada a presença de refluxo nas veias gonadais,

e no plexo venoso pélvico (varizes pélvicas) ela foi historicamente denominada de Síndrome de Congestão Pélvica[5].

A DPC é muito comum, ela afeta 15% das mulheres nos EUA, e 27% no mundo, entre os 18 e 50 anos de idade[5,6]. Ela é a causa de indicação de 12% das histerectomias, e 40% das laparoscopias diagnósticas nos EUA, e surpreendentemente, em 60% dessas não é identificada uma causa definida para a DPC[7-9]. Estima-se que a DPC seja a causa principal de procura pelo ginecologista em 1/3 das consultas, e os seus sintomas, na maioria das vezes, são atribuídos à endometriose, miomatose uterina, e doença inflamatória pélvica, entretanto, nesses pacientes, existe dilatação da veia gonadal, refluxo e varizes pélvicas em até 1/3 dos casos[10-12]. Estima-se que as varizes pélvicas sejam responsáveis pelos sintomas em até 40% dos casos, de DPC[13,14]. Nos pacientes portadores de hematúria de causa desconhecida, a compressão da veia renal é encontrada em 40% daqueles submetidos ao Doppler ultrassom colorido, e aparentemente ela estaria relacionada a distensão, e ruptura, de pequenas veias na pelve renal[15]. A varicocele é importante causa de infertilidade masculina, e é encontrada em 8% a 22% da população em geral[16]. A proteinúria ortostática, parece estar relacionada a uma reação autoimune e ao aumento de liberação de angiotensina II e norepinefrina[17]. O primeiro pico de apresentação clínica ocorre na adolescência, e no início da idade adulta, e é marcada pelos sintomas clássicos da SNK (dor em flanco esquerdo e hematúria), sendo que, na maioria dos casos, os sintomas são resolvidos espontaneamente. O segundo pico ocorre em mulheres, e homens de meia idade, que passam a sentir dor pélvica e escrotal. Nesse grupo de pacientes, na maioria das vezes, a hipertensão na veia renal diminui porque ocorre a descompressão, secundária a incompetência valvar, dilatação e refluxo pela veia gonadal, e pela rica rede de colaterais presente no território abdomino-pélvico[18]. Um outro dado clínico importante, e fato que acrescenta complexidade ao entendimento da doença, é que, não raramente, os pacientes portadores de obstrução venosa ilíaca (Síndrome de May-Thurner e de Cockett) apresentam também sinais e sintomas associados de DPC. Em nossa casuística, em 27,6 % dos pacientes portadores de IVC CEAP C3-6, e obstrução venosa ilíaca 50% identificada ao IVUS, apresentavam sinais radiológicos de obstrução em veia renal, e sintomas de DPC[19,20] (Figuras 12.3 e 12.4).

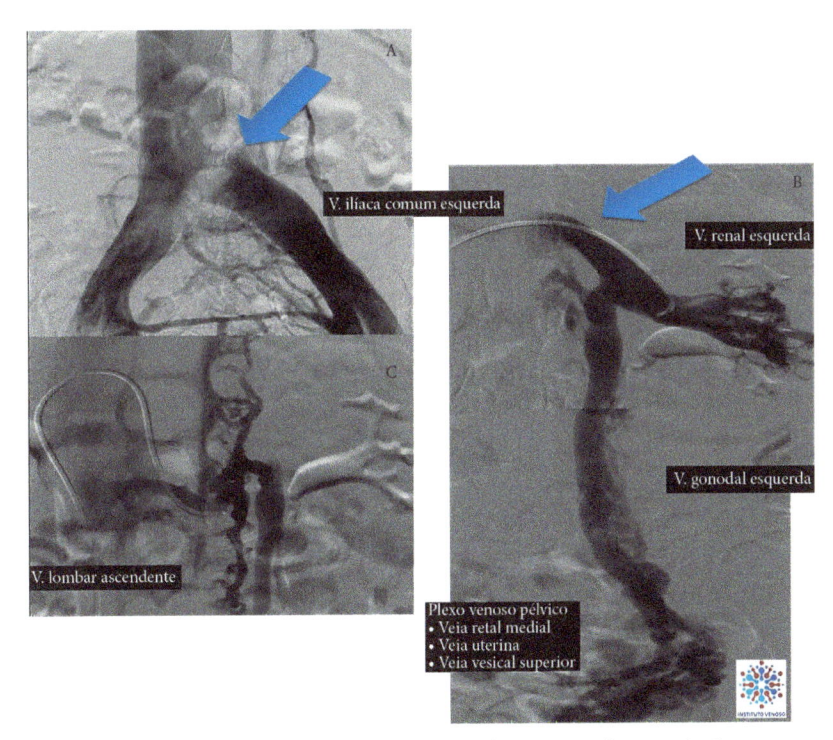

Figura 12.4. Venografia por subtração digital demonstrando associação, em um mesmo paciente, entre a obstrução não trombótica da veia ilíaca comum esquerda (A) e em veia renal esquerda (B), associada a refluxo pela veia gonadal e plexo venoso pélvico, associado a rica rede de circulação colateral trans vertebral, paravertebral e lombar ascendente (C).

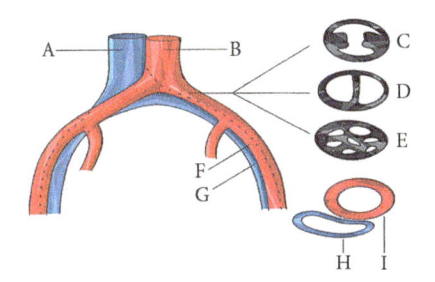

Figura 12.3. A obstrução venosa de veia ilíaca comum esquerda (A) pode ocorrer pela compressão mecânica da artéria ilíaca comum direita (B)(May-Thurner) e pela formação de esporas (C), traves (D) e membranas (E) em seu lúmen. Nos casos de compressão (I,H) associados a trombose do eixo venoso (Nutcracker), pode ocorrer fleboesclerose e retração cicatricial da parede venosa (Rokitansky).

A presença e a intensidade das diversas manifestações clínicas associadas as síndromes obstrutivas abdomino pélvicas podem variar segundo a situação anatômica, e hemodinâmica, presente em cada paciente acometido. É interessante enfatizar, mais uma vez que os sinais, e sintomas, das referidas síndromes, como originalmente descritas, e a própria presença das obstruções venosas abdomino pélvicas, muitas vezes são comuns, e se interpõem[15]. (Tabela 12.1)

Tabela 12.1. Intensidade dos sinais e sintomas presentes nas diversas síndromes obstrutivas abdomino pélvicas como originalmente descritas no passado[15]

SINAIS E SINTOMAS	SÍNDROME DE QUEBRA NOZES NUTCRACKER	SÍNDROME DE CONGESTÃO VARIZES PÉLVICAS	SÍNDROME DE MAY-THURNER COCKETT
Dor Pélvica Crônica (DPC)	++	+++	+
Dispareunia	++	++	+
Dor pós coito	++	+++	+ / -
Dismenorréia	++	++	+ / -
Dismetrorragia	++	++	+ / -
Dor flanco esquerdo	+++	+	-
Hematúria / Proteinúria	++	-	-
Dor / edema de membro	-	+	+++

+++: mais comum; ++ comum; + menos comum; - usualmente ausente

A obstrução venosa abdomino-pélvica também tem sido relacionada à formação de varizes em membros inferiores[21], sobretudo nos casos de varizes recidivadas (Figura 5), à hemorroidas[22], à hiperplasia prostática benigna[23], à síndrome da bexiga e de colón irritável[24], e até mesmo à lombociatalgia crônica [25] (Figuras 12.5 e 12.6).

Todos esses fatores tornam o diagnóstico, e o tratamento bastante complexos, que deve ser individualizado, e esse último considerado apenas nos pacientes gravemente sintomáticos, com perda importante da qualidade de vida, e realizado naqueles em que não houve resposta ao tratamento convencional. A prevalência dessas síndromes é alta, sua fisiopatologia, mal compreendida e, até hoje, não é incomum que muitos pacientes acometidos não recebam, o diagnóstico, e dessa forma o tratamento adequado.

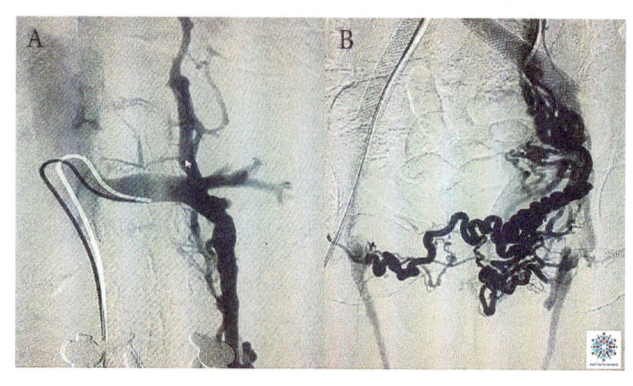

Figura 12.5. Venografia por subtração digital sob manobra de Valsalva demonstrando refluxo por veia gonadal e suprarrenal esquerda(A), plexo venoso ovariano, uterino, trans púbico, pudendo e veias safenas magnas bilaterais(B).

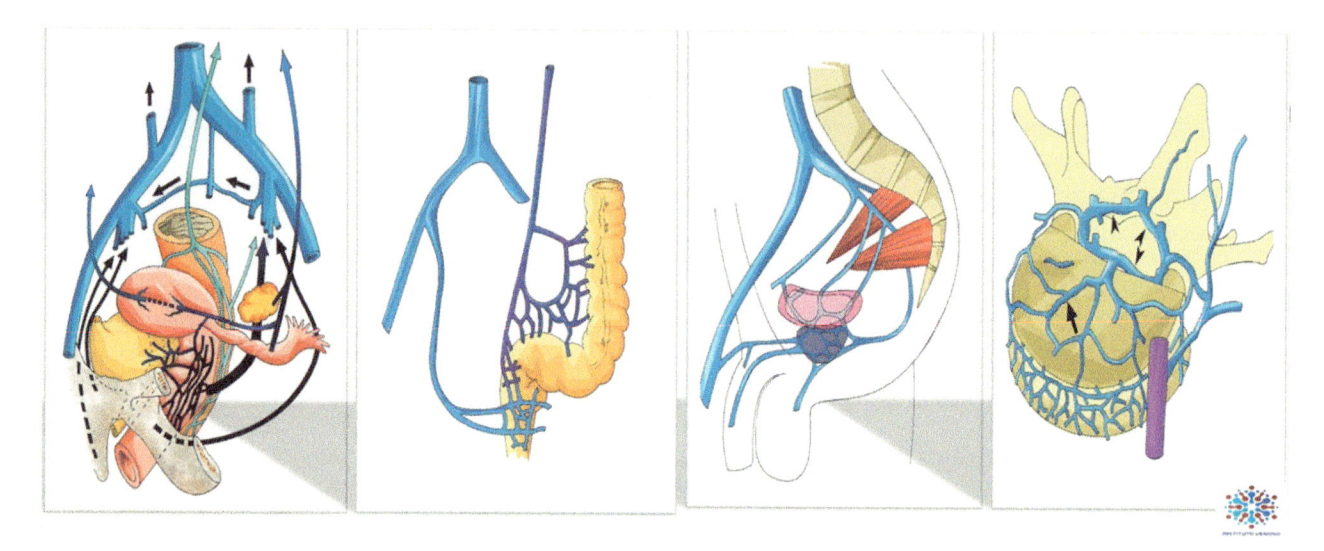

Figura 12.6. As obstruções venosas abdomino pélvicas vêm sendo associadas às varizes recidivadas de membros inferiores, síndrome da bexiga e de colón irritável, hemorroidas, hiperplasia prostática benigna, e até mesmo à lombociatalgia crônica de membros inferiores.

Considerações clínicas, anatômicas e hemodinâmicas no tratamento da Desordem Venosa Pélvica

O termo Desordem Venosa Pélvica (DVP) envolve um conjunto de sinais e sintomas, secundários a distúrbios do fluxo venoso, que pode envolver Obstruções Venosas Abdominopélvicas (OVAPs), associadas ou não a ocorrência de refluxo, que por sua vez podem ser a causa de dor lombar, hematúria, proteinúria, dor pélvica crônica (DPC), dispareunia, varizes pélvicas, vulvares, perineais, nos membros inferiores, e outras manifestações clínicas associadas. No passado esse conjunto de sinais e sintomas foram caracterizadas e descritas nas isoladamente nas Síndromes de *Nutcracker* ou de Quebra-Nozes, Síndrome da Congestão Pélvica e Síndrome de May-Thurner-Cockett. Essa nomenclatura histórica, apesar de respeitável, uma vez que referencia o pioneirismo dos autores envolvidos nas primeiras descrições, preferencialmente deve ser abandonada, pois ela contribui para a confusão, e até mesmo para a dicotomização artificial das manifestações clínicas interrelacionadas do ponto de vista anatômico e hemodinâmico. Esse conceito também deve ser considerado na análise clínica, e na escolha, e na interpretação dos métodos diagnósticos, e sobretudo na definição da estratégia terapêutica, que deve ser individualizada, e focada sempre na manifestação clínica principal do paciente acometido de forma individualizada (Figura 12.7).

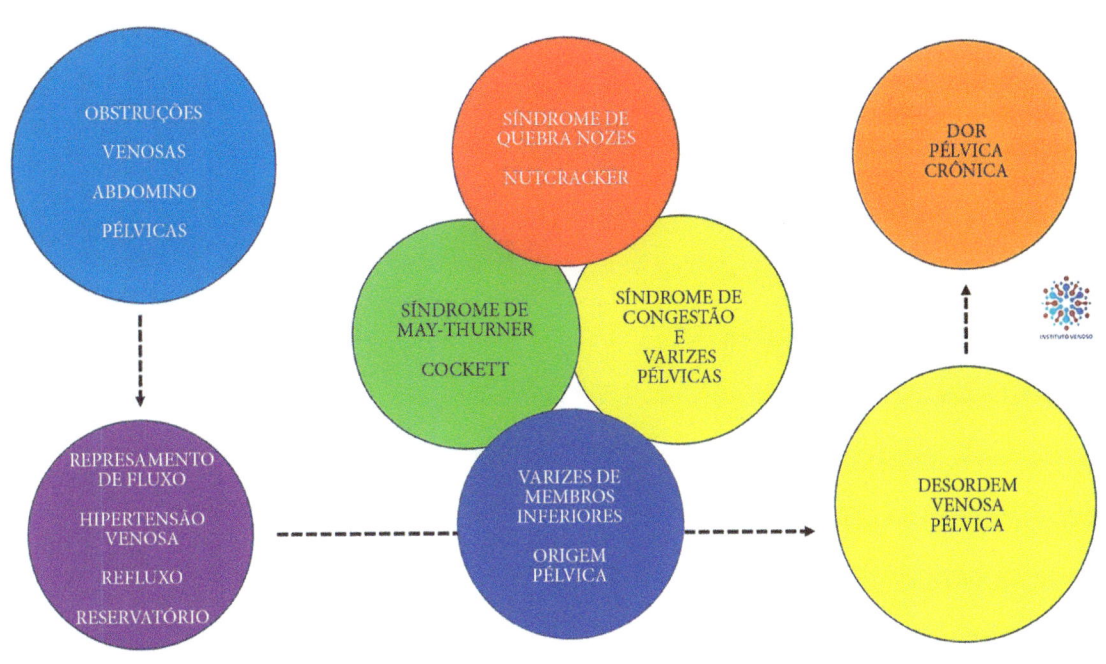

Figura 12.7. Historicamente as síndromes de *Nutcracker*, ou de Quebra-Nozes, May-Thurner-Cockett, de Congestão e varizes pélvicas descreveram diversas manifestações clínicas secundárias a presença de Obstruções Venosas Abdomino Pélvicas, associadas a refluxo ou não, que atualmente convencionou-se designar de Desordem Venosa Pélvica.

Devemos lembrar que o fluxo venoso proveniente dos membros inferiores, órgão e estruturas abdominais, e pélvicas é escoado pelas veias ilíacas, gonadais e renais. Quando existe alguma obstrução, ou impedimento a esse retorno, seja por compressão extrínseca, esporas, traves, e membranas endo luminares, ou fleboesclerose, ocorre represamento, estase e hipertensão venosa, que é a causa etiopatogênica dos sinais, e sintomas relacionados a DVP. Essas obstruções, extrínsecas ou intrínsecas, podem estar associadas, ou não, a presença de refluxo, além disso, pode haver a associação entre elas em maior ou menor grau. As três situações anatômicas mais comuns relacionadas a presença da DVP são: 1- Refluxo primário pelas veias gonadais, e plexo venoso pélvico, mais comum do lado esquerdo; 2- Obstrução de veia renal associada ou não ao refluxo pela veia gonadal esquerda; 3- Obstrução de veia ilíaca comum esquerda associada a refluxo em veia ilíaca interna e suas tributárias. Entretanto como já mencionado, não é incomum que haja associação entre essas situações anatômicas e hemodinâmicas (Figura 12.8).

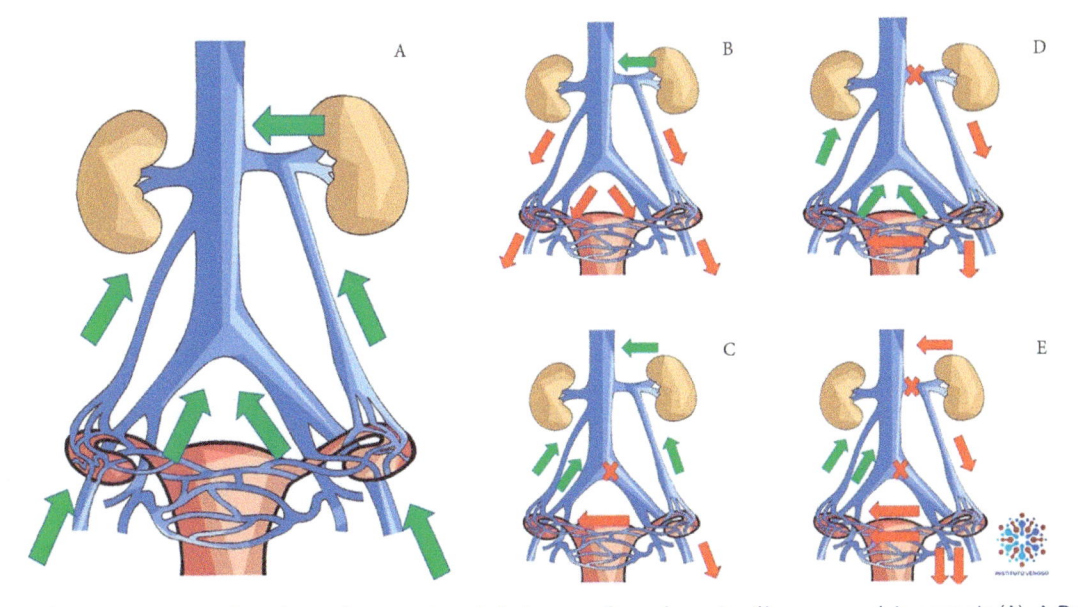

Figura 12.8. O retorno venoso da pelve e dos membros inferiores se faz pelas veias ilíacas, gonadais e renais (A). A Desordem Venosa Pélvica pode ser provocada pela presença de refluxo primário em veias gonadais, e/ou ilíacas e suas tributárias (B), obstrução ilíaca (C), e/ou renal (D), que por sua vez pode estar associado ou não a presença de refluxo (E).

A trombose venosa profunda, sobretudo quando compromete o eixo ilíaco-femoral, pode provocar as OVAPs, e trazer sequelas graves como a Síndrome Pós-Trombótica nos membros inferiores, presente entre 30 a 50% dos casos, e também pode cursar com sintomas da DVP[26]. A presença do trombo no lúmen, provoca obstrução mecânica do fluxo venoso, na fase aguda (Figuras 12.9 e 12.10), mas além disso, pode provocar inflamação e retração cicatricial, reduzindo o seu calibre (fleboesclerose / Rokitansky) na fase subaguda e crônica. Na equação descrita por Poiseuille, a variável raio, é a que tem maior relevância, pois é elevado a quarta potência, por isso, o escoamento de fluxo venoso adequado, quando existe redução do calibre do vaso, exige um aumento significativo no gradiente pressórico, que pode trazer sequelas hemodinâmicas definitivas e as manifestações clínicas crônicas. (Figuras 12.9 a 12.13).

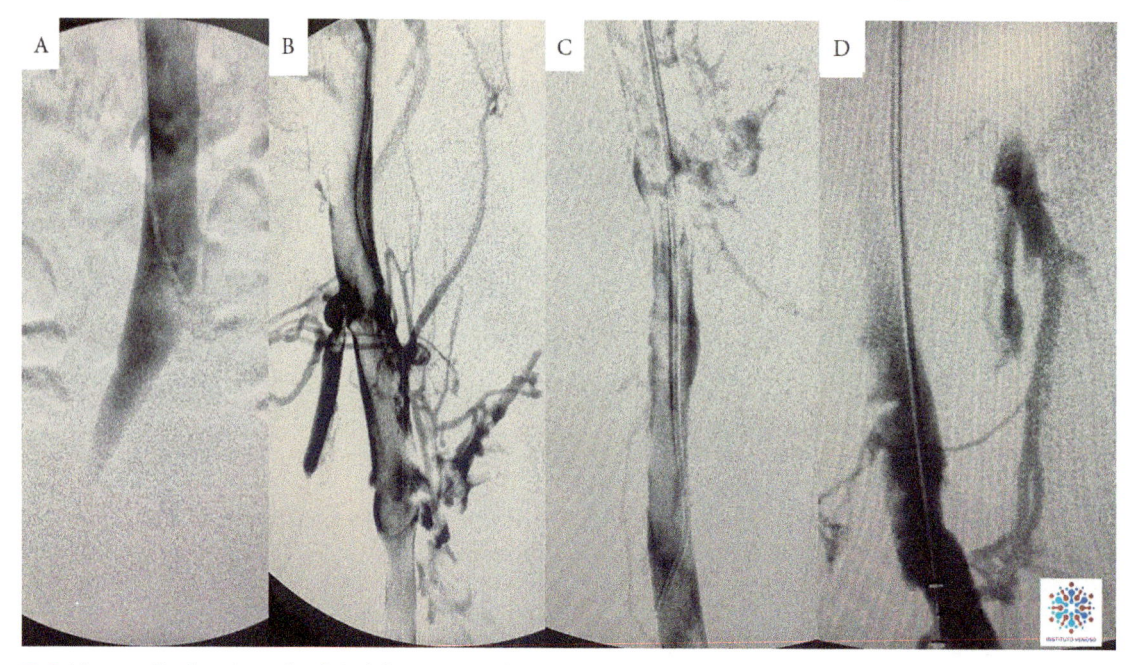

Figura 12.9. Venografia de subtração digital demonstrando a presença de TVP em fase aguda comprometendo todo o eixo ilíaco (A, B), femoral comum, femoral e profundo (B,C,D). Esses trombos se não extraídos precocemente provocam inflamação da parede do vaso e retração cicatricial, com redução do calibre do vaso.

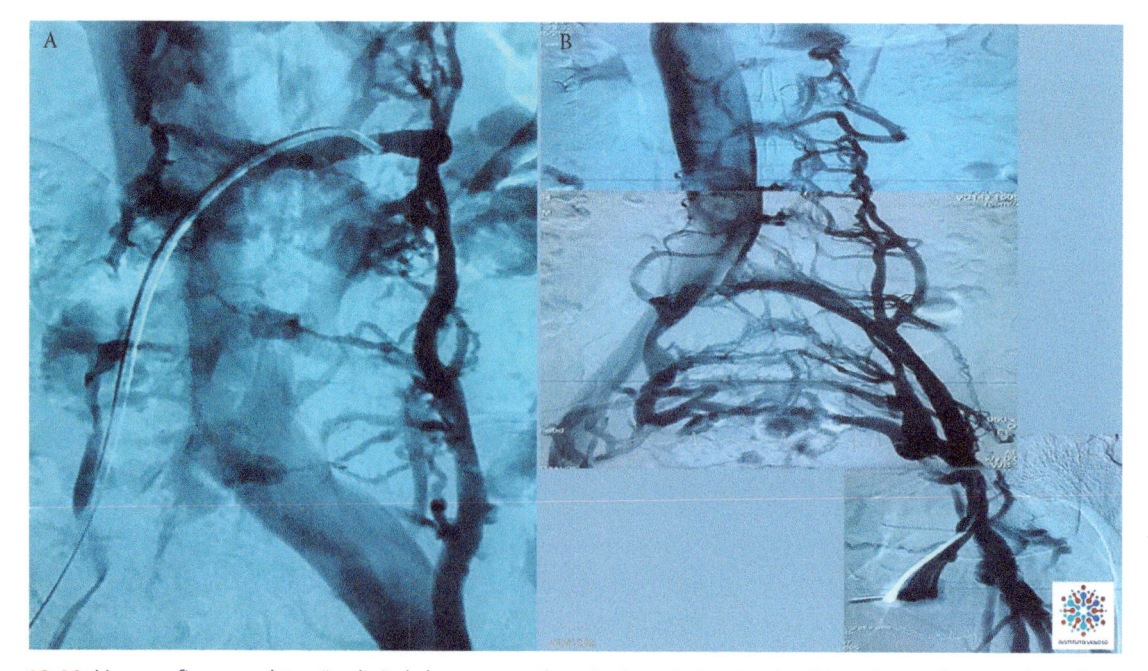

Figura 12.10. Venografia por subtração digital demonstrando oclusão crônica do eixo ilíaco-femoral esquerdo, e formação de exuberante rede de circulação colateral. Notar a fibrose, e retração cicatricial, em todo segmento ilíaco e femoral esquerdo (B) (Rokitansky).

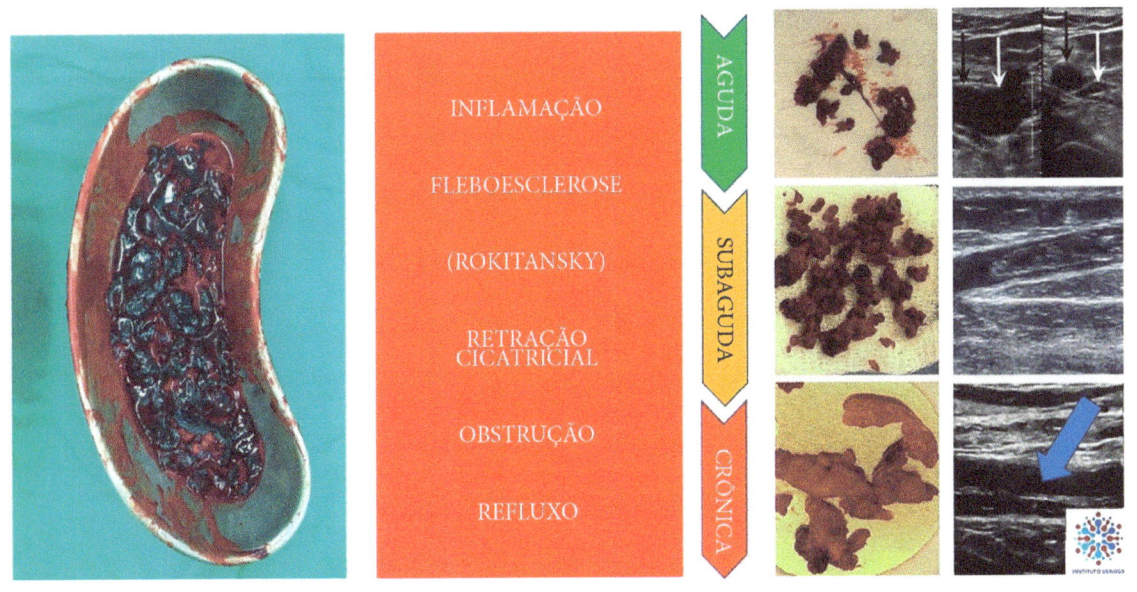

Figura 12.11. O volume de trombo que ocorre na TVP é enorme, e além de provocar o impedimento agudo do fluxo, na fase subaguda e crônica, pode provocar inflamação e retração cicatricial do calibre do vaso acometido (fleboesclerose/Rokitansky) (seta azul) trazendo consequências hemodinâmicas graves e definitivas.

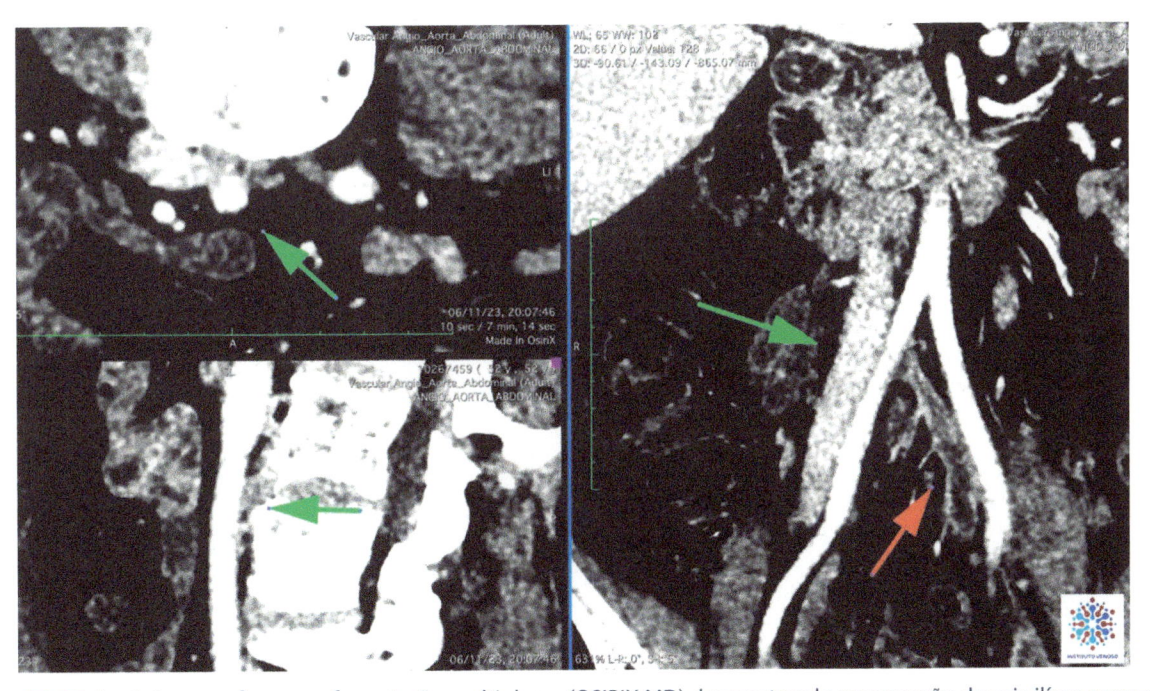

Figura 12.12. Angiotomografia com reformatação multiplanar (OSIRIX MD) demonstrando compressão de veia ilíaca comum esquerda pela artéria ilíaca comum direita (seta verde), recanalização parcial e retração cicatricial (fleboesclerose/Rokitansky) de veia ilíaca interna esquerda, na fase subaguda (18 dias de evolução pós trombótica).

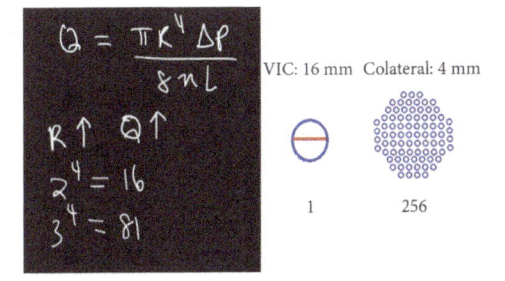

VIC: 16 mm   Colateral: 4 mm

1   256

Figura 12.13. Lei formulada pelo médico e físico francês Jean Léonard Marie Poiseuille que relaciona a vazão Q em um tubo cilíndrico transportando um líquido viscoso com o raio R, comprimento L, pressão P e coeficiente de viscosidade h. Observando essa equação, podemos inferir que a redução do calibre da veia ilíaca comum (VIC), que em média possui 16 mm de diâmetro, necessitaria de um total de 256 vasos colaterais de 4 mm para que o mesmo volume de sangue pudesse ser escoado, sem que a pressão sofresse alteração.

Rastreamento pré-operatório

Os critérios clínicos para o diagnóstico da Desordem Venosa Pélvica (CCDVP) abaixo descritos podem auxiliar na identificação de pacientes que devem ser investigados por exames complementares (Tabela 12.2). Os pacientes que possuem queixas isoladas de Dor Pélvica Crônica devem ser submetidos a ultrassom transvaginal, e naqueles em que for identificado varizes pélvicas com diâmetro ≥ 6 mm, e em todos, em que houver associação com sintomas severos de obstrução venosa ilíaca ou renal, deve-se prosseguir a investigação com exames complementares. Esses exames, além de confirmarem a presença da DVP podem auxiliar na escolha da estratégia de tratamento, lembrando que esses achados devem ser confrontados com aqueles encontrados no período intraoperatório, nos casos de obstrução o uso do IVUS é imprescindível (Figura 12.14).

Tabela 12.2. Critérios Clínicos para o Diagnóstico da Desordem Venosa Pélvica (CCDVP)

CRITÉRIOS CLÍNICOS PARA O DIAGNÓSTICO DA DESORDEM VENOSA PÉLVICA (CCDVP)*	PONTOS
Dor Pélvica Crônica > 3 meses	3
Varizes Vulvares (tratadas ou não)	2
Varizes de MMII (tratadas ou não)	2
Piora da dor na posição em pé, sentada, na relação sexual, ou na menstruação	1
Gravidez > 1	1
Descartada doença uterina, ovariana, bexiga e intestinal	1

CCDVP < 3 : DVP IMPROVÁVEL; ≧ 3 : DVP PROVÁVEL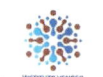

*Neuenschwander J et al. Vasa. 2022 May;51(3):182-189. doi: 10.1024/0301-1526/a001001.

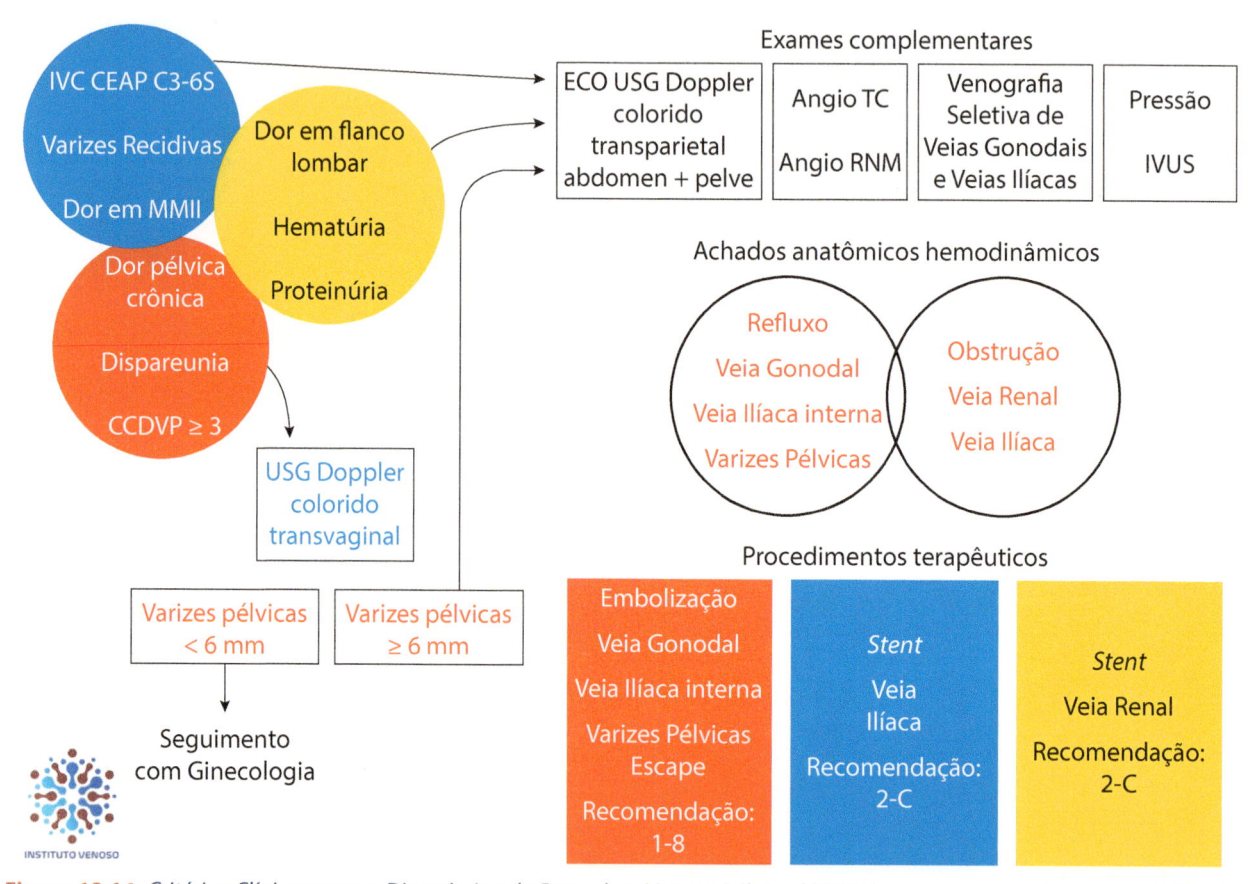

Figura 12.14. Critérios Clínicos para o Diagnóstico da Desordem Venosa Pélvica (CCDVP) e exames complementares utilizados para o diagnóstico e tratamento da DVP.

Planejamento pré-operatório

O hemograma e coagulograma completo, a ureia e creatinina, devem ser solicitados para verificar a presença de anemia, distúrbios de coagulação e disfunção renal. Nos pacientes com histórico familiares de trombose venosa, ou embolia prévia de repetição, trombose visceral ou cerebral, de abortamento espontâneo, de doença autoimune, como lúpus eritematoso sistêmico, deve-se solicitar testes sorológicos para investigar a presença de trombofilia. O exame de urina deve ser solicitado para verificar a presença de hematúria e proteinúria ortostática. É fundamental que os achados anatômicos obtidos nos exames complementares aqui abordados sejam considerados e confrontados com os sinais, e sintomas presentes em cada caso[27-37]. O eco Doppler Venoso apresenta uma sensibilidade de 69%

a 90% e uma especificidade de 89% a 100% no diagnóstico da Síndrome de Quebra-Nozes [21,27,28]. Apresenta várias vantagens, como baixa invasibilidade, baixo custo, e fácil acessibilidade. Entretanto seus resultados, e sua acurácia, dependem da qualidade do aparelho, e da experiência do operador. Ainda hoje existem poucas equipes experientes. A ultrassonografia com Doppler venoso colorido transvaginal é solicitado como método de triagem inicial, para o diagnóstico da presença de varizes pélvicas, sobretudo pelo ginecologista. Os achados sugestivos de Síndrome de Congestão Pélvica são: dilatação de veia gonadal > 4 mm, refluxo, e varizes pélvicas com diâmetro > 6 mm[29,30]. A angiotomografia[31-33] e a angiorressonância[34] são capazes de demonstrar a presença e o grau de obstrução, na veia renal e ilíacas, o aumento do diâmetro das veias gonadais, a presença de varizes pélvicas e rede de tributárias colaterais dilatadas. Além disso, A CTV é um método capaz de determinar o ponto preciso de compressão, e classificar a obstrução venosa ilíaca, quando comparada ao IVUS, auxiliando não apenas no diagnóstico, mas também no planejamento terapêutico[31]. Kim et al verificaram que, quando o ângulo aorto-mesentérico é inferior a 39 graus, comparando o à venografia associada a medidas de pressão, existe uma sensibilidade de 92% e especificidade de 89%, para o diagnóstico da DVP, mas aparentemente, o critério angiotomográfico mais específico, para isso, é a razão de compressão existente entre o ponto de maior compressão e o diâmetro

proximal da veia renal ≥ 4,9 (especificidade de 100%)[35]. Em estudo ainda não publicado, avaliamos 113 angiotomografias realizadas em pacientes portadores de IVC CEAP C3-6, que apresentaram obstrução em veia ilíaca ≥ 50% ao IVUS, submetidos a angioplastia e implante de *stent*, entre janeiro de 2013 e maio de 2017[19]. Verificamos que, em 45 angiotomografias (40%), havia FNK e que, em 25 (54.3%) desses pacientes, havia sintomas de SNK. Entre os critérios avaliados, aquele que teve maior associação com a presença de sintomas foi o aumento de diâmetro da veia gonadal, sugerindo que ela pode se tornar via de escoamento do plexo venoso pélvico em pacientes portadores de obstrução venosa ilíaca, e sintomas de Síndrome de Congestão Pélvica (Figura 12.15).

Na análise angio tomográfica é possível verificar os aspectos anatômicos e até hemodinâmicos, quando se estuda as diversas fases de obtenção das imagens (arterial, parenquimatosa e venosa). Para que se possa ter um grau de definição e padrão de imagem satisfatória é importante que sejam adquiridas em cortes finos, e as imagens sejam processadas em software específico de reformatação das imagens. Recomendamos que o exame seja analisado pelo médico responsável pelo planejamento do tratamento[31]. Para a análise da presença, e do grau de refluxo presente nas veias gonadais, ilíacas internas e no plexo venoso pélvico utilizamos a classificação de Szary et al. adaptada: Grau

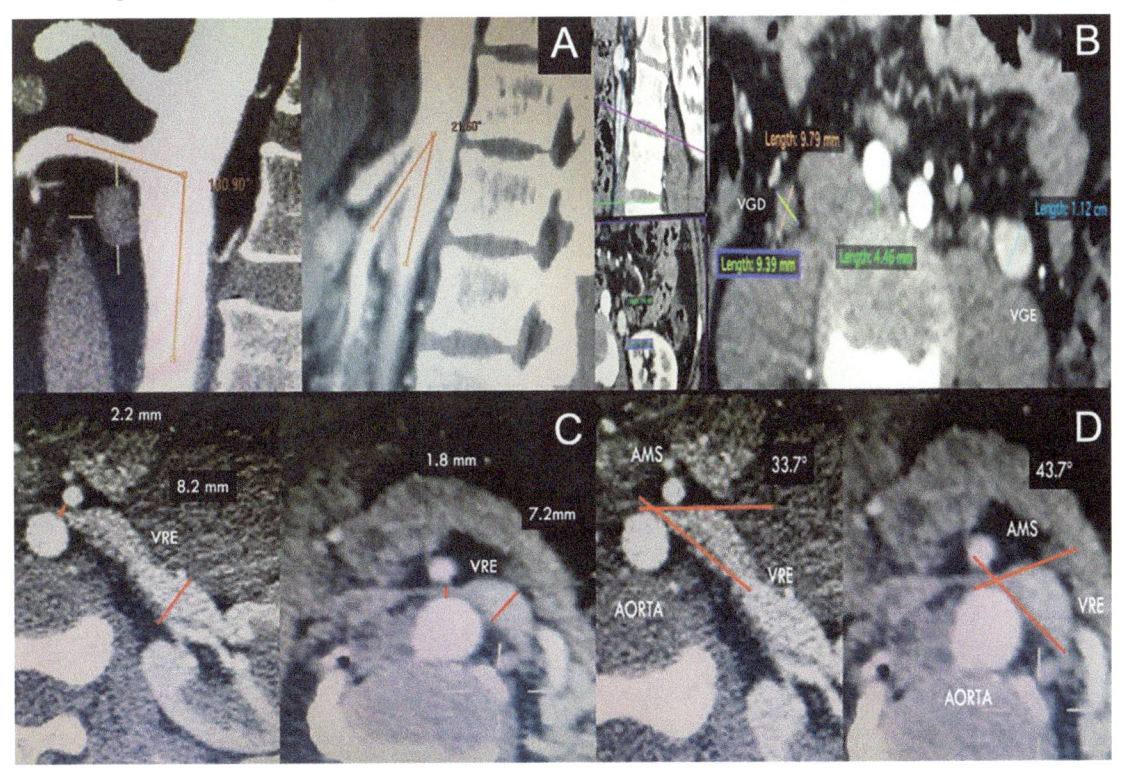

Figura 12.15. A angiotomografia computadorizada, *multi slice* com reformatação multiplanar (OSIRIX MD) pode auxiliar na identificação da presença de obstrução e refluxo venoso abdomino-pélvico: A – Cálculo do ângulo aortomesentérico, B- Cálculo da obstrução da veia ilíaca e diâmetros das veias gonadais (VG), C- Cálculo da razão entre o menor diâmetro no ponto de maior compressão e na veia renal esquerda (VRE) proximal, D- Cálculo do "ângulo de bico" no ponto de maior compressão da artéria mesentérica superior (AMS) e veia renal esquerda (VRE).

I: O tronco veia ovariana esquerda (VOE) geralmente mostra uma leve distensão (Ø 5,5–6 mm). A dilatação dos plexos venosos para-uterinos no lado esquerdo, se presente, é de até 5–5,5 mm. Não há sobrecarga do fluxo de saída da veia ilíaca interna esquerda (VIIE). A veia gonadal direita (VGD) não está dilatado e é totalmente competente. Grau I/II: tronco VOE é incompetente com pouca dilatação (6-6,5 mm). Plexos venosos pélvicos são levemente distendidos e afetam o lado esquerdo exclusivamente (até 5,5 mm). Há presença de contraste e leve dilatação da veia ilíaca esquerda (5-6 mm). O tronco da VGD e seu trajeto não apresentam contraste ou dilatação. Grau II: O tronco da VGE geralmente está dilatado (até 7 mm). A distensão dos plexos venosos da região para uterina esquerda é significativa (6-6,5 mm) e há dilatação das tributárias da VIIE (até 6 mm). O fluxo de saída do VGD e da VIID alarga-se gradualmente (até 5,5 mm). O tronco do VGD permanece competente, apesar da distensão moderada de sua parte inferior (até 5,5 mm). Grau II/III: O tronco da VGE mostra uma insuficiência clara com dilatação (7,5-8 mm). A distensão dos plexos venosos para-uterinos esquerdos é significativa (até 7 mm). A drenagem da veia uterina ou outro ramo da VIIE torna-se mais larga (6,5-7 mm). Há uma sobrecarga do segmento inferior da VGD (até 5,5-6 mm). O segmento médio e superior do VGD ainda é competente, mas geralmente moderadamente alargado. O plexo venoso da região para-uterina direita pode estar distendido (até 6-6,5 mm). Grau III: Expansão do tronco da VGE (> 8 mm), o diâmetro do vaso pode atingir até 10 mm. Os plexos venosos da região para-uterina esquerda geralmente atinge 7-8 mm, e da VIIE geralmente alarga para 7,5 mm. A VGD nos 2/3 inferiores geralmente atinge um diâmetro de 6,5–7,5 mm e é incompetente, com um segmento superior relativamente estreito, não mostrando sinais óbvios de incompetência. Os plexos venosos para-uterinos direitos geralmente são evidentes (até 6,5–7 mm). Grau IV: Distensão significativa da VGE (> 10 mm). Este tipo geralmente é encontrado em mulheres multíparas que dão à luz mais de três a quatro vezes. O grau de sobrecarga no eixo ovariano direito nessas mulheres durante a gravidez é tão alto que após o parto ocorre um aumento permanente com a presença de varizes para-uterinas bilaterais e geralmente uma sobrecarga secundária grave dos ramos das veias ilíacas internas. A VGD contrasta muito rapidamente e atinge um diâmetro de > 8 mm (Figura 12.16).

A venografia associada às medidas do gradiente pressórico entre a veia renal e a veia cava inferior ainda hoje é considerada o método padrão ouro. O método é capaz de verificar a ocorrência de compressões, e obstruções abdomino-pélvicas (veia renal esquerda, veia cava inferior e ilíaca), a presença de refluxo nas veias gonadais, nas veias hipogástricas, no plexo venoso pélvico e na rede colateral. Permite ainda observar os aspectos hemodinâmicos, em repouso e durante a manobra de Valsalva. Beinart et al verificaram que o gradiente normal de pressão entre a veia renal e a veia cava inferior é inferior a 1 mmHg[36]. A maioria dos autores consideram que o gradiente é hemodinamicamente

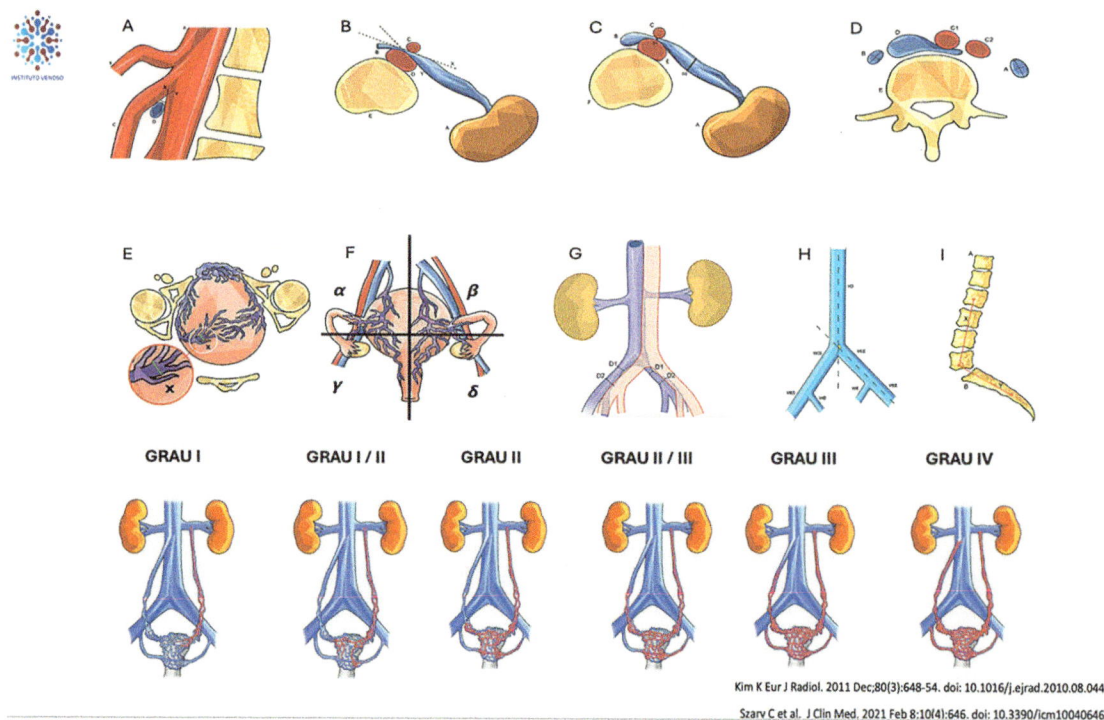

Kim K Eur J Radiol. 2011 Dec;80(3):648-54. doi: 10.1016/j.ejrad.2010.08.044

Szarv C et al. J Clin Med. 2021 Feb 8:10(4):646. doi: 10.3390/icm10040646

Figura 12.16. Aspectos anatômicos angio tomográficos avaliados. A: ângulo aortomesentérico; B: ângulo do bico; C: razão do diâmetro da veia renal; D: diâmetros mínimos da veia ilíaca e da veia gonadal; E: diâmetro máximo da veia varicosa; F: quadrantes pélvicos; G: diâmetros máximo e mínimo da veia ilíaca; H: ângulo entre a veia cava inferior e veia ilíaca esquerda; G: ângulo lombo sacral. Graduações de refluxo gonadal de acordo com a classificação de Szary adaptado.

significativo quando ele é igual ou superior a 3 mmHg[37]. Alguns estudos apontam que o desenvolvimento da rede de colaterais, ao menos no repouso, pode influenciar no resultado, tornando o gradiente impreciso[37]. Não existem estudos que tenham verificado o valor da ultrassonografia intravascular (IVUS) no diagnóstico e tratamento das OVAPs[38], mas, nos casos em que houver dúvida sobre a presença e do grau de obstrução na veia renal e ilíacas, seu uso é imprescindível. Além disso, é o único método capaz de verificar com precisão a existência de obstrução residual após o tratamento.

Modalidades de Tratamento

O tratamento da DPC associada a DVP pode envolver a observação, e o tratamento clínico, a fisioterapia e suporte nutricional, a embolização da veia gonadal, e das varizes pélvicas incompetentes, a angioplastia com colocação de *stent* na veia renal e/ou ilíaca, a descompressão cirúrgica aberta, o autotransplante renal e, até mesmo, a nefrectomia. A estratégia do tratamento deve ser individualizada e considerar os sintomas clínicos, os achados anatômicos e hemodinâmicos verificados nos exames complementares, amplamente discutidos em outros capítulos desse livro. Para os pacientes sintomáticos, portadores de obstrução venosa renal, sobretudo nos pacientes jovens, com menos de 18 anos de idade, em que o quadro clínico mais comum é aquele descrito na SNK, a estratégia mais recomendada, ao menos inicialmente, é a conservadora, uma vez que, em até 75% dos casos, ocorre a resolução completa dos sintomas com o avançar da idade[39,40]. Parece existir uma associação entre o baixo índice de massa corpóreo e a compressão e obstrução da veia renal esquerda, pois a falta de tecido gorduroso retroperitoneal contribui para a redução do ângulo entre a artéria mesentérica superior, e a aorta e, consequentemente, para a compressão da veia renal esquerda. O tratamento cirúrgico foi descrito por Pastershank em 1974[40]. Desde então, um número limitado de pequenas séries vem sendo publicado. O tratamento é extremamente invasivo, e não é incomum que ocorram complicações e necessidade de reintervenções[41-44]. O tratamento endovascular da obstrução da veia renal associada a sintomas graves (dor lombar e hematúria) através de angioplastia e colocação de *stent*, foi inicialmente proposto por Neste et al em 1996[45]. Os proponentes da técnica foram estimulados pelos bons resultados obtidos no tratamento endovenoso da Síndrome de May-Thurner-Cockett. Apesar da melhora clínica, obtida em grande parte dos pacientes tratados, o entusiasmo inicial com o uso dessa técnica, foi diminuindo quando foram publicados casos de migração, e reestenose do *stent*[37]. Portanto o uso da técnica deve ser aplicado apenas quando todas as medidas clínicas conservadoras falharam, e o paciente permanece com dor lombar, e hematúria, intratável e persistente. Quando há queixa de dor pélvica associada,

que persista após a angioplastia e implante de *stent* renal, e exista refluxo pela veia gonadal, pode ser necessária a complementação do tratamento com sua embolização. Nesses casos preconiza-se a realização desse segundo procedimento, em uma outra sessão, após 3 a 6 meses do implante do *stent* em veia renal. Nos pacientes que apresentam como queixas principal a dor pélvica crônica, e/ou dispareunia grave, e todas as causas ginecológicas, tenham sido descartadas, e exista refluxo pela veia gonadal, e plexo venoso pélvico, nos exames complementares, o procedimento indicado é a embolização da veia gonadal e das varizes pélvicas insuficientes[46-48]. Caso exista obstrução severa associada da veia renal, e/ou da veia ilíaca associada, deve-se considerar que a veia gonadal pode ser um importante via colateral de escape e descompressão, e pode haver, apesar de muito raramente, piora dos sintomas renais, ou dos membros inferiores. Portanto os pacientes devem ser informados dessa possibilidade, e devem ser seguidos de perto. Nos pacientes portadores de dor escrotal, varicocele, e insuficiência gonadal, o tratamento, e as considerações perioperatórias são as mesmas. Nos pacientes portadoras de sintomas de DVP, e IVC CEAP C3-6, ou C2 associado a recidiva sintomática, pós-operatória de cirurgia de varizes, em que haja obstrução venosa significativa ilíaca (Síndrome de May-Thurner-Cockett), preconiza-se o tratamento da obstrução venosa ilíaca, inicialmente. Esses pacientes podem melhorar dos sintomas da DVP, e não necessitar a embolização das gonadais e varizes pélvicas[45,49].

Desse modo, existem basicamente três possibilidades de tratamento endovenoso: *1- Embolização da veia gonadal e/ou veias ilíacas internas, e do plexo venoso pélvico insuficiente, e varicoso; 2 - Angioplastia com colocação de stent na veia ilíaca, e 3 - Angioplastia com colocação de stent na veia renal.*

Descrição das Técnicas utilizadas (passo-a-passo)

Como acima descrito, existe uma ampla variedade de apresentações clínicas, anatômicas, e hemodinâmicas, que tornam a padronização do tratamento um desafio. Dessa forma a escolha da técnica deve ser feita de maneira individualizada. Abaixo descrevemos as situações clínicas mais prevalentes, e o passo-a-passo da técnica utilizada na maioria desses casos.

Dor pélvica crônica ou varicocele associada ao refluxo gonadal e varizes pélvicas

Nessa situação o procedimento que possui o maior grau de recomendação, é a embolização do plexo venoso dilatado e incompetente. Isso pode envolver a embolização da gonadal e/ou veia ilíaca interna e do plexo venoso pélvico incompetente. Nos pacientes que possuem obstrução significativa em veia ilíaca ou renal, a veia gonadal pode se tornar uma importante via de escoamento, e descompressão, podendo ocorrer, raramente, até mesmo piora dos sintomas, e ser necessário a realização de angioplastia, e colocação de *stent* na veia ilíaca, em uma outra sessão de tratamento. Em geral não há indicação de realização de procedimentos combinados, em uma única sessão.

Técnica

O uso da subtração digital, colimação e a técnica de *road-map* são importantes para diminuir o tempo de exposição à radiação do paciente e dos colaboradores presentes na sala de procedimento. Deve-se lembrar que muitos dos pacientes estão em idade fértil, e que todas as medidas de radioproteção para limitar a exposição à radiação ionizante devem ser adotadas. O tratamento em geral é feito com anestesia local, pois é necessária a colaboração do paciente para a realização de apneia, e manobra de Valsalva durante os diversos tempos operatórios do procedimento. Recomenda-se a solicitação de perfil hormonal, teste sorológico de gravidez ou espermograma para homens e mulheres em idade fértil. Realizamos antibioticoterapia profilática, e utilizamos HNF na dose de 0,5 a 1mg/kg, durante o procedimento. A veia femoral direita é utilizada como via de acesso, na grande maioria dos casos. Utilizamos introdutor 5F e cateterismo seletivo dos vasos a serem tratados, com o auxílio de cateter JR, Vert ou Simmons e guia hidrofílico convencional e/ou *stiff* 0,035". O acesso pela veia jugular ou braquial direita pode ser usado quando se programa a realização de embolização gonadal direita e ilíacas internas. Na grande maioria dos casos (Classificação de Szary adaptada tipos I e II), a técnica que utilizamos é o cateterismo seletivo unilateral da veia gonadal esquerda, e do plexo venoso pélvico, que é tratado com espuma de polidocanol a 3%, pela técnica de Tessari[50]. O posicionamento da ponta do cateter deve ficar o mais próximo possível do plexo venoso responsável pelos sintomas a ser tratado. O volume de espuma a ser utilizado é determinado, previamente, pela observação do volume de contraste injetado, que é necessário, e suficiente para preencher todo o plexo venoso dilatado, e incompetente durante a execução da manobra de Valsalva. A partir de então aplica-se múltiplas injeções com o volume pré-determinado, sempre solicitando o paciente, que durante a injeção mantenha manobra de Valsalva. É surpreendente o espasmo que a solução de espuma é capaz de provocar no plexo venoso, e nas varizes pélvicas incompetentes. Caso haja ampla comunicação entre o sítio de injeção e a rede de colaterais incompetentes, trans pélvicas, plexo venoso uterino, veia gonadal ou veia ilíaca interna contralateral, pode ser necessária um

número, e um volume maior de injeções com uma concentração menor de polidocanol, realizando-se uma diluição maior, com ar ambiente. Devemos lembrar que o recomendável é não utilizar um volume superior a 10 mL de polidocanol a 3% em cada sessão. Uma outra possibilidade é utilizar a técnica de micro navegação, com micro cateter, para provocar a ação da espuma em território venoso alvo específico, sobretudo quando existem veias púbicas, transpúbicas, perianais, hemorroidas, em que se decide tratar ao mesmo tempo (técnica *top-down*). Com essas técnicas, evitamos o uso de molas fibradas no plexo venoso pélvico, que deve ser evitado, pois sua presença pode provocar processo inflamatório crônico, associado a presença de corpo estranho. Além disso, raramente existe necessidade de embolização bilateral (Classificação de Szary adaptada tipos III e IV), uma vez que o agente escleroterápico é capaz de permear todo o plexo venoso dilatado e incompetente, responsável pelos sintomas. Após a oclusão do plexo venoso pélvico e das varizes pélvicas incompetentes, a veia gonadal é tratada pela técnica de sanduíche, em que molas de liberação controlada, e fibradas são introduzidas, e espuma de polidocanol na mesma diluição previamente descrita, é liberada pelo cateter em quantidade suficiente para que a veia gonadal seja ocluída em toda sua extensão. É importante verificar, nos exames complementares prévios, o diâmetro da veia gonadal, uma vez que o diâmetro da mola a ser utilizada dever ser 20% maior do que o diâmetro calculado em cada segmento tratado, para minimizar o risco de embolização. A possível existência de colaterais, bifurcações, duplicação das veias gonadais, e a presença de refluxo pelas veias ilíacas internas e/ou veia gonadal contralateral devem ser investigadas e, se presentes, tratadas pela mesma técnica de tratamento, se possível ainda no mesmo procedimento (Figuras 12.17). Na varicocele, a embolização da veia espermática e plexo pampiniforme deve seguir a mesma técnica descrita (Figura 12.18). A embolização das varizes de assoalho pélvico, veias de escape, varizes vulvares e de membros inferiores de origem pélvica, podem exigir a embolização concomitante das veias ilíacas internas e suas tributárias incompetentes. A técnica de embolização por micro cateter apresenta bons resultados nessa situação clínica (técnica *top-down*). As varizes vulvares e na raiz da coxa podem também ser submetidas a embolização por punção direta (técnica *bottom-up*), em geral usamos essa técnica, inicialmente, apenas nos casos em que não há sintomas de DPV, e dessa forma indicação para a embolização do plexo venoso pélvico (Figura 12.19). A presença de veias gonadais em duplicidade, alterações anatômicas, e colaterais incompetentes e vicariantes, muito comuns no território abdominopélvico, deve ser investigada exaustivamente (Figura 12.20).

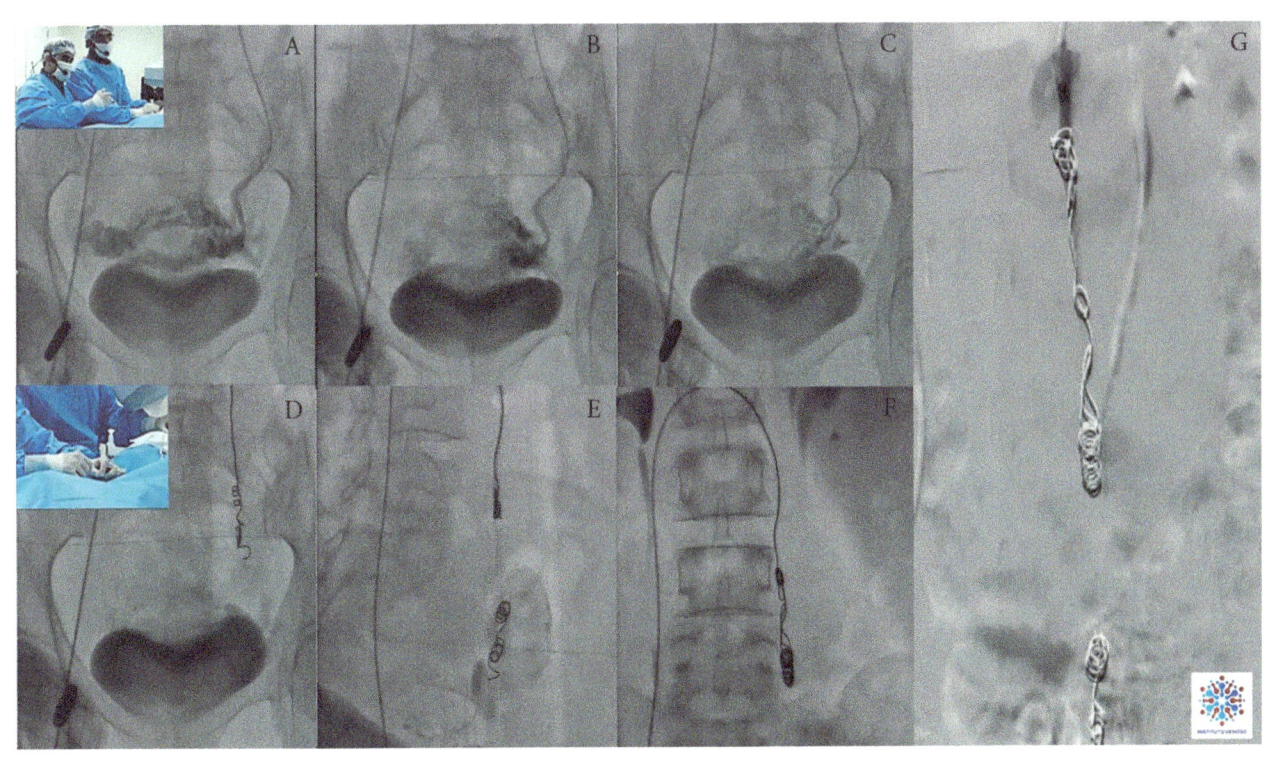

Figura 12.17. Técnica de embolização de veia ovariana e plexo venoso pélvico incompetente. Venografia demonstrando a cateterização seletiva de plexo venoso pélvico incompetente, e migração de contraste para a veia ilíaca contralateral durante a manobra de Valsalva (A). Injeção de espuma de polidocanol a 3% (B). Notar o vasoespasmo e oclusão do plexo venoso pélvico tratado. Embolização da veia gonadal com molas fibradas de liberação controlada (D, E, F). Venografia com subtração digital demonstrando oclusão de todo território tratado (G).

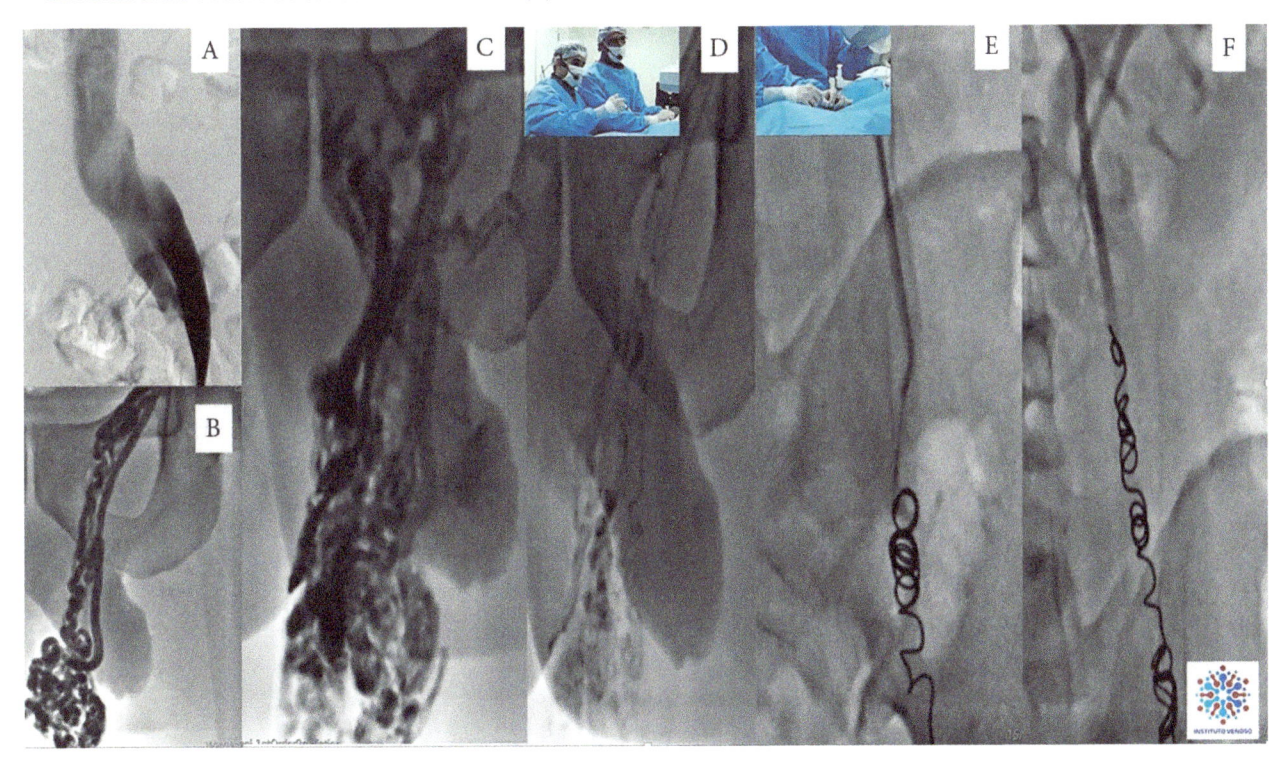

Figura 12.18. Técnica de embolização de veia espermática e plexo pampiniforme incompetente. Venografia demonstrando obstrução em veia ilíaca comum e confluência de veia ilíaca externa e interna esquerda (A) e refluxo pela veia espermática e plexo pampiniforme incompetente (B). Injeção de espuma de polidocanol a 3%, notar o vasoespasmo e oclusão do plexo venoso pampiniforme incompetente (C, D). Embolização da veia espermática com molas fibradas de liberação controlada (E), e venografia com subtração digital demonstrando oclusão de todo território tratado (F).

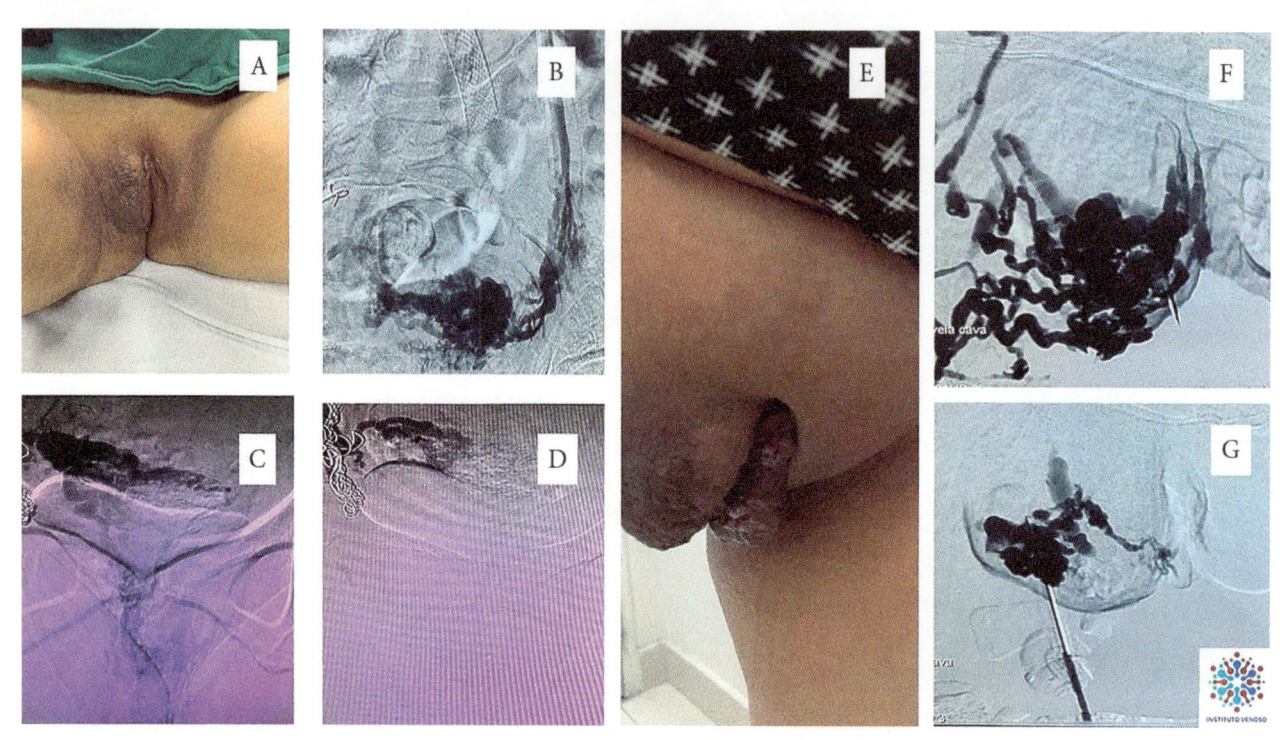

Figura 12.19. Paciente de queixa de DVP e portadora de varizes vulvares à direita, e história de angioplastia e *stent* em veia ilíaca comum esquerda, com melhora parcial do quadro (A). A mesma foi submetida a embolização de veia ovariana esquerda, e veia ilíaca interna direita, por micro navegação, e injeção de polidocanol a 3% (técnica *top-down*) (B, C e D). Paciente portadora de varizes vulvares e dor apenas local tratada por punção direta e injeção de polidocanol a 1% (técnica *botton-up*).

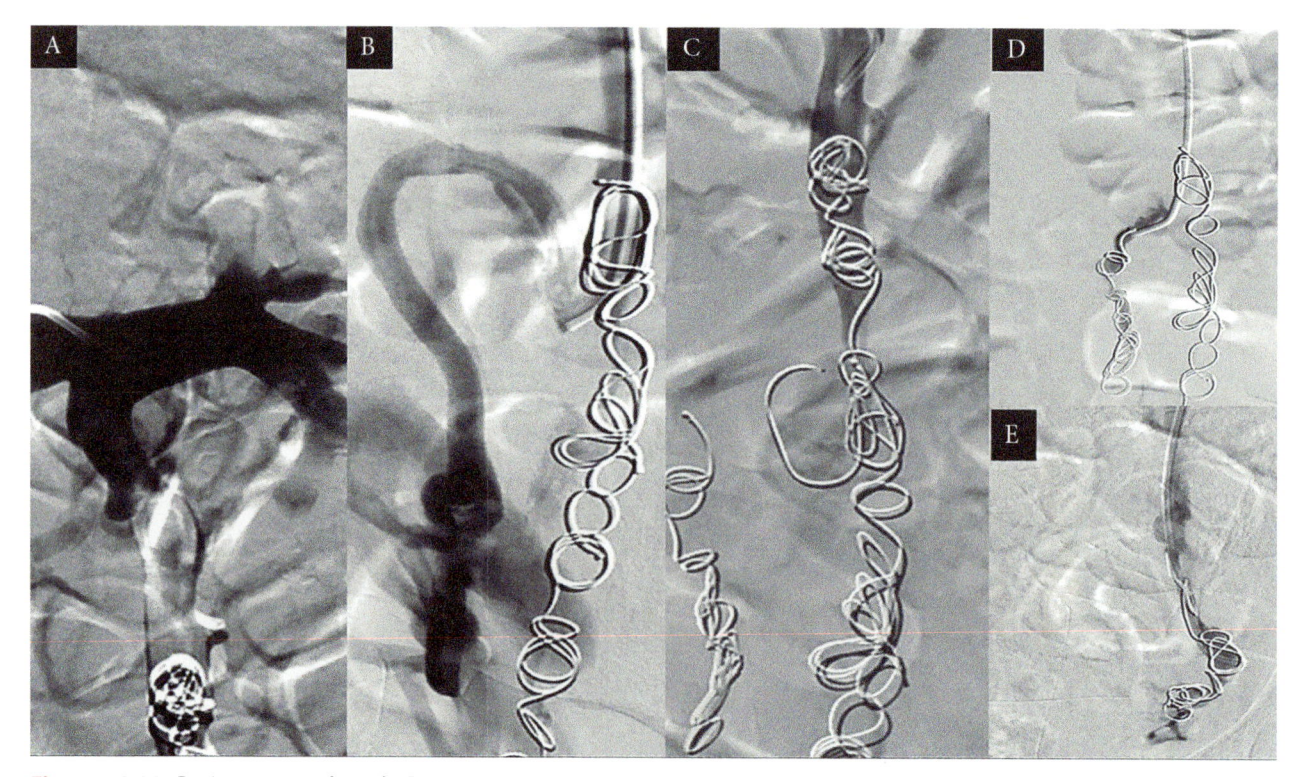

Figura 12.20. Paciente portadora de DVP e tratamento prévio por embolização de veia ovariana esquerda e recidiva de sintomas. A venografia por subtração digital demonstra a obstrução de veia gonadal principal (A) e presença de veia ovariana acessória pérvia e incompetente (B). A mesma foi tratada através da cateterização seletiva e embolização pela técnica "sanduiche" (B, C, D e E).

Dor pélvica crônica, claudicação venosa, DVC avançada (CEAP C3-C6), varizes de membros inferiores recidivadas (CEAP C2; > 1 recidiva), associada a refluxo gonadal, varizes pélvicas, e obstrução severa de veia ilíaca

Nos pacientes portadores de obstrução severa em veia ilíaca e refluxo pelas veias ilíacas internas, as veias gonadais podem se transformar na principal via de drenagem do plexo venoso pélvico, e a sua embolização pode até mesmo levar à piora dos sintomas. Nesse grupo de pacientes, é muito comum que haja queixas relacionadas à insuficiência venosa crônica dos membros inferiores, em maior ou menor grau. Nessa situação, a veia ilíaca obstruída, preferencialmente, deve ser tratada inicialmente e, na maioria dos casos, ocorre melhora dos sintomas pélvicos, sem que seja necessária a embolização da veia gonadal, e do plexo venoso pélvico (Figura 12.21), caso a melhora dos sintomas não seja satisfatória, o procedimento de embolização pode ser realizado, ambulatorialmente, em outra ocasião.

Técnica

Nos casos de compressão segmentar e obstrução de veia ilíaca, o procedimento é realizado apenas com o uso de anestesia local e sedação consciente. Nos casos de obstrução pós-trombótica, e oclusões mais extensas, o procedimento pode ser demorado, e dolorido, e preconizamos o uso da anestesia geral. Recomenda-se a solicitação de perfil hormonal, teste sorológico de gravidez ou espermograma para os pacientes em idade fértil. Realizamos antibioticoterapia profilática e anti-coagulação plena perioperatória com HNF. No período pré-operatório, solicitamos que o paciente use AAS 100 mg/dia e Clopidogrel 75 mg/ dia, por no mínimo 5 dias, nos casos de obstrução não trombótica, e manutenção do uso de DOAC até 24 horas do procedimento, e suspendemos a AVK, 5 dias antes do mesmo. Nossa preferência é a realização de acesso retrógrado na veia femoral no terço médio da coxa ipsilateral à obstrução, guiado por ultrassom. Esse acesso permite uma abordagem mais curta e direta ao local da obstrução, permitindo o uso de cateteres e guias mais curtos, o que confere maior poder de torque, e manobrabilidade aos mesmos. Além disso permite que o tratamento seja feito até a confluência das veias femorais, caso necessário. Abordagens alternativas nos casos de oclusão da veia femoral são: veia jugular interna, veia femoral profunda, e veia poplítea. A bainha 10F e 11F é a que mais frequentemente utilizamos. A venografia é o primeiro método de imagem a ser utilizado. Verificamos inicialmente a adequação do influxo, e a

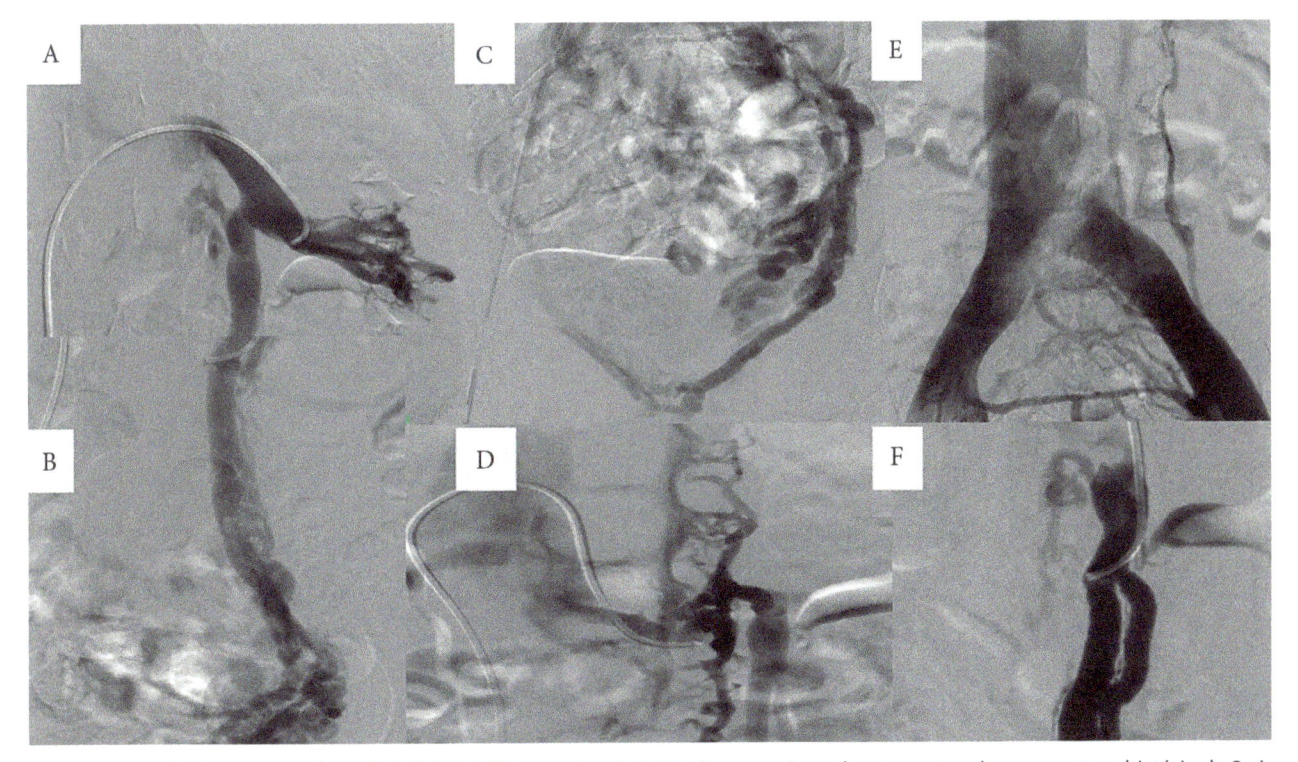

Figura 12.21. Paciente portadora de IVC CEAP C5, e queixa de DPC, dispareunia, e abortamento, ela apresentava história de 3 cirurgias de varizes prévias e lombociatalgia refratária a uso de analgésicos opiláceos. A venografia por subtração digital demonstrou a presença obstrução de veia renal, e refluxo pela veia ovariana esquerda, plexo venoso pélvico (A, B), veia ilíaca interna, e veias trans púbicas, para e trans vertebrais (C,D). Foi identificado também obstrução severa de veia ilíaca comum esquerda (E) e bifurcação de veia ovariana esquerda (F).

presença de colaterais, para determinar o ponto em que devemos posicionar a extremidade caudal do *stent*. Na atualidade, esses parâmetros são definidos previamente, na angiotomografia pré-operatória[31], que são verificados, e confirmados na venografia intraoperatória. A venografia também é útil na identificação da extensão do segmento obstruído, mas é imprescindível a utilização do IVUS para confirmar a ausência de outras compressões, e obstruções, ou ainda verificar a presença de obstruções intraluminais (traves, membranas, trombos residuais). Na falta de acesso ao IVUS, uma possibilidade é o uso da insuflação parcial do balão de angioplastia, com baixa pressão, com o objetivo de verificar a existência de pontos de "acinturamento". Em nossa experiência, a angiotomografia pré-operatória apresenta boa acurácia na identificação do local, do grau de compressão, e da extensão do segmento obstruído quando comparada ao IVUS, além disso permite o estudo da ocorrência e grau do refluxo, e da presença de vias colaterais alternativas de escoamento[31,32,51]. Dessa forma, o método pode auxiliar na determinação da melhor técnica de tratamento e escolha do material a ser utilizado ainda no período pré-operatório. Após a ultrapassagem do segmento obstruído com o auxílio do cateter e fio-guia de escolha, um cateter balão de angioplastia é usado para dilatar todo o segmento venoso obstruído. Durante essa etapa de pré dilatação, geralmente, usamos balões convencionais, tipo XXL® (4-5 ATM) (Boston Scientific, Natick, MA, USA) de 16 mm ou de 18 mm, para os casos de obstrução não trombótica. Nos casos de obstruções pós-trombóticas e oclusões, e naqueles presentes em pontos de compressão, e confluências venosas, pode ocorrer maior resistência à dilatação. Nessa situação, pode ser necessário o uso de balões de baixa complacência e alta pressão, tipo Atlas Gold® (12-18 ATM) (Bard/BD, Tempe, AZ, USA). Em algumas situações, a pré-dilatação com balões de menor perfil, de baixa complacência e alta pressão também pode ser necessária para que seja possível avançar os cateteres balões de maior perfil. O cateter balão é então removido, e *stents* são inseridos para cobrir toda a extensão do segmento previamente dilatado, impedindo que ocorra permanência de pontos de obstrução pela compressão extrínseca, e recolhimento elástico provocado pela fleboesclerose. Múltiplos *stents* podem ser necessários para alcançar esse objetivo. Nossa experiência maior ainda é composta, em sua maioria, pela utilização de *stents* de malha trançada em liga de cromo, cobalto, níquel e outros metais, denominado Elgiloy®, Wallstent®(Boston Scientific, Natick, MA, USA). Esse tipo de *stent* foi utilizado na maior parte dos trabalhos em que se verificou a efetividade clínica e a segurança no longo prazo[52,53]. Estudos recentes vêm verificando a aplicabilidade clínica dos *stents* venosos dedicados de nitinol, demonstrando resultados bastante promissores[53,54]. É recomendável recobrir todo o segmento obstruído, considerando-se as medidas obtidas pela angioTC e/ou IVUS previamente realizado. Os diâmetros de Wallstent mais utilizados são os de diâmetro de 18 mm, 16mm e 14 mm para a veia ilíaca comum, externa e femoral respectivamente. Em geral utilizamos *stents* de 90 mm de comprimento, e caso haja necessidade de interposição, utilizamos uma sobreposição de 3 a 5 cm entre eles. O cateter balão é então reintroduzido para a pós-dilatação do *stent*. Usamos os mesmos balões utilizados na pré dilatação. Deve sempre ser verificado se existem lesões craniais ou caudais às bordas do *stent* e, sobretudo, a área final do lúmen venoso, que deve se aproximar dos parâmetros anatômicos mínimos previamente descritos. O IVUS é o único método que permite fazer isso com precisão. O lúmen deve ter forma regular, e o *stent* deve ter boa aposição à parede venosa. Deve-se lembrar que estudos experimentais indicam que obstruções residuais de 20% podem ser o suficiente para manter a estase do fluxo venoso e a permanência dos sintomas, levando à falha clínica do tratamento[55]. Em nossa casuística, em 30% dos casos, a venografia falhou na identificação de obstrução residual quando comparada ao IVUS, demonstrando a importância desse método na avaliação final, e para garantir o sucesso clínico do tratamento. A venografia é o método final de avaliação do resultado. O canal do segmento tratado deve estar livre de irregularidades ou obstruções. As colaterais preferencialmente devem desaparecer, garantindo que o canal principal de escoamento tratado é a via de menor resistência ao fluxo sanguíneo. Entretanto, quando elas estão presentes há muito tempo, e são muito dilatadas, não é incomum que, na venografia final, ainda sejam parcialmente visíveis, mas o fluxo deve ser maior e preferencial pelo canal principal, e não deve conter represamento do fluxo. Após a retirada da bainha introdutora, é aplicada compressão manual no local da punção (Figuras 12.22 a 12.26).

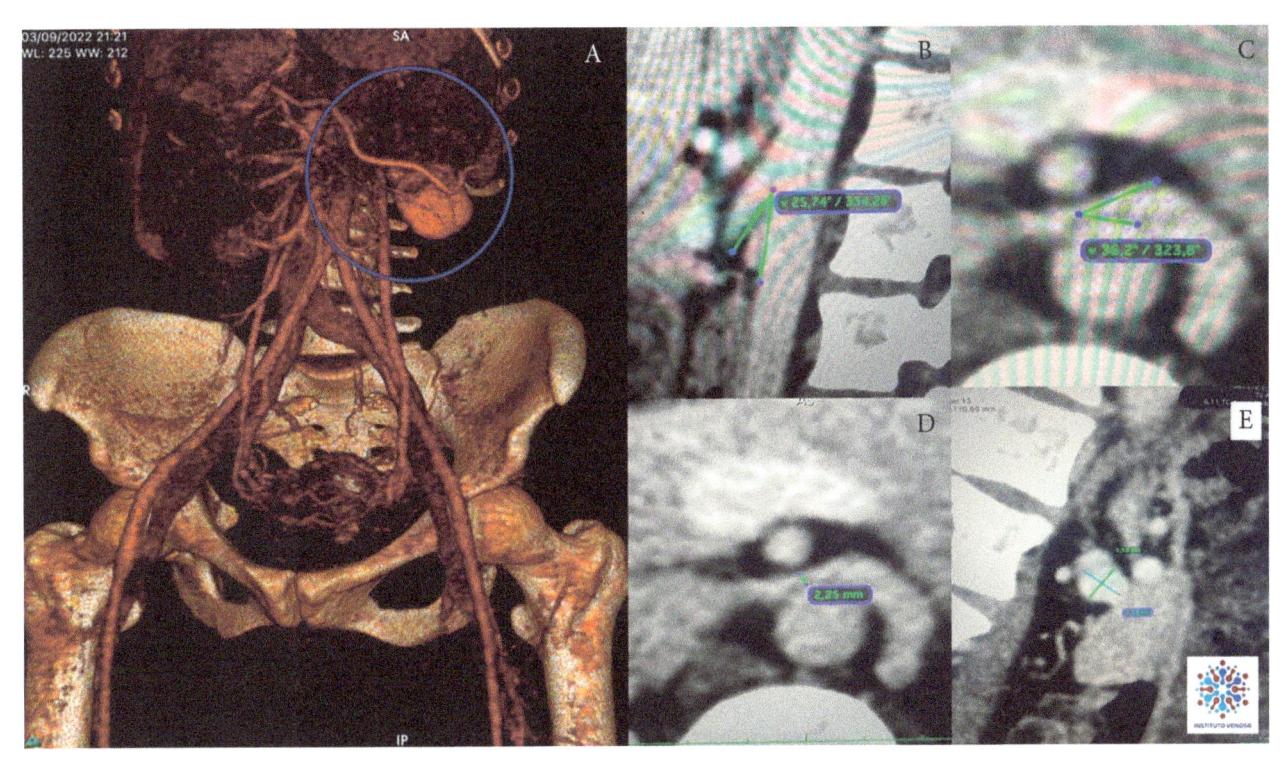

Figura 12.22. Paciente portadora de IVC CEAP C4S e DPC refratária ao tratamento clínico. A angiotomografia pré-operatória (3D Volume Rendering-OSIRIX ANVISA) demonstra dilatação e refluxo em veias gonadais bilaterais (A). Reformatação multiplanar demonstrando compressão de veia renal por artéria mesentérica (ângulo 25,7 graus) em plano sagital (B). Em plano axial podemos verificar ângulo de bico de 36, 2 graus (C), e menor diâmetro de veia renal em ponto de maior compressão de 2,2 mm, e em plano coronal o maior diâmetro de veia ovariana esquerda de 11 mm.

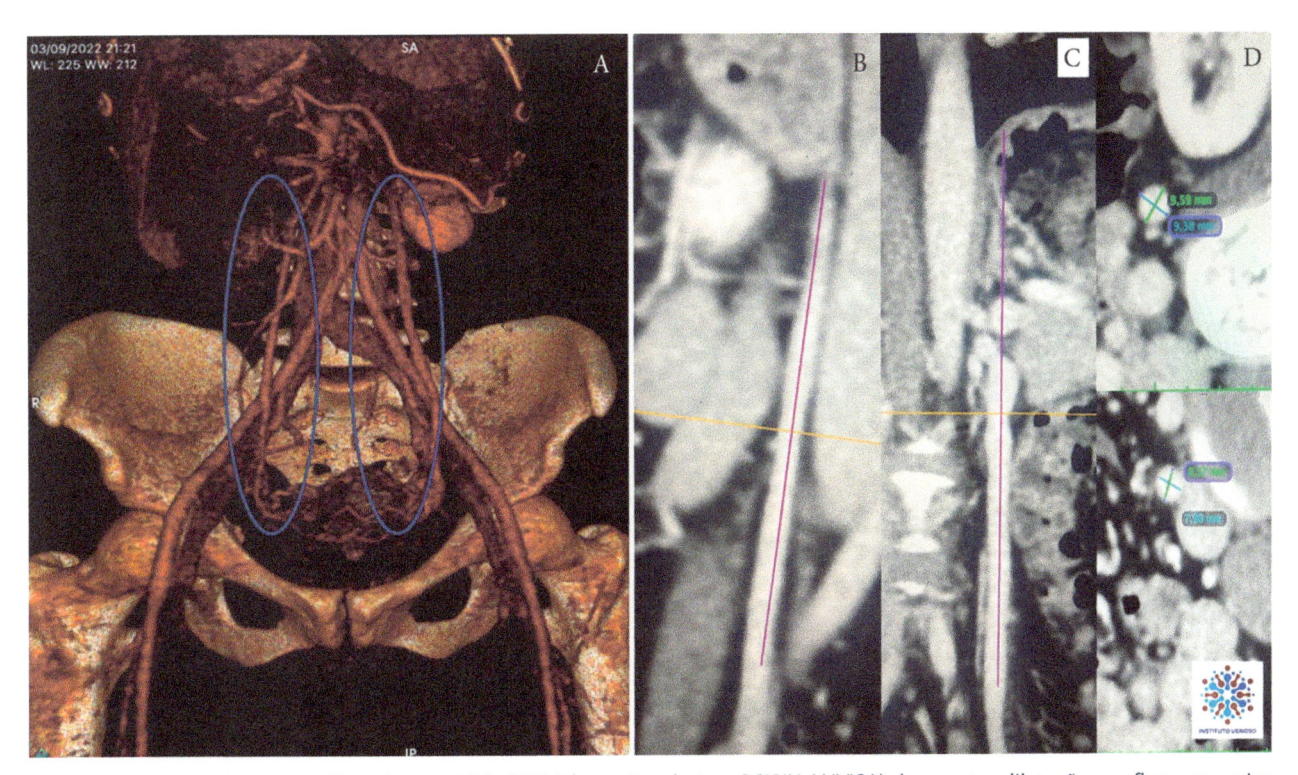

Figura 12.23. A angiotomografia pré-operatória (3D Volume Rendering-OSIRIX ANVISA) demonstra dilatação e refluxo em veias gonadais bilaterais (A). Reformatação multiplanar com correção de ângulos, e determinação precisa dos diâmetros das veias gonadais (B, C e D), essa etapa é essencial nos casos de embolização, e implante de molas, que devem ser super dimensionadas para evitar a sua migração.

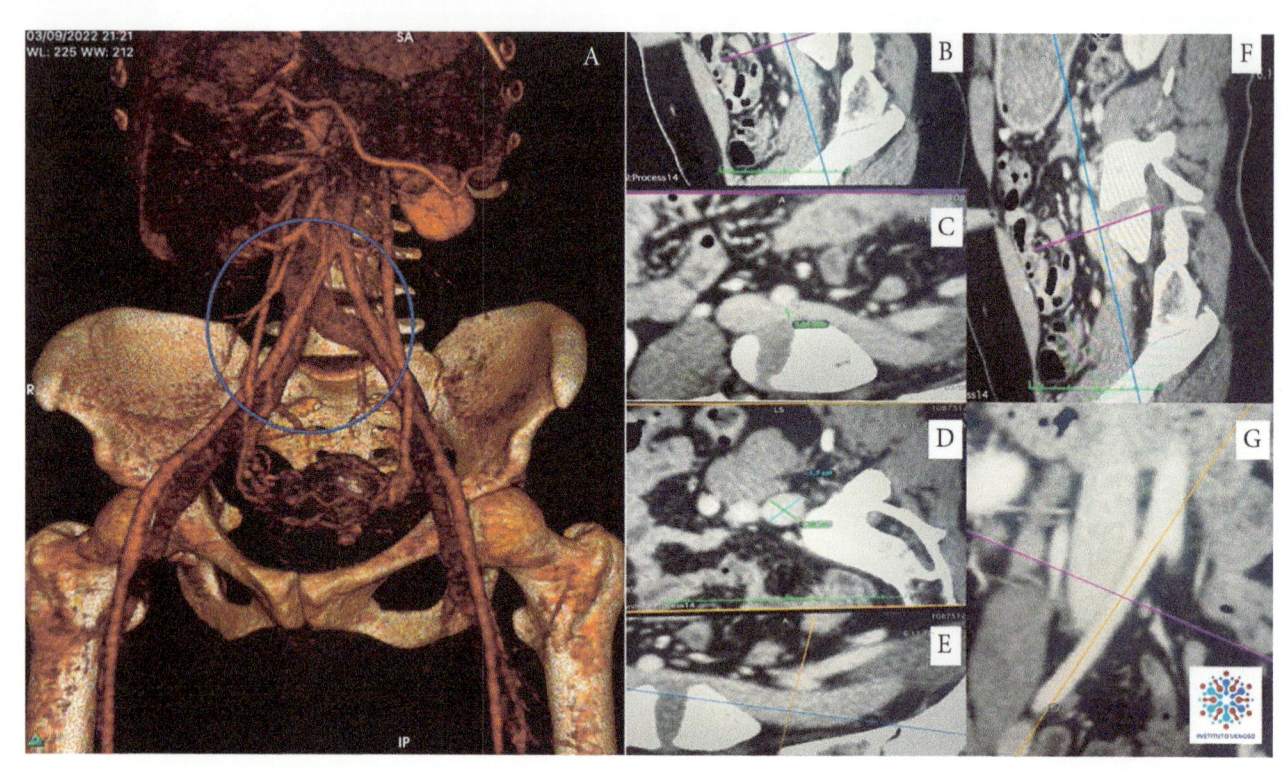

Figura 12.24. A angiotomografia pré-operatória (3D Volume Rendering-OSIRIX ANVISA) demonstra compressão em região de confluência de veias ilíacas (A). Reformatação multiplanar com correção de ângulos, e determinação precisa do ponto de maior compressão, e dos diâmetros (B a G), no ponto de maior obstrução e nos segmentos ilíacofemorais. Esses dados são utilizados para a confirmação da obstrução, e determinar à técnica, e os materiais a serem utilizados.

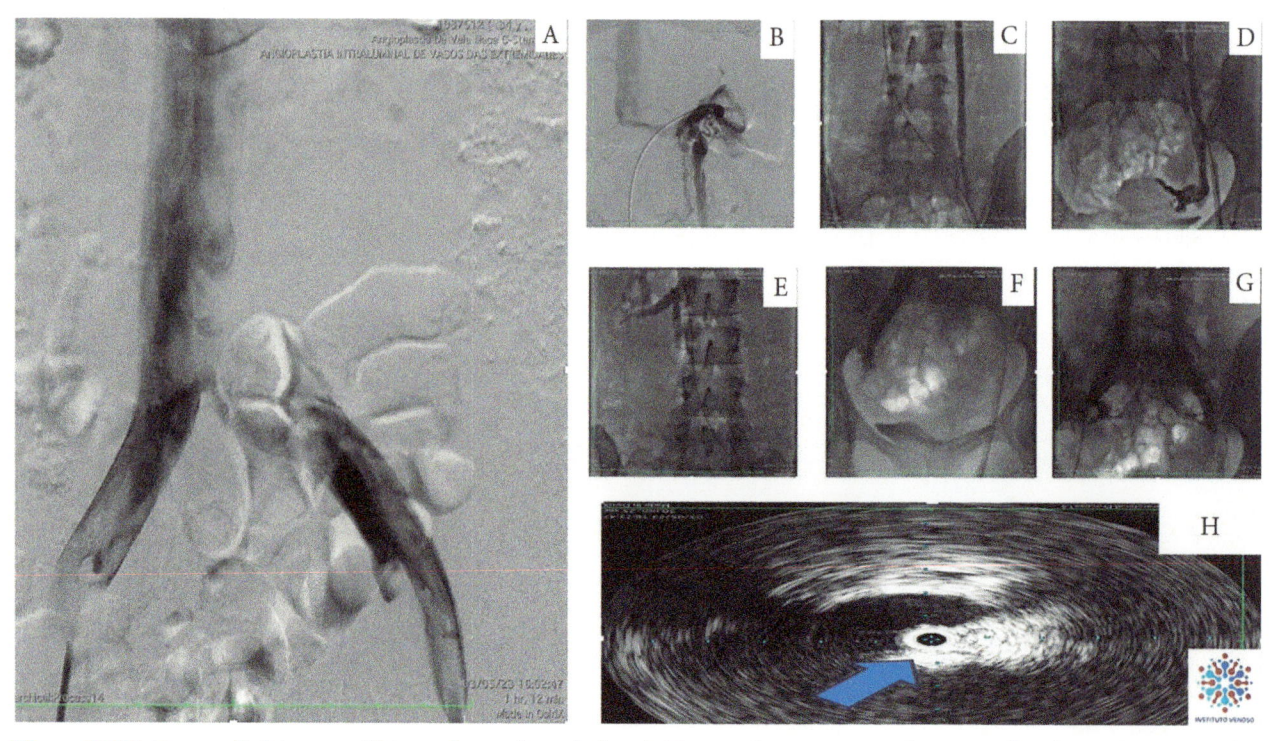

Figura 12.25. Venografia intraoperatória confirmando os dados obtidos previamente na angiotomografia, obstrução em veia ilíaca comum esquerda, obstrução em veia renal esquerda e refluxo em veia ovariana esquerda, e plexo venoso pélvico (A à F), e o IVUS confirmando a obstrução > 80% em veia ilíaca comum esquerda (G).

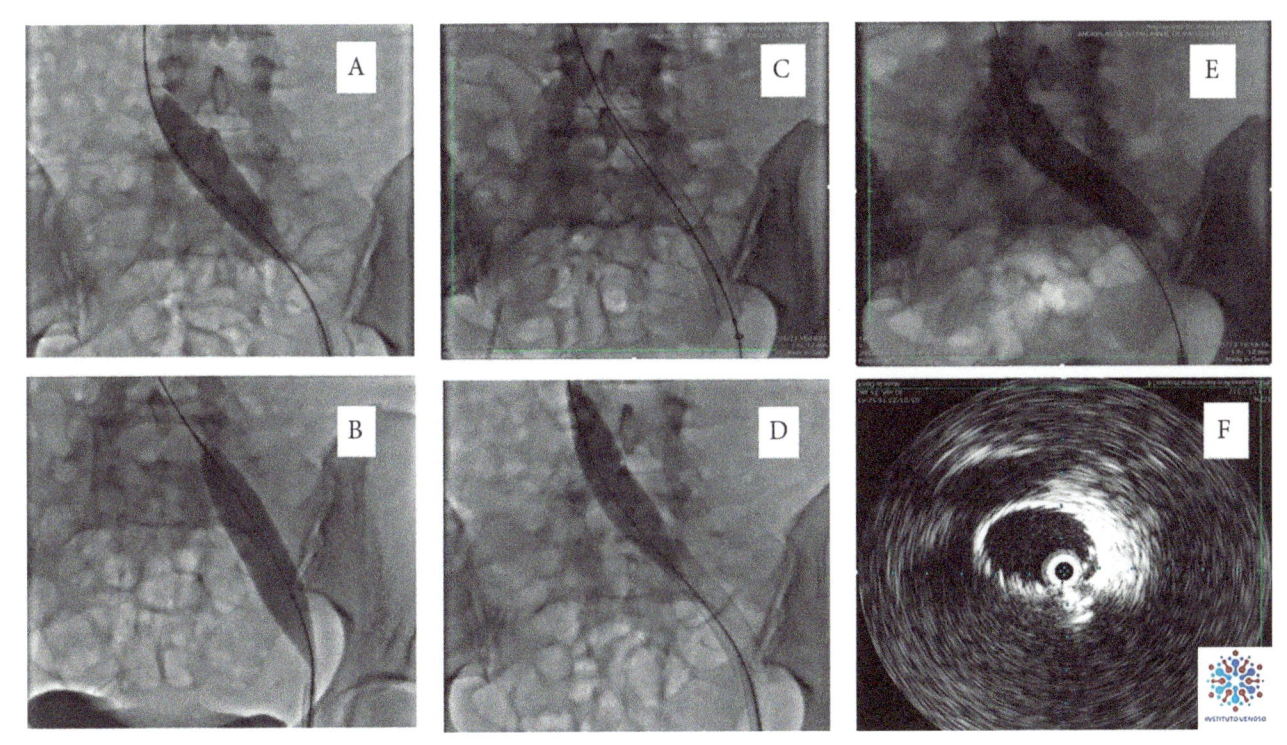

Figura 12.26. Procedimento de angioplastia e colocação de *stent* em veia ilíaca comum esquerda. Em A e B pré-balonamento (XXL 18 × 40 mm), em C liberação de *stent* Wallstent 18 × 90 mm, pós-balonamento com o mesmo cateter balão (D), venografia final (E) e IVUS demonstrando total recuperação da luz da veia ilíaca comum esquerda em ponto de maior compressão (F).

Dor pélvica crônica, refratária ao tratamento clínico, obstrução da veia renal, associada a refluxo na veia gonadal e varizes pélvicas, associada a dor em flanco e hematúria

Nos pacientes em que há dor no flanco que seja incapacitante, associada a hematúria, e/ou proteinúria franca, e sem resposta ao tratamento clínico, o tratamento da obstrução venosa renal é necessário. Nos casos em que há apenas sintomas de congestão pélvica, nossa opção inicial, como descrito acima, desde que haja colaterais suficiente (veia adrenal, plexo venoso para e trans vertebral), é a embolização da veia gonadal e do plexo venoso pélvico incompetente, seguida de observação clínica. Ainda hoje, o tratamento padrão ouro para a obstrução renal sintomática é o cirúrgico, que apresenta como alternativa a transposição venosa renal ou gonadal, ponte renocaval e o autotransplante renal, procedimentos bastante invasivos[56]. A angioplastia com implante de *stent* na veia renal foi primeiramente descrito por Neste em 1996[45]. Desde então, alguns relatos de série vêm sendo publicados, demonstrando resultados iniciais satisfatórios[57]. Uma vez que, na maioria das vezes, o paciente acometido é jovem, e não há estudos que demonstrem os resultados tardios do implante de *stent* na veia renal, nossa conduta, nessa situação clínica, como descrito

acima, é bastante conservadora. Realizamos a angioplastia da veia renal, com implante de *stent* apenas em casos de exceção, em que os sintomas são severos e persistentes.

Técnica

Na maioria dos casos, o procedimento é realizado apenas com o uso de anestesia local e sedação leve, a colaboração do paciente para a realização de apneia, e manobras de Valsalva é muito importante. Recomenda-se a solicitação de perfil hormonal, teste sorológico de gravidez ou espermograma para os pacientes em idade fértil. No pré-operatório, solicitamos o uso de AAS 100 mg/dia e Clopidogrel 75 mg/dia por um período mínimo de 5 dias. No intraoperatório, realizamos antibioticoterapia profilática e heparinização plena com HNF. Nossa preferência é a realização de acesso venoso retrógrado, com bainha 5F, na veia femoral direita. O acesso venoso jugular e braquial também pode ser utilizado. Realizamos o cateterismo seletivo dos vasos a serem tratados com cateter JR, MP ou Simmons 5F, e guia hidrofílico convencional ou *stiff* 0,035". Caso haja dúvida quanto ao grau de obstrução, fazemos as medidas de pressão, que deve apresentar um gradiente reno caval ≥ 3 mmHg. Essa mensuração deve ser realizada por cateter guia e documentada por polígrafo. Após a confirmação da obstrução, o cateter é posicionado na posição mais distal na veia gonadal esquerda, e o guia é trocado por uma guia Amplatz 0,035" × 260 mm com ponta de 1 cm. O uso de bainhas 10F × 45 cm pode facilitar a execução, e a estabilização dos dispositivos durante a execução do procedimento. O ponto de maior obstrução é verificado na angiotomografia previamente realizada, IVUS, e/ou através da insuflação parcial (baixa pressão – 2 mmHg) do balão de angioplastia, Geralmente, usamos balões convencionais, tipo XXL® (4 -5 ATM) (Boston Scientific, Natick, MA, USA) de 12 a 14 mm x 20 mm, e, em alguns casos, pode ser necessário o uso de balões de baixa complacência e alta pressão, tipo Atlas Gold® 12 a 14 mm x 20 mm (6-18 ATM) (Bard/BD, Tempe, AZ, USA). Após a pré-dilatação e retirada do balão, o cateter liberador do *stent* é avançado sobre o guia Amplatz, até que a ponta do mesmo esteja posicionada no segmento cranial da veia renal. Neste momento, o guia é recuado e reposicionado em direção ao hilo renal para dar o suporte necessário para o avanço do *stent* e sua liberação. Essa manobra deve ser realizada com bastante cuidado para não perfurar a veia renal. Nossa maior experiência ainda é composta pelo uso de *stents* de malha trançada em liga de cromo, cobalto, níquel e outros metais, denominados Elgiloy®, Wallstent® (Boston Scientific, Natick, MA, USA), de 14 a 16mm x 40 a 60 mm. Uma vantagem

desse *stent* é o seu mecanismo de liberação, que permite, através do controle angiográfico, de posicionamento, obtido através da injeção de contraste pela mangueira, e torneira lateral, o recolhimento e reposicionamento, do mesmo, após liberação parcial de até 2/3, caso seja necessário. Esses 2/3 caudais do *stent* deve ser posicionado no segmento hilar e médio da veia renal de forma que o ponto de maior obstrução ou compressão, esteja sobre o terço proximal do mesmo, com sua extremidade cranial invadindo ligeiramente a veia cava. Por esse motivo é essencial que as medidas de diâmetro, comprimento da veia renal e o ponto de maior obstrução, sejam anteriormente determinados pela angiotomografia pré-operatória. Essa recomendação é muito importante para evitar a migração e embolização do *stent*. A liberação deve ser feita com o paciente em apneia, lentamente e com cuidado. O cateter balão é então reintroduzido para a pós-dilatação do *stent*, com cuidado para que não ocorra perfuração do balão ou migração do *stent* (Figura 12.27 a 12.29). Usamos os mesmos balões utilizados na pré-dilatação. Alguns autores descreveram os resultados do uso de *stent* de nitinol não dedicado ao território venoso na angioplastia da veia renal[58,59]. Não encontramos séries que relatem o uso de *stent* venoso dedicado no território venoso renal até a data de publicação dessa edição.

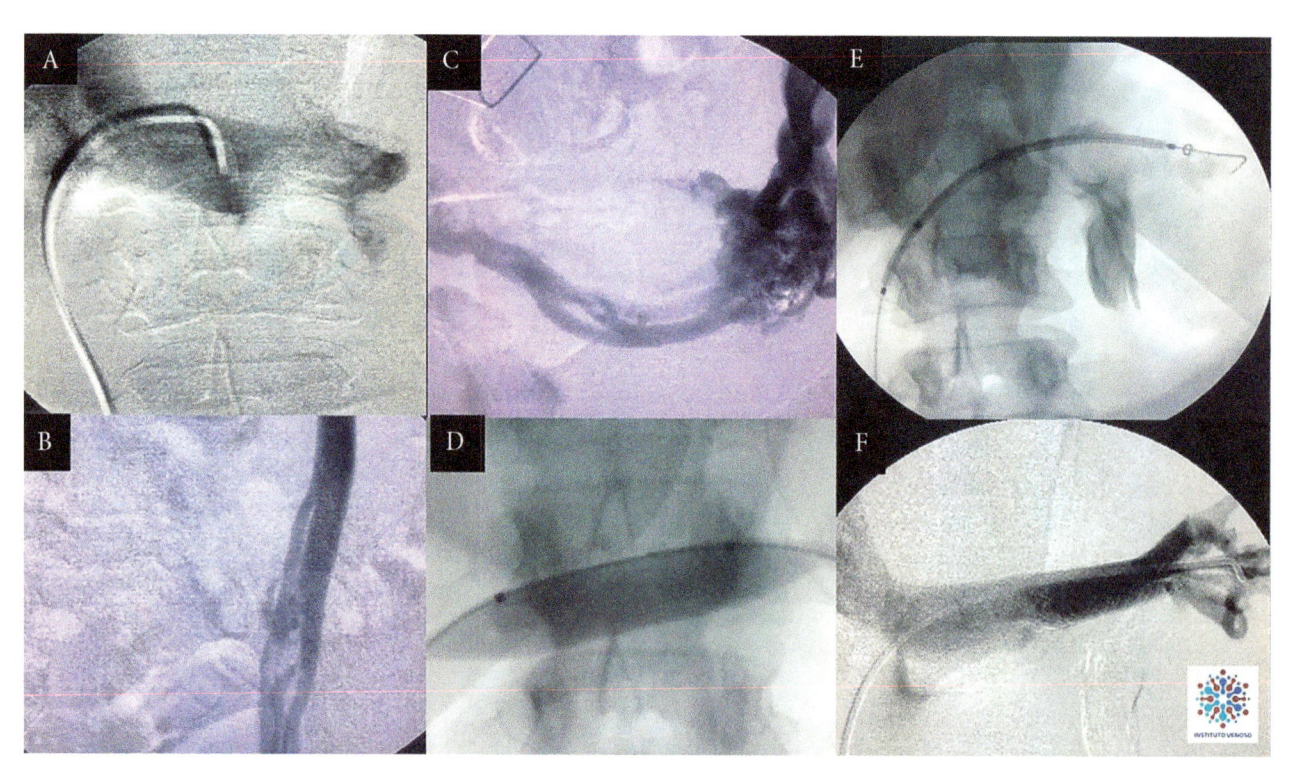

Figura 12.27. Venografia perioperatória de paciente portadora de dor lombar e hematúria refratária ao tratamento clínico e queixa de DPC. Cateterização seletiva de veia renal esquerda demonstrando obstrução de veia renal esquerda (gradiente pressórico pré tratamento reno-caval de 3,6 mmHg) (A), presença de refluxo em veia ovariana, e plexo venoso pélvico (B,C), pré-balonamento de ponto de compressão com XXL 16 × 20 mm (D), posicionamento de Wallstent 16 × 40 em veia renal esquerda, notar que apenas o 1/3 proximal do *stent* fica dentro da veia cava inferior (E), venografia por subtração digital demonstrando o resultado final (ausência de gradiente pressórico) (F).

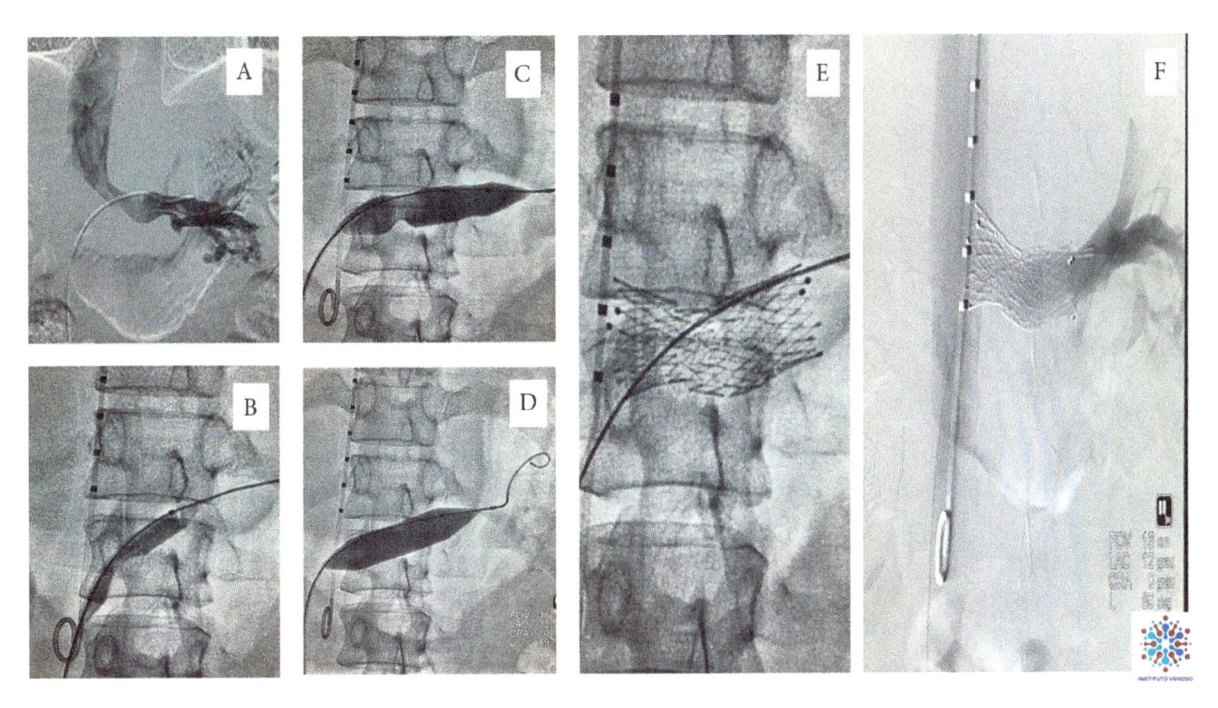

Figura 12.28. Venografia perioperatória de paciente portadora de dor lombar, hematúria e proteinúria refratária ao tratamento clínico e queixa de DPC. Cateterização seletiva de veia renal esquerda demonstrando obstrução de veia renal esquerda (gradiente pressórico pré tratamento reno caval de 4,2 mmHg), pré balonamentro de ponto de compressão com Atlas Gold 14 × 20 mm (B, C e D), posicionamento de Venovo *Stent* 14 × 40 em veia renal esquerda, notar que apenas o 1/3 proximal do *stent* fica dentro da veia cava inferior (E), venografia por subtração digital demonstrando o resultado final (ausência de gradiente pressórico) (F).

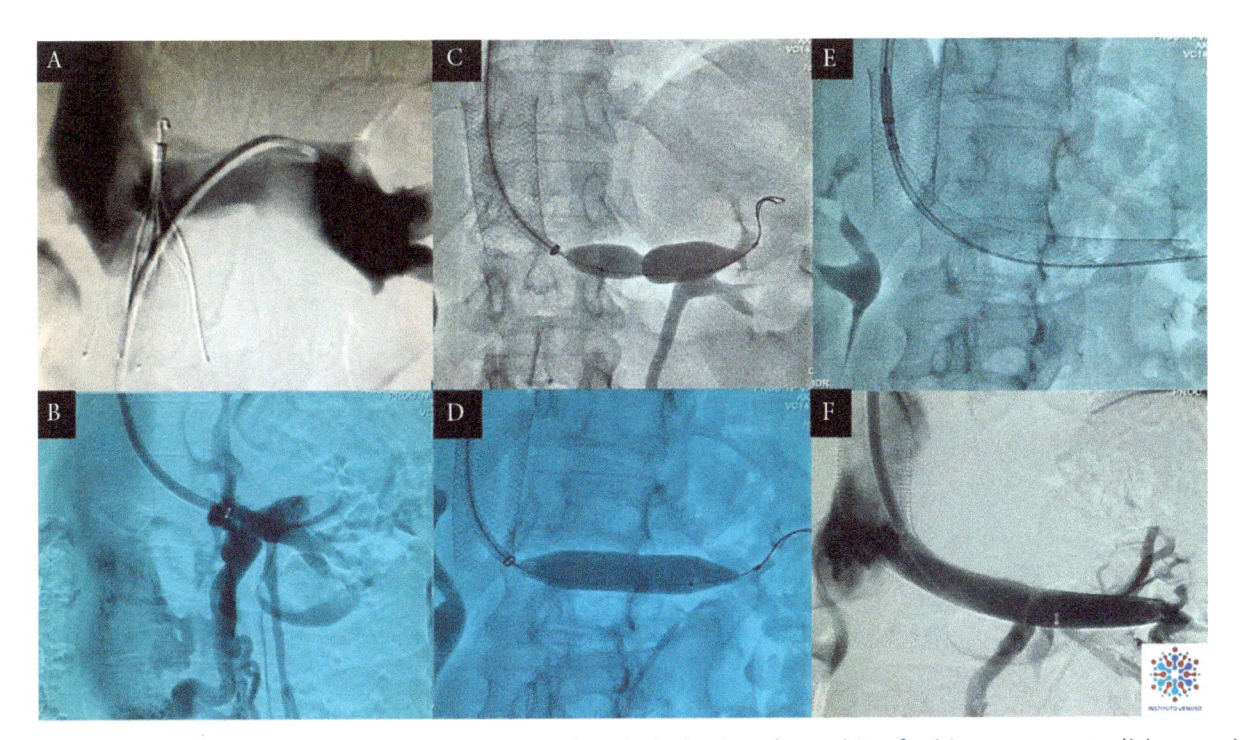

Figura 12.29. Venografia perioperatória de paciente portadora de dor lombar e hematúria refratária ao tratamento clínico e queixa de DPC. Paciente apresentava história de implante de filtro de veia cava que evolui com oclusão (A). Cateterização seletiva de veia renal esquerda demonstrando obstrução de veia renal esquerda (gradiente pressórico pré tratamento reno caval de 3,6 mmHg) e rica rede de circulação colateral (B), angioplastia (XXL 20 × 60) e implante de Wallstent 22 × 60 em veia cava inferior, seguida de pré balonamentro de ponto de compressão com XXL 14 × 40 mm (B, C), posicionamento de Wallstent 16 × 60 em veia renal esquerda, notar que o 1/3 proximal do *stent* fica dentro da *stent* previamente posicionado em VCI (E), venografia por subtração digital demonstrando o resultado final (ausência de gradiente pressórico) (F).

Manuseio antitrombótico pós-operatório

Para os casos de embolização da veia gonadal e das varizes pélvicas, em geral não utilizamos pós-trombóticos no pós-operatório. Para os pacientes em que existe risco aumentado de tromboembolismo venoso, utilizamos doses profiláticas de HBPM, apenas durante o período de internação. Em geral os pacientes obtêm alta no mesmo dia do procedimento, em média 6 horas após o mesmo, e orientamos repouso relativo apenas nesse dia. No pós-operatório orientamos sobre a importância da hidratação oral, e da deambulação precoce. Orientamos também que nos primeiros 15 dias de pós-operatório, o paciente evite exercícios que exigem levantamento de peso, e que possam induzir a realização de manobra de Valsava, para os procedimentos de embolização, e angioplastia e colocação de *stent*. Devemos lembrar que o sistema venoso é complacente e pode dilatar consideravelmente durante essa manobra aumentando o risco de deslocamento, e embolização das molas, e até mesmo de *stents*, enquanto eles ainda não estão "endotelizados". Para os pacientes em pós-operatório do tratamento de Síndrome de May-Thurner (SMT), ou seja, Obstrução Não-Trombótica de Veia Ilíaca (ONVI), e da colocação de *stent* em veia renal, administramos AAS 100 mg/d e Clopidogrel 75 mg/d com início 7 dias antes da realização do procedimento. Para os pacientes portadores de Obstrução Pós-Trombótica de Veia Ilíaca (OPTVI) ou Síndrome de Cockett (SC), que estejam fazendo uso de anticoagulantes orais, suspendemos os DOACs 24 horas antes do procedimento, e naqueles que estejam fazendo uso de AVK, suspendemos o seu uso 5 dias antes, mas toleramos um INR entre 1,5-2,0 no dia da angioplastia. No intraoperatório todos os pacientes recebem 5000 U de Heparina Não Fracionada (100 U/kg), com controle de TCA. Durante a internação permanecem em anticoagulação plena com Heparina de Baixo Peso Molecular. Após a alta hospitalar, que na maioria dos casos, ocorre no mesmo dia ou no máximo na manhã seguinte do procedimento, nos casos de obstrução venosa renal e ilíaca, tratados com *stent*, em que consideramos que houve sucesso técnico do tratamento, preconizamos o uso de Clopidogrel 75 mg por dia, associado ao AAS 100 mg por dia por 3 meses, e AAS 100 mg/dia, possivelmente, para o resto da vida. Nos casos de pacientes portadores de obstruções pós trombóticas e recanalização de oclusões longas, indicamos o uso de anticoagulação, por um período mínimo de 6 a 12 meses. Hoje na maioria dos casos utilizamos os DOACs. Os pacientes que já faziam uso no pré-operatório (trombofilias, tromboses de repetição) continuam anticoagulados em dose terapêutica por tempo indeterminado no pós-operatório. Naqueles em que após 6 meses a 1 ano de tratamento, o *stent* permanece aberto e sem queixas em geral reduzimos a dose. Em nossa prática esse tipo de protocolo tem sido associado a boa resposta terapêutica, e perviedade a longo prazo, entretanto, devemos lembrar que não existem estudos que tenham verificado qual o melhor regime de tratamento antitrombótico nesse grupo de pacientes, e ainda não temos recomendações e diretrizes.

Nível de Recomendação Atual

Na Tabela 12.3, podemos verificar as recomendações do "American Venous Forum" (quarta edição) para o tratamento da SNK e DVP, com seus respectivos níveis de evidência, para cada tipo de tratamento listado acima.

Tabela 12.3. Recomendação do American Venous Forum para o tratamento da Síndrome de Nutcracker e da Desordem Venosa Pélvica

Número	Recomendação	Grau	Nível
5.7.1	Recomendada ultrassonografia pélvica como método inicial de *screening*. A angiotomografia ou angiorressonância deve ser realizada para avaliação posterior.	1	B
5.7.2	Recomendada venografia pélvica em posição de proclive para confirmar o diagnóstico, a etiologia, a anatomia e o planejamento do tratamento.	1	B
5.7.3	Recomendado o tratamento endovascular do refluxo em veias gonadais com molas, acompanhado ou não por espuma ou agente escleroterápico líquido.	1	B
5.7.4	Recomendada ligadura cirúrgica aberta da veia gonadal insuficiente se o tratamento endovascular não for eficaz.	1	B
5.7.5	Recomendada injeção endovascular de líquido esclerosante ou espuma nas varizes perineais ou vulvares.	2	B
5.8.1	Recomendada cirurgia aberta, como transposição de veia renal, como método primário de tratamento.	2	B
5.8.2	Recomendado *stent* venoso primário nos pacientes com alto risco ou falha em procedimento operatório inicial.	2	C

Resultados

Com o objetivo de verificar os resultados tardios obtidos com as indicações, procedimentos, e técnicas acima descritas, realizamos uma análise retrospectiva de banco de dados prospectivo, de pacientes tratados entre janeiro de 2013 e maio de 2022, em um hospital terciário. O protocolo do estudo foi aprovado pelo CEP-IDPC, e consentimento informado, foi devidamente assinado, previamente a realização do procedimento. O estudo original obteve bolsa regular da FAPESP (2012/01021-9), e foi registrado no ClinicalTrials.org com o protocolo NCT 02149212. Durante o período avaliado foram tratados 146 pacientes portadores de DVP, 78 (53,4%) por angioplastia de veia ilíaca, com colocação de stent, 45 (30,8%) por embolizações de veia ovariana, 17 (11,7%) por embolização de veia espermática, e 6 (4,1%) por angioplastia e stent em veia renal. Os dados demográficos iniciais da amostra são apresentados na Tabela 12.4.

Nessa tabela, podemos verificar, que a idade média, o número de gestações, e o IMC dos pacientes submetidos aos diversos tipos de tratamento são bastante semelhantes. Todos apresentavam com sintoma principal a Dor Pélvica Crônica, entretanto, as características dos sintomas, e sinais variavam de acordo com o tratamento proposto. Devemos enfatizar, que todos os pacientes submetidos a angioplastia e colocação de stent em veia ilíaca, apresentavam também sintomas de IVC CEAP C3-6S, o que não ocorria nos pacientes submetidos a embolização de gonadais, e angioplastia, e implante de stent, em veia renal. Outro dado interessante é que em 22,7% das pacientes submetidas a embolização da veia ovariana, e em 34,6% dos pacientes submetidos a angioplastia e stent em veia ilíaca, havia história prévia de TVP. Os resultados técnicos e clínicos tardios, obtidos nos pacientes tratados, com mais de 2 anos de seguimento pós-operatório são apresentados na Tabela 12.5.

Verificamos que os índices de complicação são baixos, e que os resultados clínicos tardios revelam que existe uma melhora considerável, na dor, e na qualidade de vida, da maioria dos pacientes tratados, independente da técnica utilizada (Gráfico 12.1). Os índices de necessidade de reintervenção, utilizando a prática de realização de um procedimento por vez, é baixo, e a maioria acontece no período de um ano, a um ano e meio, após o procedimento inicial. Lembrando que, em nossa prática, clínica, na grande maioria dos casos, aguardamos, e avaliamos a resposta clínica por 6 meses, antes de considerar a realização de um novo procedimento. Após esse período os sintomas tendem a se manter estáveis, como podemos verificar no Gráfico 12.1.

Tabela 12.4. Dados demográficos dos pacientes portadores de Desordem Venosa Pélvica sintomáticos submetidos a tratamento endovenoso

	Embolização V. Ovariana	Embolização V. Espermática	Stent V. Ilíaca	Stent V. Renal
N=146	45 (30,8%)	17 (11,7%)	78 (53,4%)	6 (4,1%)
Idade (anos) ± (Mediana, DP)	38,0 ± 6,8	32,3 ± 7,4	51,3 ± 3,3	36,2 ± 5,8
Gestação (Mediana, DP)	2,2 ± 1,3	-	2,3 ± 1,1	0,4 ± 0,5
IMC (kg/m²) (Mediana, DP)	24,0 ± 3,4	24,5 ± 3,5	24,6 ± 3,5	22,7 ± 3,8
Evad inicial (Mediana, DP)	8,5 ± 1,1	8,3 ± 1,3	9,1 ± 2,1	8,7 ± 1,3
Dor pélvica (Crônica)	44 (100%)	17 (100%) – Dor escrotal	78 (100%)	6 (100%)
▪ Dor flanco	8 (18%)	1 (5,8%)	12 (15,4%)	6 (100%)
▪ Dor lombar	7 (15,9%)	2 (11,7%)	26(18%)	2 (33%)
▪ Dor escrotal	nsa	17 (100%)	nsa	nsa
▪ Dispareunia	43 (97,7%)	nsa	54 (69,2%)	4 (66%)
▪ Dismenorreia	39 (88,6%)	nsa	62 (79,5%)	4 (66%)
▪ Macro-hematúria	3 (6,8%)	0%	10 (12,8%)	100%
▪ Proteinúria	0 (0%)	0(0%)	2 (2,6%)	3 (50%)
CEAP C3-6	3(6,8%)	3(6,8%)	78 (100%)	0 (0%)
Varizes vulvares	10 (22%)	nsa	8 (10,2%)	0 (0%)
Varizes atípicas	10 (22%)	0%	13 (18%)	0%
Varizes recidivadas	0%	0%	20 (25,6%)	0%
História de TVP	10 (22,7%)	0 (0%)	27 (34,6%)	0%

NSA: não se aplica; EVAD: escala visual analógica de dor; IMC: índice de massa corpórea; TVP: trombose venosa profunda.

Tabela 12.5. Resultados técnicos e clínicos tardios obtidos em pacientes portadores de Desordem Venosa Pélvica submetidos a tratamento endovenoso

	Embolização V. Ovariana	Embolização V. Espermática	Stent V. Ilíaca	Stent V. Renal
N=146	45 (30,8%)	17 (11,7%)	78 (53,4%)	6 (4,1%)
Procedimento Bilateral	4(8,9%)	1(5,9%)	10(12,8%)	NSA
Complicação	2 (4,4%) - 2 perfuração v. Gonadal assintomática	0%	0%	0%
Período de Internação	8 horas (6-24)	7,3 horas (6-21)	12,7 horas (7-42)	8,4 horas (7-22h)
Perda de seguimento	5(11,1%)	3(17,4%)	12(15,4%)	0%
Tempo médio de seguimento	76 meses (28-115)	69 meses (26-100)	78 meses (27-112)	61 meses (36-80)
Reintervenções	8 (17,7%) - *2 embolizações contralaterais (8 meses)* - *4 embolizações de veias ilíacas internas (7,8,10 e 12 meses)* - *2 angioplastias e stent em veias renais (8, 14 meses)*	0 (0%)	8 (10,2%) - *4 embolizações gonadais (8 e 12,6 meses)* - *2 gonadais + ilíacas internas (12 e 13,4 meses)* - *2 angioplastias de stent renal por reestenose (18 e 45 meses)*	1 (16,6%) - embolização de veia gonadal, e ilíacas (9 meses)
EVAD pré operatório (média) EVAD pós operatório (média) Valor de p	8,36 (5-10) 3,22 (0-5) < 0,001	7,55 (5-10) 3,10 (0-4) < 0,001	8,12 (6-10) 2,89 (0-5) < 0,001	7,56 (7-10) 1,7 (0-3) 0,04
SF 36 Total pré operatório (média) SF 36 Total pós operatório (média) Valor de p	36,7 (17-44) 74,9 (67-100) < 0,001	33,7 (22-56) 78,5 (45-100) < 0,002	35,8 (33-49) 81,4 (55-100) < 0,001	56 (38-61) 87,8 (67-100) < 0,001

NSA: não se aplica; EVAD: escala visual analógica de dor; SF36: Questionário de Qualidade de Vida SF36.

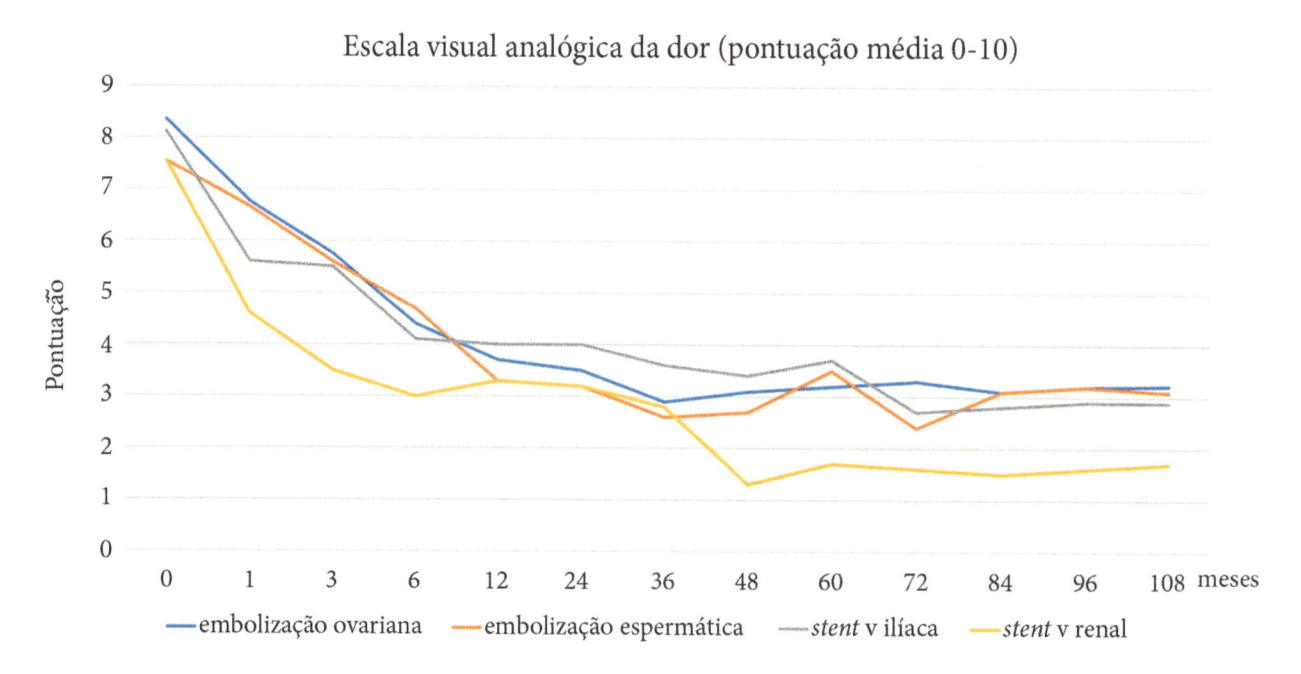

Gráfico 12.1. Resultado clínico tardio do tratamento endovenoso da Desordem Venosa Pélvica obtido pela embolização de veia gonadal, veia espermática, *stent* em veia ilíaca e em veia renal (n = 146).

Discussão

A dor pélvica crônica (DPC) é uma das principais causas de busca pelo médico ginecologista, e o seu diagnóstico diferencial envolve a endometriose, doença inflamatória pélvica, mioma, cistite intersticial, e infecciosa, mialgia do assoalho pélvico, doença inflamatória intestinal etc. Apesar de ser ainda pouco diagnosticada, e considerada, estima-se que em até 40% dos casos a DVP seja a responsável principal pela DPC. A anomalia anátomo fisiológica mais reportada é a ocorrência de refluxo pelas veias gonadais e/ou ilíacas internas associadas, ou não a presença de obstrução em veia renal e/ou veia ilíaca. Não é incomum que haja associação entre a obstrução em veia renal, em veia ilíaca, e refluxo pelas veias gonadais e veias ilíacas internas. A compressão de veia renal esquerda pela artéria mesentérica superior (síndrome de *Nutcracker* ou de quebra-nozes) é uma causa bem descrita de obstrução de veia renal associada ao refluxo pela veia ovariana[60]. Mais recentemente, a obstrução da veia ilíaca tem sido relatada como causa de DVP, e o seu tratamento através da angioplastia e implante de *stent*, vem apresentando, bons resultados clínicos [45,49]. Entretanto, essa associação pode ainda ser pouco reconhecida, já que ainda não existem critérios diagnósticos bem estabelecidos, e poucas equipes experientes, e especializadas no diagnóstico e tratamento das OVAPs. Em nossa prática clínica, a maioria dos pacientes tratados por DVP, são pacientes portadores de IVC avançado, que apresentam sintomas pélvicos concomitantes. No início da experiência de nosso grupo o foco era no tratamento da IVC avançada, e foi uma surpresa perceber, que um grupo significante, desses pacientes, apresentava sintomas de DVP concomitante. Ainda mais surpreendente, foi verificar que muitos desses pacientes, só reportavam sintomas pélvicos quando indagados ativamente. Não é incomum, que mulheres portadoras de DPC, possuam sintomas desde a puberdade, e história de constante procura por ginecologistas, e serviços de emergência, dor resistente ao uso de anti-inflamatórios, analgésicos e até mesmo opiáceos, sem que a presença de DVP seja ao menos cogitada. Algumas dessas mulheres acabam se acostumando, acomodando, e achando normal a presença da dor crônica. Uma outra situação clínica, em nossa experiência, são pacientes, cujo sintoma principal, é a DPC, sem sintomas de IVC associados. Nesse caso, a maioria das pacientes, procuram, o nosso serviço por vontade própria, principalmente por informação obtida em mídia social, ou por recomendação de outras pacientes, após história crônica de tratamento ginecológico, por múltiplos profissionais, sem que houvesse melhora dos sintomas. Muitas acabam se acomodando, ou se acostumando, com esses incapacitantes sintomas, e não é incomum, que muitas se tornas depressivas, possuem problemas de relacionamento, e história de sofrimento e perda de qualidade de vida. Por esse motivo é importante o tratamento multidisciplinar, sobretudo com a participação da psicologia, e a divulgação de informação. Ainda em nossa casuística, a minoria dos casos de DVP, são

pacientes portadores hematúria, dor em flanco, sem resposta ao tratamento clínico, que são encaminhados por nefrologistas para investigação de obstrução em veia renal. Nesses pacientes a angioplastia, e implante de *stent* em veia renal é utilizado, na maioria dos casos, pois é uma alternativa muito menos invasiva que a cirúrgica aberta. A transposição cirúrgica da veia renal esquerda, que ainda hoje, é considerada o tratamento padrão ouro, é altamente invasiva, o que pode ser um problema, ainda mais em mulheres jovens, o grupo mais frequentemente acometido. Na maior casuística cirúrgica publicada, composta por 36 pacientes tratados na Clínica Mayo, aproximadamente 30% dos pacientes necessitaram de reintervenção em 24 meses de seguimento, todos tratados por técnicas endovasculares[61]. Centros especializados vêm considerando o uso do *stent* como padrão-ouro, entretanto, mesmo nesses centros especializados, a incidência de embolização do *stent* chega a 7%[62]. Um aspecto técnico importante, que pode ter contribuído para esse alto índice de embolização, é que na maioria das séries, o pré e o pós "balonamento", aparentemente, não foi utilizado de forma adequada, na maioria dos casos. Recentemente, Avgerinos et al publicaram uma revisão retrospectiva de 18 pacientes tratados pela técnica, 5 deles submetidos previamente a transposição renal cirúrgica. Houve sucesso técnico em 100%, taxa de complicações de 0%; em 72,2% pacientes, houve melhora dos sintomas. A perviedade primária e secundária em 24 meses foi de 82,5% e 100%, respectivamente[57]. Em nossa casuística, realizamos esse procedimento em 6 casos (4,5%), todos tratados por sintomas graves, e incapacitantes, renais e pélvicos. Realizamos 5 angioplastias e implante de *stent* em veia renal, e um caso de angioplastia, e implante de *stent* em veia cava inferior, e veia renal, por obstrução de cava, em segmento submetido à implante prévio de filtro de veia cava, que se tornou ocluído. O sucesso técnico foi em 100% dos casos, não tivemos embolizações, ou outras complicações, e com uma média de 61 meses de acompanhamento, houve a necessidade de um novo procedimento, de embolização de veia gonadal e ilíaca, em 1 caso (16,6%), e houve uma melhora significativa dos sintomas. Realizamos a embolização da veia ovariana em 45 (30,8%) e espermática em 17(11,7%) casos. O sucesso técnico, considerado positivo, quando houve oclusão do plexo venoso varicoso, e da veia gonadal principal, alcançado pela técnica descrita acima, foi de 100%; houve perfuração de veia gonadal durante o procedimento em 2 casos (4,5%), todas sem repercussão clínica. Houve necessidade de reintervenção em 8(18%) casos: 2 embolizações contralaterais (8 meses), 2 embolizações de veias ilíacas internas (8 e 14 meses), e 4 angioplastias e implantes de *stents* em veias ilíacas. Com um tempo de seguimento médio de 76 meses para embolização da veia ovariana, e de 69 meses para a veia espermática, observamos uma melhora significativa na dor e na qualidade de vida dos pacientes tratados. Ao contrário da maioria das séries, em nossa casuística, realizamos embolização bilateral da veia ovariana em apenas 8 (18%) casos, nos casos de DPC. Em nossa opinião, na técnica descrita acima, o principal diferencial, é a injeção de espuma de polidocanol a 3%, sob manobra de Valsalva, realizada em múltiplas injeções, em pequeno volume, e o suficiente para preencher todo o plexo venoso varicoso. Aparentemente, essa técnica, permite que haja ação profunda do agente esclerosante nas múltiplas tributárias, colaterais trans pélvicas e útero-ovarianas, que comunicam as veias gonadais e ilíacas internas, provocando intenso vasoespasmo, e oclusão imediata. Talvez a ação vasoconstrictora, provocada pela liberação local da endotelina, pelo endotélio do leito vascular, submetido à escleroterapia com espuma de polidocanol, como descrita por Bastos FR (ref: Escleroterapia com espuma, Belo Horizonte, Folium, 2012), em varizes de membros inferiores, seja a responsável por essa ação imediata e duradoura. Na literatura, existe uma ampla variedade de técnica descritas e utilizadas: mola, cola, espuma de polidocanol, em diferentes concentrações, e técnica de sanduíche (mola + espuma). O resultado clínico é bastante satisfatório e consistente, a grande maioria dos pacientes evolui com resolução, ou melhora considerável dos sintomas, em nossa opinião, deve ser considerado o padrão-ouro de tratamento. O sucesso técnico, definido como capacidade de "cateterização" e embolização de todo o plexo venoso com refluxo, ocorre em 92,6% a 100% dos pacientes, dados obtidos na literatura[63,64]. É descrita uma resolução total ou parcial dos sintomas em 68,2% a 100% dos casos, respectivamente[64]. Em alguns casos, pode haver persistência, ou até mesmo piora temporária dos sintomas, inicialmente. Isto ocorre porque a mola e o agente esclerosante podem provocar tromboflebite e dor. É por isso, que recomendamos, a observação clínica por um período mínimo de 6 meses para indicar um novo procedimento, uma vez que na maioria dos casos, existe melhora dos sintomas após esse período (Gráfico 1). As possíveis complicações são: embolização sistêmica das molas e perfuração venosa; e as mais frequentes, tromboflebite e trombose venosa profunda, que ocorrem em 3,4% a 4,4% dos casos[64]. Pode ocorrer recorrência dos sintomas em 18% a 26% dos casos, com tempo médio de pós-operatório de 8,5 meses[65]. Existe uma variabilidade muito grande, na literatura, quanto à técnica de embolização preconizada na DVP; a diversidade técnica é claramente muito superior àquela que pode ser atribuída à variabilidade anatômica. A presença de refluxo nas veias ilíacas internas deve ser verificada e, caso a embolização por via gonadal não seja suficiente para ocluir o plexo venoso comprometido, ela deve ser "cateterizada" e submetida a embolização no mesmo procedimento. Em nossa casuística, isso foi necessário em 25% dos casos tratados por embolização gonadal. Na Tabela 12.6, verificamos a variedade técnica utilizada em diversos estudos publicados.

Em 2015, Daugherty et al publicaram um estudo em que observaram que pacientes portadoras de obstrução em veia ilíaca e DVP melhoravam dos sintomas quando submetidas apenas à angioplastia venosa e implante de *stent*. Em 19 pacientes tratadas, 7 eram portadoras de refluxo em veia ovariana, e apenas uma foi submetida a embolização. Dez pacientes apresentavam concomitantemente queixas de IVC. Após uma média de tempo de acompanhamento de 11 meses, houve alívio completo da dor em 15 pacientes e alívio da dispareunia em 14 de 17 pacientes que possuíam vida sexual ativa. Concluíram que a obstrução das veias ilíacas seria uma causa frequente de SCP e que, na maioria dos casos, apenas o tratamento da obstrução ilíaca trazia resolução dos sintomas[45]. Antes, em 2012, Hartung apresentou uma análise retrospectiva de 175 casos de angioplastia, e implante de *stent* em veia ilíaca, realizados entre 1996 e 2011; no décimo terceiro European Venous Forum, 46 pacientes (23,6%) apresentavam SCP. Observou melhora dos sintomas em 91% dos casos e, em apenas 6 casos, houve necessidade de embolização de veia gonadal. Mais recentemente, em 2020, Lakhanpal et al, considerando que nos pacientes portadores de DVP, 56% são portadores de obstrução venosa ilíaca, associados a refluxo pela veia gonadal, verificaram a resposta clínica, após o tratamento através da angioplastia e implante de *stent* em veia ilíaca. Após seis meses de tratamento, 29/38 (76%) relataram completa resolução dos sintomas, 26/28 (93%) relataram resolução completa da dispareunia, 5/38 (13%) relataram melhora significativa, e 4/38 (10%) não relataram melhora. A média de diâmetro da veia ovariana 5 foi de 6,7±2,5mm. Em 7 (18%) foi necessária a reintervenção, índice semelhante ao verificado em nossa casuística[49]. Em nossa casuística, em 282 pacientes tratados por IVC CEAP C3-C6 hiper sintomáticos, 146 (51,8%) apresentavam sintomas de DVP, que faziam parte das indicações para o tratamento endovenoso.

Tabela 12.6. Técnicas de embolização utilizada no tratamento da Síndrome de Congestão Pélvica

Autor	N	V. Ovariana esquerda (%)	V. Ovariana direita (%)	V. Interna esquerda (%)	V. Interna direita (%)
Asciutto[63]	71	57,7	4,2	49,2	57,7
Nasser[66]	113	100	72	80	46
Laborda[67]	202	100	95,5	91,1	73,8
Pieri[68]	33	97	67	-	-
Chung[69]	106	92,4	15,1	-	-
Capasso[70]	19	100	31,6	-	-

Desse grupo, 78 (53,4%), foram tratados apenas pela angioplastia e implante de *stent*, inicialmente. Em 27 (34,6%) casos havia história de TVP prévia. A grande maioria dos pacientes melhoraram significativamente da dor (EVAD média - inicial: 8,12 (6-10); final: 2,89 (0-5); < 0,001) e da qualidade de vida (SF 36 médias - inicial: 35,8 (33-49); final: 81,4 (55-100) < 0,001). Houve necessidade de reintervenção em 8 (17%) casos (4 embolizações gonadais (8 e 12,6 meses); 2 embolizações gonadais + ilíacas internas (12 e 13,4 meses); e 2 angioplastias de *stents* renais por re estenose (18 e 45 meses)). A maioria dos estudos que avaliaram o tratamento endovenoso da DVP, avaliaram a resposta clínica após a embolização da veia gonadal. Na grande maioria, foi observada uma melhora dramática na escala visual analógica da dor após o tratamento[63-70]. Na DVP pode haver também um importante comprometimento na vida psicossocial, emocional e afetiva, havendo influência negativa na qualidade de vida do paciente acometido[71]. Os pacientes podem sofrer de ansiedade, depressão, distúrbios do sono, e dificuldades no trabalho e nos relacionamentos. Não é incomum que os pacientes acometidos fiquem anos procurando resolução para seu caso clínico, sem que sejam feitos o diagnóstico e tratamento[72]. Questionários genéricos de qualidade de vida, como SF 36 e o Nottingham, podem ser utilizados e apresentam como vantagem a possibilidade de comparação de seus resultados com outras doenças inespecíficas, mas podem não ser o ideal para a avaliação específica da SNK e SCP, em que os componentes psicossociais e sexuais são muito importantes[73]. As considerações e os resultados aqui apresentados demonstram que a DVP é muito prevalente, traz dor, desconforto, e perda crônica da qualidade de vida, ao paciente acometido, e ainda pouco diagnosticada e tratada[6]. O quadro clínico, e as características anatômicas, e hemodinâmicas presentes em cada paciente devem ser analisadas individualmente, e o tratamento endovenoso proposto, deve ser realizado por equipe treinada e experiente.

Conclusões

A DVP é frequentemente causas de dor, desconforto, e perda de qualidade de vida, e ainda hoje, pouco considerada, no diagnostico diferencial da dor pélvica crônica. Ela pode ser uma manifestação clínica comum às diferentes síndromes venosas obstrutivas abdomino-pélvicas, associadas ou não, à incompetência e refluxo pelas veias gonadais, ilíacas internas e plexo venoso pélvico. Infelizmente, o seu diagnóstico e tratamento é comprometido pela falta de conhecimento sobre a doença, dos fatores anatômicos e hemodinâmicos envolvidos, e a falta de treinamento específico.

Existe ainda uma atitude inadequada, cultural, e psicossocial, que permeia a atitude do profissional da saúde, que muitas vezes, não dá a devida importância, aos sintomas apresentados pela paciente acometida, que por anos sofre, sem que o diagnóstico seja feito.

Na Inglaterra, apenas 40% dos pacientes de dor pélvica crônica são encaminhados para o especialista[74]. Não temos esses dados no Brasil, mas a situação não deve ser diferente.

Apesar dos bons resultados clínicos, e embora os *Guidelines* americanos recomendem (1B) o tratamento, no Brasil, não temos diretrizes nacionais, e o procedimento de embolização das veias gonadais das varizes pélvicas não consta do rol da ANS.

A tática e a técnica operatória devem considerar a clínica e a anatomia do sistema venoso abdomino-pélvico, a presença e o grau de obstrução e refluxo, mas também a rica rede de colaterais existente. Esses fatores devem ser exaustivamente estudados nos exames complementares pré-operatórios, para que a técnica adequada seja aplicada, e o tratamento seja customizado de acordo com as necessidades individuais do paciente acometido. O procedimento é ambulatorial e de baixo custo e apresenta baixíssimo risco de complicações, desde que executado por equipes bem treinadas.

Referências bibligráficas

1. Grant J. Anonymous method of anatomy. Willians & Wilkins, editors 1937; p: 137.

2. Sadr El AR, Mina E. Anatomical and surgical aspects in the operative management of varicocele. Urol Cutan Rev 1950;54:257-62.

3. Schepper A de. "Nutcracker" phenomenon of the renal vein and venous pathology of the left kidney. J Belg Radiol 1972;55:507-11

4. Umeoka S, Koyama T, Togashi K, Kobayashi H, Akuta K. Vascular Dilatation in the Pelvis: Identification with CT and MR Imaging. RadioGraphics 2004;24:193-208.

5. Mathias SD, Kuppermann M, Liberman RF, Lipschutz RC, Steege JF. Chronic Pelvic Pain: Prevalence, Health-Related Quality of Life, and Economic Correlates. Obstet Gynecol 1996;87:321-7.

6. Ahangari A. Prevalence of chronic pelvic pain among women: an updated review. Pain Physician 2014;17:E141-7.

7. Beard RW, Highman JH, Pearce S, Reginald PW. Diagnosis of pelvic varicosities in women with chronic pelvic pain. Lancet. 1984 Oct 27;2(8409):946-9.

8. Beard RW, Reginald PW, Wadsworth J. Clinical features of women with chronic lower abdominal pain and pelvic congestion. Br J Obstet Gynaecol. 1988 Feb;95(2):153-61.

9. Phillips D, Deipolyi AR, Hesketh RL, Midia M, Oklu R. Pelvic Congestion Syndrome_ Etiology of Pain, Diagnosis, and Clinical Management. Journal of Vascular and Interventional Radiology : JVIR 2014;25:725-33.

10. Daniels JP, Khan KS. Chronic pelvic pain in women. BMJ 2010;341:c4834.

11. McGowan L, Luker K, Creed F, Chew-Graham CA. 'How do you explain a pain that can't be seen?': The narratives of women with chronic pelvic pain and their disengagement with the diagnostic cycle. Br J Heal Psychol 2007;12:261-74.

12. Howard FM. The role of laparoscopy as a diagnostic tool in chronic pelvic pain. Best Pr Res Clin Obstet Gynaecol 2000;14:467-94.

13. O'Brien MT, Gillespie DL. Diagnosis and treatment of the pelvic congestion syndrome. J Vasc Surg Venous Lymphatic Disord 2015;3:96-106.

14. Beard RW, Kennedy RG, Gangar KF, Stones RW, Rogers V, Reginald PW, Anderson M. Bilateral oophorectomy and hysterectomy in the treatment of intractable pelvic pain associated with pelvic congestion. Br J Obstet Gynaecol. 1991 Oct;98(10):988-92.

15. Shin JI, Lee JS, Kim MJ. The Prevalence, Physical Characteristics and Diagnosis of Nutcracker Syndrome. Eur J Vasc Endovasc Surg 2006;32:335–6.

16. Belker AM. The varicocele and male infertility. Urol Clin North Am 1981;8:41-51.

17. Velasquez CA, Saeyeldin A, Zafar MA, Brownstein AJ, Erben Y. A systematic review on management of nutcracker syndrome. J Vasc Surg Venous Lymphat Disord. 2018 Mar;6(2):271-278.

18. Rudloff U, Holmes RJ, Prem JT, Faust GR, Moldwin R, Siegel D. Mesoaortic Compression of the Left Renal Vein (Nutcracker Syndrome): Case Reports and Review of the Literature. Ann Vasc Surg 2006;20:120-9.

19. Rossi FH, Kambara AM, Izukawa NM, Metzger PB, Betelli CB, Almeida BL, et al. Randomized Double-Blinded Study Comparing Clinical Versus Endovascular Treatment of Iliac Vein Obstruction. Journal of Vascular Surgery: Venous and Lymphatic Disorders 2015;3:117.

20. Rossi FH, Volpato MG, Metzger PB, Beteli CB, Almeida BL de, Rossi CBO, et al. Relationships between severity of signs and symptoms and quality of life in patients with chronic venous disease. Jornal Vascular Brasileiro 2015;14:22-8.

21. Barros FS, Storino J, Silva NAC da, Fernandes FF, Silva MB, Soares AB. A comprehensive ultrasound approach to lower limb varicose veins and abdominal-pelvic connections. J Vasc Surg: Venous Lymphat Disord 2024;12:101851.

22. Welling DR, Rich NM. Hemorrhoid veins, the forgotten realm of the vascular surgeon. J Vasc Surg: Venous Lymphat Disord 2014;2:226-9.

23. Goren M, Gat Y. Varicocele is the root cause of BPH: Destruction of the valves in the spermatic veins produces elevated pressure which diverts undiluted testosterone directly from the testes to the prostate. Andrologia 2018;50:e12992.

24. Bałabuszek K, Toborek M, Pietura R. Comprehensive overview of the venous disorder known as pelvic congestion syndrome. Ann Med 2022;54:22-36.

25. Pacult MA, Henderson FC, Wooster MD, Varma AK. Sciatica Caused by Venous Varix Compression of the Sciatic Nerve. World Neurosurg 2018;117:242-5.

26. Gavrilov SG, Moskalenko YP, Karalkin AV, Alenichev AV. Pelvic vein thrombosis in patients with pelvic venous disorders. Phlebol: J Venous Dis 2024:2683555241256264.

27. Metzger PB, Rossi FH, Kambara AM, Izukawa NM, Saleh MH, Pinto IMF, et al. Criteria for detecting significant chronic iliac venous obstructions with duplex ultrasound. Journal of Vascular Surgery: Venous and Lymphatic Disorders 2016;4:18-27.

28. Malgor RD, Alalahdab F, Elraiyah TA, Rizvi AZ, Lane MA, Prokop LJ, et al. A systematic review of treatment of intermittent claudication in the lower extremities. J Vasc Surg 2015;61:54S-73S.

29. Park SJ, Lim JW, Ko YT, Lee DH, Yoon Y, Oh JH, et al. Diagnosis of Pelvic Congestion Syndrome Using Transabdominal and Transvaginal Sonography. Am J Roentgenol 2004;182:683-8.

30. Sharma K, Bora MK, Varghese J, Malik G, Kuruvilla R. Role of trans vaginal ultrasound and Doppler in diagnosis of pelvic congestion syndrome. J Clin Diagn Res. 2014 Jul;8(7):OD05-7.

31. Rossi FH, Kambara AM, Rodrigues TO, Rossi CBO, Izukawa NM, Pinto IMF, et al. Comparison of computed tomography venography and intravascular ultrasound in screening and classification of iliac vein obstruction in patients with chronic venous disease. J Vasc Surg Venous Lymphatic Disord 2020;8:413-22.

32. Rossi FH, Gama CAR, Fonseca IYI, Barros KJF, Rodrigues TO, Pinto IMF, et al. Computed Tomograpy Venography diagnosis of iliocaval venous obstruction in advanced chronic venous insufficiency. J Vasc Bras 2014;13:306-11.

33. Rossi FH, Kambara A, Pinto I, Metzger P, Betelli C, Almeida B, et al. Efficacy of Computed Tomography Venography (CTV) Screening Compared to Duplex Ultrasound (DU), Multiplanar Venography (MV), and Intravascular Ultrasound (IVUS) in Iliac Vein Compression Syndrome (IVCS). J Vasc Surg 2016;4:146-7.

34. Shi W-Y, Xue H-L, Chen L, Gu J-P. Non-enhanced multimodal magnetic resonance imaging in assessment of iliac vein obstruction with or without thrombosis. Abdom Radiol 2021;46:4432-9.

35. Kim KW, Cho JY, Kim SH, Yoon JH, Kim DS, Chung JW, Park JH. Diagnostic value of computed tomographic findings of nutcracker syndrome: correlation with renal venography and renocaval pressure gradients. Eur J Radiol. 2011 Dec;80(3):648-54.

36. Beinart C, Sniderman KW, Tamura S, Vaughan ED, Sos TA. Left Renal Vein to Inferior Vena Cava Pressure Relationship in Humans. J Urol 1982;127:1070-1.

37. Korkes F. Nutcracker syndrome: how are we cracking the nuts and whose nuts are we cracking? International Braz j Urol 2017;43:788-90

38. Neupane S, Ambulgekar N, Edla S, Torey J, Gottam N, Yamasaki H. Intravascular Ultrasound-Guided Endovascular Stenting of Renal Vein in Nutcracker Syndrome. Vasc Endovasc Surg 2018;52:355-6.

39. He Y, Wu Z, Chen S, Tian L, Li D, Li M, et al. Nutcracker Syndrome—How Well Do We Know It? Urology 2014;83:12-7.

40. Pastershank SP. Left renal vein obstruction by a superior mesenteric artery. J Can Assoc Radiol 1974;25:52-4.

41. Hartung O, Grisoli D, Boufi M, Marani I, Hakam Z, Barthelemy P, et al. Endovascular stenting in the treatment of pelvic vein congestion caused by nutcracker syndrome: Lessons learned from the first five cases. J Vasc Surg 2005;42:275-80.

42. Hohenfellner M, D'Elia G, Hampel C, Dahms S, Thüroff JW. Transposition of the left renal vein for treatment of the nutcracker phenomenon: long-term follow-up. Urology 2002;59:354-7.

43. Thompson PN, Darling RC, Chang BB, Shah DM, Leather RP. A case of nutcracker syndrome: Treatment by mesoaortictransposition. J Vasc Surg 1992;16:663-5.

44. Barnes RW, Fleisher HL, Redman JF, Smith JW, Harshfield DL, Ferris EJ. Mesoaortic compression of the left renal vein (the so-called nutcracker syndrome): Repair by a new stenting procedure. J Vasc Surg 1988;8:415-21.

45. Daugherty SF, Gillespie DL. Venous angioplasty and stenting improve pelvic congestion syndrome caused by venous outflow obstruction. J Vasc Surg: Venous Lymphat Disord 2015;3:283-9.

46. Hanna J, Bruinsma J, Temperley HC, Fernando D, O'Sullivan N, Hanna M, et al. Efficacy of embolotherapy for the treatment of pelvic congestion syndrome: A systematic review. Ir J Méd Sci (1971 -) 2024;193:1441-51

47. Carvalho SFC de, Metzger PB, Fernandez MG, Ribeiro WB, Nogueira AKS, Souza JPR e. Pelvic venous reflux embolization in the treatment of symptomatic pelvic congestive syndrome: A systematic review with meta-analysis. J Vasc Surg: Venous Lymphat Disord 2023;11:412-421.e6.

48. Brown C, Rizer M, Alexander R, Sharpe E, Rochon P. Pelvic Congestion Syndrome: Systematic Review of Treatment Success. Semin Interv Radiol 2018;35:035-40.

49. Lakhanpal G, Kennedy R, Lakhanpal S, Sulakvelidze L, Pappas PJ. Pelvic venous insufficiency secondary to iliac vein stenosis and ovarian vein reflux treated with iliac vein stenting alone. J Vasc Surg Venous Lymphat Disord 2020;9:1193-8.

50. Cavezzi A, Tessari L. Foam sclerotherapy techniques: different gases and methods of preparation, catheter versus direct injection. Phlebology 2009;24:247-51.

51. Rossi FH, Rossi CBO. Computed Tomograpy Venography diagnosis of iliocaval venous obstruction in advanced chronic venous insufficiency. J Vasc Bras n.d.;13:306-11.

52. Gagne PJ, Gagne N, Kucher T, Thompson M, Bentley D. Long-term clinical outcomes and technical factors with the Wallstent for treatment of chronic iliofemoral venous obstruction. J Vasc Surg: Venous Lymphat Disord 2019;7:45-55.

53. Black S, Sapoval M, Dexter DJ, Gibson K, Kolluri R, Razavi M, et al. Three-Year Outcomes of the Abre Venous Self-Expanding Stent System in Patients with Symptomatic Iliofemoral Venous Outflow Obstruction. J Vasc Interv Radiol 2024.

54. Dake MD, O'Sullivan G, Shammas NW, Lichtenberg M, Mwipatayi BP, Settlage RA, et al. Three-Year Results from the Venovo Venous Stent Study for the Treatment of Iliac and Femoral Vein Obstruction. Cardiovasc Interv Radiol 2021;44:1918-29.

55. Raju S, Davis M. Anomalous features of iliac vein stenosis that affect diagnosis and treatment. J Vasc Surg Venous Lymphat Disord. 2014 Jul;2(3):260-7.

56. Reed NR, Kalra M, Bower TC, Vrtiska TJ, Ricotta JJ, Gloviczki P. Left renal vein transposition for nutcracker syndrome. J Vasc Surg 2009;49:386-94.

57. Avgerinos ED, Saadeddin Z, Humar R, Salem K, Singh M, Hager E, et al. Outcomes of left renal vein stenting in patients with nutcracker syndrome. J Vasc Surg: Venous Lymphat Disord 2019;7:853-9.

58. Granata A, Distefano G, Sturiale A, Figuera M, Foti PV, Palmucci S, et al. From Nutcracker Phenomenon to Nutcracker Syndrome: A Pictorial Review. Diagnostics 2021;11:101.

59. Basile A, Tsetis D, Calcara G, Figuera M, Patti MT, Ettorre GC, et al. Percutaneous Nitinol Stent Implantation in the Treatment of Nutcracker Syndrome in Young Adults. J Vasc Interv Radiol 2007;18:1042-6.

60. Nastasi DR, Fraser AR, Williams AB, Bhamidi V. A systematic review on nutcracker syndrome and proposed diagnostic algorithm. J Vasc Surg: Venous Lymphat Disord 2022;10:1410-6.

61. Erben Y, Gloviczki P, Kalra M, Bjarnason H, Reed N, Duncan A, et al. Treatment of Nutcracker Syndrome with Open and Endovascular Interventions. J Vasc Surg: Venous Lymphat Disord 2014;2:116.

62. Wu Z, Zheng X, He Y, Fang X, Li D, Tian L, et al. Stent migration after endovascular stenting in patients with nutcracker syndrome. J Vasc Surg: Venous Lymphat Disord 2016;4:193-9.

63. Asciutto G, Asciutto KC, Mumme A, Geier B. Pelvic Venous Incompetence: Reflux Patterns and Treatment Results. Eur J Vasc Endovasc Surg 2009;38:381-6.

64. Daniels JP, Champaneria R, Shah L, Gupta JK, Birch J, Moss JG. Effectiveness of Embolization or Sclerotherapy of Pelvic Veins for Reducing Chronic Pelvic Pain: A Systematic Review. J Vasc Interv Radiol 2016;27:1478-1486.e8.

65. Hocquelet A, Bras YL, Balian E, Bouzgarrou M, Meyer M, Rigou G, et al. Evaluation of the efficacy of endovascular treatment of pelvic congestion syndrome. Diagn Interv Imaging 2014;95:301-6.

66. Nasser F, Cavalcante RN, Affonso BB, Messina ML, Carnevale FC, Gregorio MA de. Safety, efficacy, and prognostic factors in endovascular treatment of pelvic congestion syndrome. Int J Gynecol Obstet 2014;125:65-8.

67. Laborda A, Medrano J, Blas I de, Urtiaga I, Carnevale FC, Gregorio MA de. Endovascular Treatment of Pelvic Congestion Syndrome: Visual Analog Scale (VAS) Long-Term Follow-up Clinical Evaluation in 202 Patients. Cardiovascular and Interventional Radiology 2013;36:1006-14.

68. Pieri S, Agresti P, Morucci M, Medici L de'. Percutaneous treatment of pelvic congestion syndrome. Radiol Med 2003;105:76-82.

69. Chung M-H, Huh C-Y. Comparison of Treatments for Pelvic Congestion Syndrome. Tohoku J Exp Med 2004;201:131.

70. Capasso P, Simons C, Trotteur G, Dondelinger RF, Henroteaux D, Gaspard U. Treatment of symptomatic pelvic varices by ovarian vein embolization. Cardiovasc Interv Radiol 1997;20:107-11.

71. Baranowski AP, Lee J, Price C, Hughes J. Pelvic pain: a pathway for care developed for both men and women by the British Pain Society. Br J Anaesth 2014;112:452-9.

72. Durham J, Machan L. Pelvic Congestion Syndrome. Seminars in Interventional Radiology 2013;30:372-80.

13

Tratamento das Varizes Pélvicas por Punção Direta das Vias de Escape por Via Baixa

Francisco Reis Bastos
Ligia Regina Bastos Neves

Introdução

A correção do vazamento do sangue causado pela pressão aumentada nas veias pélvicas, também conhecido como desordem venosa pélvica (DVP), tem evoluído muito nos últimos tempos com o avanço das técnicas endovenosas da Escleroterapia com Espuma e dos cateterismos para implante de dispositivos variados.

Anatomicamente constituem um quadro de dilatação e tortuosidade do plexo venoso pélvico associado à diminuição do retorno venoso, com aumento da pressão venosa na cavidade abdominal e pélvica. É natural a busca, ou fuga do sangue por anastomoses venosas das veias intracavitárias para extracavidade na vigência de hipertensão venosa. É importante levar em consideração o jogo de pressões endovenosas dentro e fora dos compartimentos anatômicos devido a obstáculos, estreitamentos e até de ausência de valvas venosas.

Tal fenômeno representa a constatação de pressão de coluna líquida e/ou forças de sucção dos MMII atuando na rede venosa da pelve, pois no final trata-se do mesmo sistema venoso cava inferior. É o chamado *pelvic leaks*, ou seja, o vazamento de sangue de dentro da pelve para fora dela.[1]

Histórico

As primeiras referências a esta patologia foram feitas em 1858, em Paris. Depois, Taylor HC.,[3,4] publicou um estudo 150 casos, chamando a atenção para essa importante patologia onde abordou considerações clínicas, fisiológicas, hormonais e psicológicas, inclusive um caso de suicídio. Vimos uma série de 1500 pacientes tratados por Monedero, J. et al.[1] com a colocação de "*coils*" e espuma de polidocanol na área de deságue das veias ovarianas. Os autores afirmaram que a patologia venosa dos Membros Inferiores (MMII) tem relação com as varizes dos MMII, através de pontos de fuga das veias da pelve para as veias dos MMII. Labropoulos, N.[5] mostrou em uma série de 824 casos que a 10% dos casos de varizes tinham origem não-safenianas e provinham de pontos de vazamento da pelve para os MMII.

A relação direta de causalidade entre varizes pélvicas e dor é de difícil manejo, mas podem ocorrer distúrbios e quadros psicológicos severos. Existem situações em que a sua presença é constatada sem haver dor, como na gravidez e no puerpério. Não devemos privilegiar só os sintomas da doença em detrimento dos sinais. Um sinal fala alto, por isso uma veia doente sinaliza uma alteração da fisiologia normal de drenagem da região que nem sempre causa quadro doloroso. Os sintomas são importantes apesar de complexos em seus aspectos inconscientes. Os sinais são objetivos e revelam as patologias subjacentes.

Terapêutica

A orientação mais importante que devemos levar em conta nesses casos é a da drenagem venosa. Inúmeras veias da pelve e dos MMII tem como função conduzir o sangue venoso ao coração. É a função do distrito venoso cava inferior. As veias da pelve são intermediárias entre as veias dos MMII e o átrio direito. Tudo funciona dentro do conceito de distrito venoso infradiafragmático. Os vasos sanguíneos funcionam como vasos comunicantes e a sua dilatação patológica altera a boa fisiologia e cria forças negativas como o efeito coluna e o efeito sifão que são inimigos da boa drenagem venosa. As grandes veias que comunicam a pelve com os MMII representam canais que podem transmitir forças negativas perturbadoras. Nosso tratamento deve ter como objetivo interromper essas vias anômalas de drenagem.

Recomendamos em todos os casos o tratamento clínico com medidas gerais e uso de flebotônicos. Eles parecem diminuir a dilatação patológica das veias doentes e dos linfáticos. Parecem ter efeito anti-inflamatório sobre a parede da veia. As meias elásticas medicinais têm papel importante nos MMII contribuindo para melhor drenagem do sangue.

Outra maneira de atuar na DVP pode ser através de procedimentos mais complexos como a embolização e colocação de *coils* e *stents* venosos aliado a escleroterapia com espuma das veias doentes. Essa técnica consiste em abordar as veias da pelve, por cateterismo, nos pontos exatos da pelve onde haja refluxo e interrompê-los com espuma esclerosante, posicionada entre pequenas molas fixantes, os *coils*. Assim podemos intervir pontualmente nos segmentos que apresentam compressões ou estenoses e corrigir a drenagem do sangue. Este tipo de procedimento implica nos custos do cateterismo somado aos custos dos *coils*, do ecodoppler e da espuma. É técnica de abordagem por cima da pelve.

Tratamento por via baixa

A orientação mais importante que devemos ter nesses casos é a da drenagem venosa através de veias da pelve e dos MMII tem como função conduzir o sangue venoso ao coração. É a função do distrito venoso cava inferior. As veias da pelve são intermediárias entre as veias dos MMII e o átrio direito. Tudo funciona dentro do conceito de distrito venoso infra-diafragmático. Os vasos sanguíneos funcionam como vasos comunicantes e a sua dilatação patológica altera a boa fisiologia e cria forças negativas como o efeito coluna e o efeito sifão que são inimigos da boa drenagem venosa. As grandes veias colaterais que comunicam a pelve com os MMII representam canais que podem transmitir forças negativas perturbadoras. Nosso tratamento deve ter como objetivo interromper essas vias anômalas de drenagem. Interromper a sucção e a coluna de pressão da coluna liquida de sangue.

É preciso conhecer bem a anatomia humana do distrito venoso cava inferior e todas as suas conexões por onde pode ocorrer a "fuga" de sangue da cavidade pélvica para fora da cavidade, em veias superficiais de MMII onde a pressão é menor. O desenho abaixo (Figura 13.1) mostra os pontos de fuga, mas é o nosso exame clínico, o *Veinlite* ou o ecodoppler venoso que nos ajudarão a melhor localizar os defeitos fisiopatológiocos da DVP.

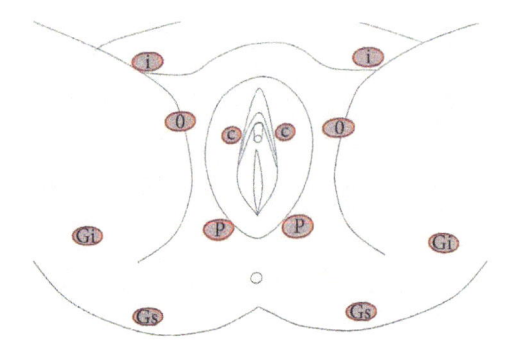

Figura 13.1. Desenho de Claude Franceschi, Paris. Seis potenciais pontos de vazamento de refluxo venoso pélvico em direção aos membros inferiores. P = perineal; O = obturador; I = inguinal; Gs = glúteo superior; Gi = glúteo inferior; C = clitoriano.

Escleroterapia com espuma via baixa

Cada vez mais consagrada no Brasil a EE emergiu como revolução no tratamento e controle das doenças venosas, inclusive a DVP. Suas características com baixa morbidade, eficácia e baixo custo justificam a preferência cada vez maior, tanto na rede pública do SUS como nos consultórios e clínicas privadas. Ademais o índice de aceitação dos pacientes é marcante. Por se tratar de um método ambulatorial que não necessita de afastamento do local de trabalho, o sistema tem sido cada vez mais escolhido por trabalhadores e patrões.

Estudos feitos por Parsi, K et al.[7,8] demonstraram que o "efeito espuma", tem o potencial de gerar fibrose, ou melhor o esclerotrombo, somente em um segmento de veia limitado a pouco mais de vinte cm do local de injeção. É que o polidocanol é um esclerosante à base de álcool capaz de gerar fibrose junto à parede venosa. Acontece que momentos depois é neutralizado pela albumina do sangue. Esse conhecimento implica em procurar injetar a espuma esclerosante na veia vazia, ou com menos volume de sangue possível porque o sangue é inimigo da boa escleroterapia.[7,8] No geral a técnica de controle da DVP por via baixa, consiste em fechar os pontos de vazamento da pelve, originados nas ovarianas através da fibrose causada pelo tratamento com espuma esclerosante.[9] É a técnica por baixo onde buscamos fechar os seguintes canais venosos de comunicação.[10]

Os "pontos de fuga da pelve" entre a pelve e os MMII são os seguintes:

Canal via veia ilíaca interna (posterior)

Canal glúteos inferiores, canal ciático, onde podemos encontrar veias refluindo para a parede posterior da coxa e perna. Uma vez identificado o ponto de vazamento venoso buscamos fechar com a injeção de espuma de Polidocanol. Tessari L.[11] recomenda que essa técnica seja feita sob controle com ecodoppler para avaliar eficácia através do venoespasmo causado pela endotelina liberada.

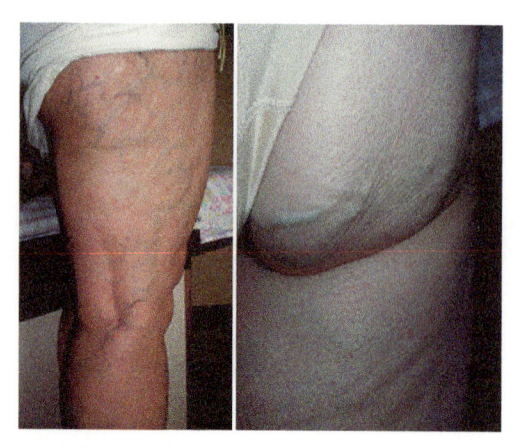

Figura 13.2. Varizes glúteas.
Fotos por Bastos F.

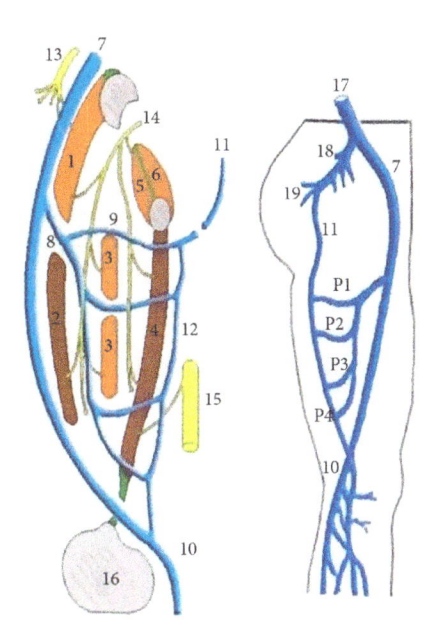

Figura 13.3. Anatomia venosa do MMII. 1 = pectina muscular; 2 = músculo adutor longo; 3 = músculo adutor; 4 = músculo adutor magno; 5 = músculo obturador externo; 6 = músculo obturador interno; 7 = veia femoral; 8 = tronco dos Perfurantes; 9 = primeiro piercing; 10 = veia poplítea; 11 = veia glútea inferior; 12 = arcos venosos axiais; 13 = nervo femoral; 14 = nervo obturador; 15 = nervo ciático; 16 = côndilo interno do fêmur; 17 = veia ilíaca externa; 18 = veia hipogástrica; 19 = veia glútea superior; P = Perfuração (P1 a 4).

Fonte: cedida por UHL, J.F.

Canal via veias ovarianas (anterior)

São as veias pudendas, onde existem as veias para-vaginais. Esse vazamento se dá na face medial da raiz da coxa e caminha para a face posterior da coxa. Esse tipo de vazamento pélvico pode se agravar quando da gravidez.

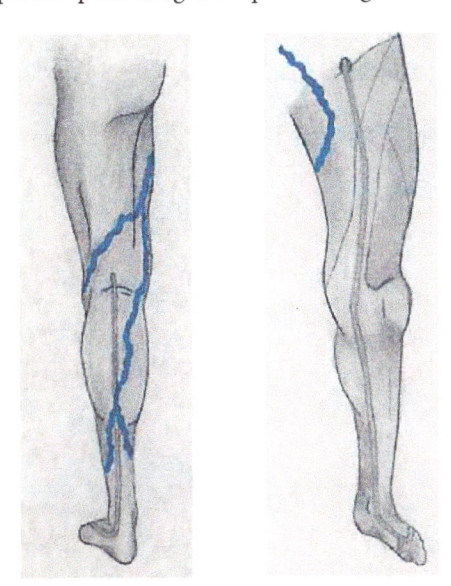

Figura 13.4. Vazamento por conexão pélvico-coxa para MMII.
Fonte: Labropoulos.

Apresentamos fotos de um caso, para ilustração, onde podemos constatar o quadro clínico antes e o depois do tratamento escleroterápico com polidocanol.

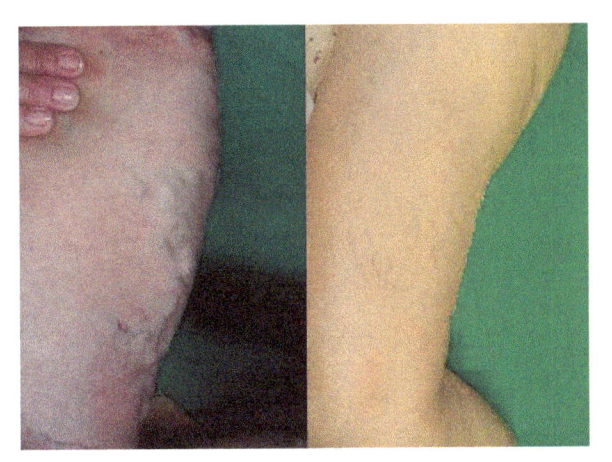

Figura 13.5. Veias pudendas após tratamento com Escleroterapia com Espuma.
Foto por F. Bastos.

Paciente com 67 anos apresentava enormes veias dilatadas alimentadas por refluxo oriundo de veia pudenda de quatro mm de calibre, à direita. Verificamos ao ecodoppler que todas as veias imediatamente acima e abaixo se fecharam com boa veno-constricção, bom prenúncio de boa cicatriz. Uma segunda punção complementar se fez necessário para o total fechamento da conexão pélvico-coxa.

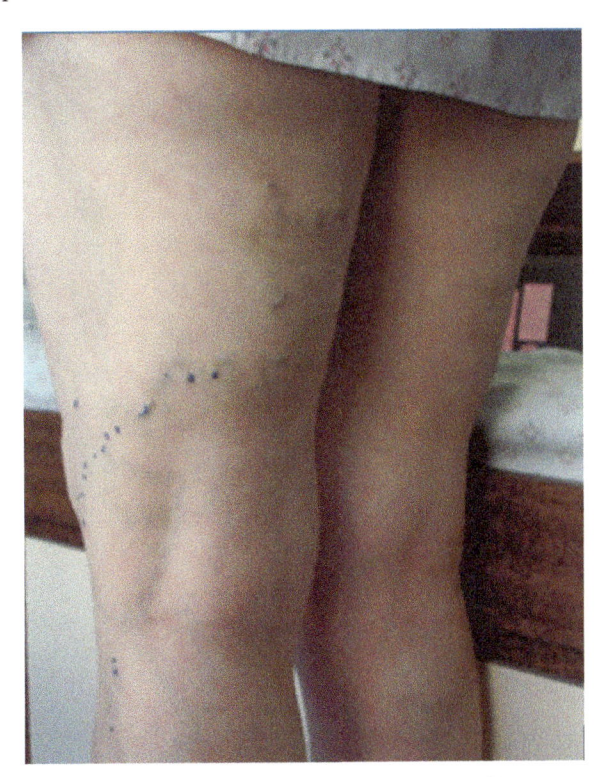

Figura 13.6. Fuga por veias Pudendas e por Veias Ilíacas.
Foto por F. Bastos.

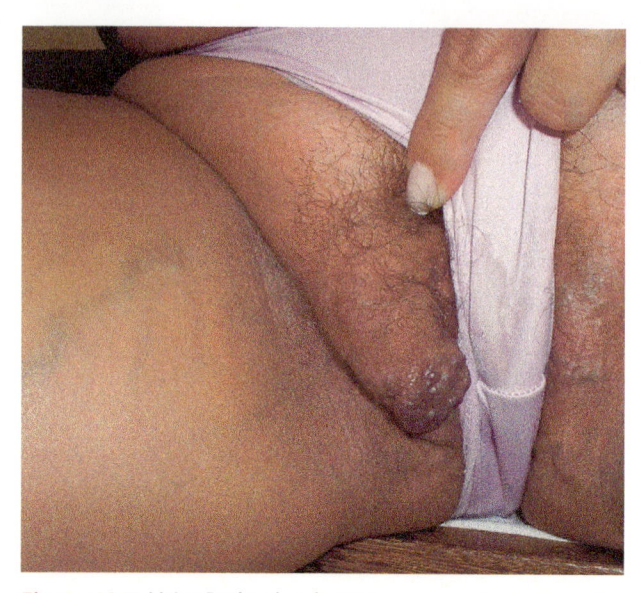

Figura 13.7. Veias Pudendas doentes, vazamento em grandes lábios.

Foto por F. Bastos.

Canal via ilíaca externa (anterior)

onde encontramos várias veias na virilha com o refluxo das veias ovarianas que vem das veias do ligamento redondo que pode vazar pelas veias do ligamento inguinal.

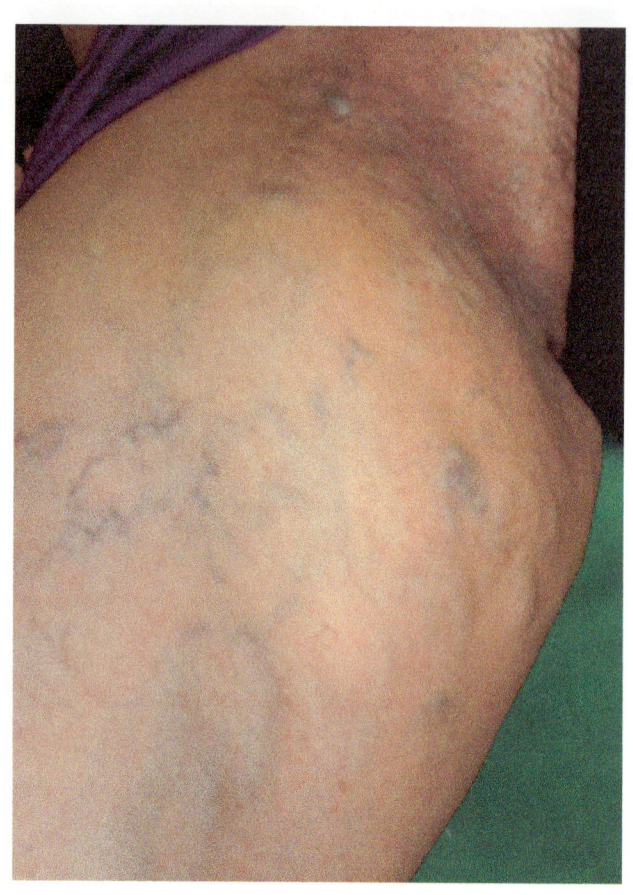

Figura 13.9. Vazamento pelo ligamento inguinal.

Foto por F. Bastos.

Canal via obturatório (posterior)

Já as veias tributárias das veias ilíacas internas podem refluir para as veias internas, as veias glúteas e para as obturatórias. Podem ocorrer conexões com as veias do nervo ciático também.

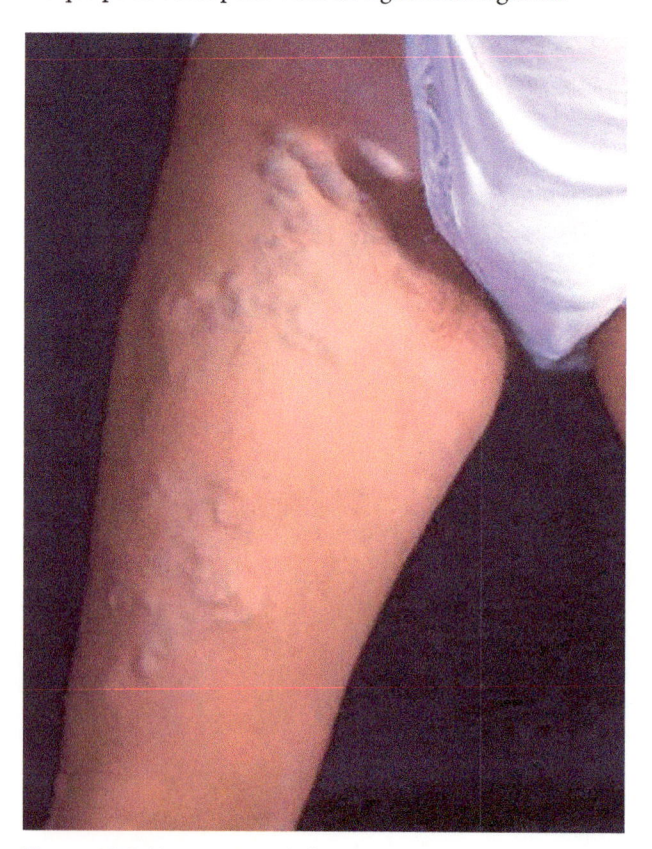

Figura 13.8. Vazamento pelo ligamento inguinal.

Foto por F. Bastos.

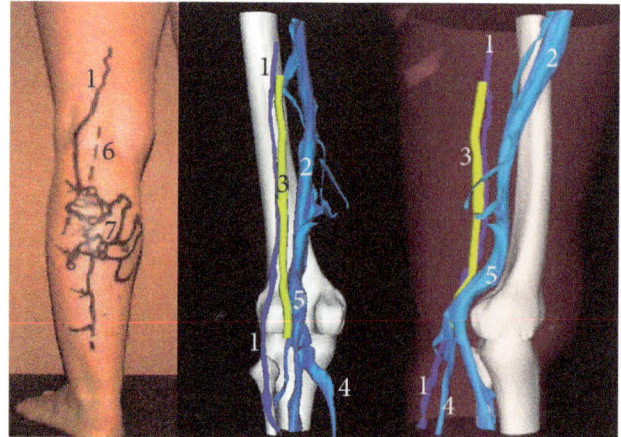

Figura 13.10. Ilustração de varizes posteriores de MIE, a partir de vazamento pélvico por veias ciáticas.

Cedido por Dr. JP Benigni.

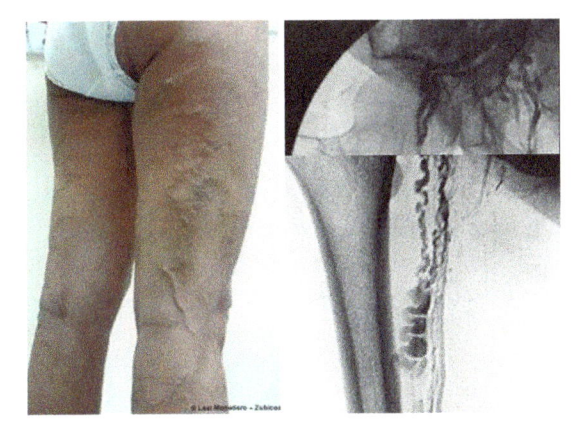

Figura 10.11. Varizes Ciáticas.

Fonte: Zubicoa, Monedero.

O importante é o exato diagnóstico do canal de comunicação que depois pode ser bloqueado com a cicatriz causada pela espuma esclerosante. A escleroterapia tem a vantagem de abordar veias às vezes dispostas em plexos venosos de acesso cirúrgico muito difícil. Parece que a espuma vai onde é difícil ir com o bisturi. Esse fato, contribui para facilitar o procedimento de ablação da drenagem venosa patológica. Vale ressaltar que o "efeito espuma" garante que a ação do esclerosante não irá ultrapassar limites de segurança além do desejado como a longa experiência na EE nos permite assegurar.[7,8]

Essa ablação química da parte da rede venosa doente com a escleroterapia com espuma permite uma reversão dos sinais e sintomas. É um método direto, seguro, eficaz e com poucas complicações e que permite tratar casos de difícil solução cirúrgica.[10-12] O número de sessões escleroterápicas pode variar e deve ser acompanhado pelo ecodoppler venoso, sendo que constatamos que a maioria dos casos respondeu bem a duas ou três sessões. Mais de três sessões foram feitas raramente.

A técnica da escleroterapia com espuma

O paciente deve estar na posição de decúbito dorsal ou na posição ginecológica. Recomenda-se marcação dos pontos de refluxo com antecedência. Procedemos á confecção da espuma esclerosante de polidocanol (AET) segundo a técnica de Tessari ou a técnica de Bastos-Tessari (trocar o vai-e-vem com o polegar pelo vai-e-vem com o index. Evitamos a lesão de repetição) na concentração de 3% com duas seringas de 3 cc e uma torneira de três vias. Após executar a operação de ida e vinda por pelo menos vinte vezes e auxiliado pelo *Veinlite* identificamos e puncionamos as veias de fuga na região da raiz da coxa. É o que chamamos de punção direta da veia doente. Injetamos 3 cc da espuma esclerosante produzida da relação 3:1 como recomendam o consenso internacional da UIP.[13]

As complicações foram poucas e encontramos o mesmo tipo de alterações das escleroterapias, ou seja, a formação de esclerotrombo ou manchas hipercrômicas. Poucos escotomas visuais e/ou enxaqueca foram relatados pela migração das endotelinas através do forame oval. O *esclerus* ou esclerotrombo é uma coleção de sangue não coagulada que pode ser facilmente puncionada e esvaziada com o bisturi ou agulha grossa. O escleros é a parte que gera a fibrose e o trombo é a parte que pode ou não se recanalisar. Devido à dificuldade de compressão venosa externa que afasta o sangue e aproxima as paredes das veias seu volume pode ser maior após tratamento.

Fabricação de espuma

A espuma esclerosante é feita a partir dos esclerosantes tenso-ativos como o polidocanol, o tetradecyl sulfato de sódio e até o cloridrato de lapidium. (Ulhoa). A concentração do esclerosante deve ser mais forte para os troncos venosos mais calibrosos e mais fraca para as pequenas varizes. A relação ar/líquido pode variar entre 4 a 8/1 cc (menos concentrada ela se torna líquida rapidamente e mais concentrada ela é pouco estável). A proporção mais usada é a de 80/20%, quer dizer quatro volumes de ar ou gás para um de esclerosante líquido (técnica do turbilhão). Esta proporção ótima é inerente aos agentes esclerosantes e comum aos três agentes disponíveis. Seringas descartáveis de plástico seguem as responsabilidades médico-legais. As seringas siliconizadas contêm lubrificante, que fragiliza a espuma reduzindo a sua estabilidade. É importante poder variar a concentração da espuma, para adequar às características de cada paciente, pois as varizes e a sensibilidade aos esclerosantes variam a cada caso. A espuma deve ser preparada, imediatamente antes da injeção. O ideal é que o tamanho da bolha da espuma seja menor que 100 micra de diâmetro. Quanto menor a bolha melhor (M.Pinotti; Bastos).

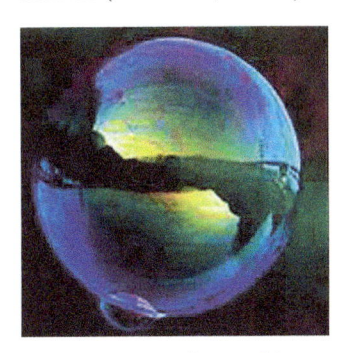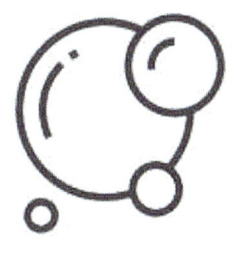

Figura 13.12. Bolhas e Efeito espuma por Bastos-Pinotti.

Veja como a bolha menor penetra a bolha maior demonstrando sua maior pressão de contato. A fabricação de espuma deve ser repetida, sempre que puder, e o ideal é utilizá-la em até três minutos, depois, claro, podemos refazê-la ao longo da sessão escleroterápica.[14]

Conclusão

As varizes pélvicas nas chamadas de DVP, assim como as varizes de MMII ocorrem em cerca de 20-30% da população e não devem ser subestimadas na nossa prática médica. Elas são a explicações das recidivas precoces de varizes dos MMII de pacientes "bem operados". Ademais sua incidência aumenta com a idade revelando a degeneração da parede venosa de toda a rede venosa infradiafragmática. Nossa prática médica deve avaliar todo o distrito venoso cava inferior e as conexões possíveis das veias da pelve com as dos membros inferiores.

Após um diagnóstico bem feito, com as novas tecnologias disponíveis, como o ultrassom, o venoscópio a LED, a ressonância magnética e as vídeo-laparotomias devemos oferecer aos nossos pacientes também a modernidade do tratamento escleroterápico com espuma[10] que permite um tratamento seguro, mesmo em pacientes idosos ou com risco cirúrgico aumentado. Ressaltamos que nosso procedimento de EE pode ser feito no consultório ou em um posto de saúde longe da infraestrutura complexa hospitalar de um bloco cirúrgico com o custo muito maior.

A verdade é que não existe atualmente um consenso nas indicações de tratamento nem de qual tratamento ou método de controle da DVP. Isto se deve ao fato de na maioria das vezes não conseguirmos identificar o real problema pela propedêutica incompleta. Não temos ERC, (estudos randomizados controlados) para julgar os resultados atuais. Claro que há casos inequívocos de varizes demonstrando a fuga da hipertensão venosa para os MMII, causados por inúmeros tipos de acidentes anatômicos no distrito venoso cava inferior. O diagnóstico e o tratamento de todos os tipos de varizes seguem sendo um desafio da medicina moderna.[15,16]

Referências bibliográficas

1. Monedero JL, Zubicoa, Perrin M. Maladie veineuse chronique pelvienne non post-thrombotique. EMC. Techniques chirurgicales – Chirurgie vasculaire. 2010;42-175.

2. Monedero JL. Varizes pélvicas. Phlebolymphology. 2004; 45:269-75.

3. Taylor HC. Vascular congestion and hyperemia. Am J Obstet Gynecol. 1949;57:211-26.

4. Taylor HC. Duncan. Am J Obstet Gynecol. 1952;64.

5. Labropoulos N. Varices non sapheniens. Am J Surg. 2001;34(5).

6. Connor DE, Joseph JE, Exner T, Ma DD, Parsi K. Phlebology. 2014;29(10):677-87.

7. Watkins MR. Deactivation of sodium tetradecyl sulfate injection by blood proteins. Eur J Vasc Endovasc Surg. 2011;41:521-5.

8. Bastos F. The humans ovarian veins. Anaes of UIP Congress of Monaco. 2009.

9. Tessari L, Cavezzi A, Frullini A. Preliminary experience with a new sclerosing foam in the treatment of varicose veins. Dermatol Surg. 2001;27(1):58-60.

10. Bastos FR. Ecoescleroterapia de varizes – Revisão da literatura. Rev Méd Minas Gerais. 2009;19(1):38-43.

11. Bastos F, et al. Inclusion social par la sclerotherapie a la mousse. Phlebologie. 2009.

12. Bastos F, Gandra M, Felix MT. Varizes pélvicas. Flebologia y Linfologia. 2010;5(15):905-10.

13. Consenso UIP. Phlebology. 2023 May;38(4). doi: 10.1177/026835552311511350.

14. Bastos FR. Escleroterapia com espuma. Belo Horizonte: Editora Folium; 2012.

15. Zehra GN, Kurt A, Ypek A, et al. Varizes pélvicas. Phlebology. 2008;15(2):61-7.

16. Rossi F, et al. Manual de diagnóstico e tratamento. São Paulo: DiLivros Editora, 2021.

Técnicas Cirúrgicas de Tratamento

Walter Campos Júnior
Vinicius Bertold

Introdução

A desordem venosa pélvica (DVP) se manifesta como um espectro de sinais e sintomas no abdômen, pelve e membros inferiores. A relação entre a doença venosa na pelve e queixas percebidas é altamente complexa e difícil de identificar. A causa subjacente desta doença é a insuficiência venosa pélvica, caracterizada pela presença de refluxo/obstrução venosa.

A rede venosa pélvica possui muitas interconexões entre diferentes regiões da pelve. A desordem venosa pélvica (DVP),manifesta-se com um amplo espectro de sintomas principalmente devido às conexões com os plexos venosos hemorroidais, ovarianos, de parede e sacrais. Além disso, existem inúmeras conexões entre as veias pélvicas e as veias superficiais da região perineal e dos membros inferiores. A hipertensão causada pela drenagem incompetente pode resultar na formação de varicosidades na pelve e causar sintomas recorrentes.[1]

A congestão venosa pode se desenvolver secundariamente à obstrução da drenagem venosa. A presença de compressão da veia ilíaca comum esquerda (VICE) causada pela localização entre a artéria ilíaca comum direita e a coluna lombar é uma condição conhecida como Síndrome de May-Thurner (SMT) e pode contribuir para o desenvolvimento secundário de DVP. Outra variante anatômica que pode resultar em uma DVP secundária é chamada de síndrome de nutcracker, onde a veia renal esquerda (VRE) é comprimida entre a artéria mesentérica superior e a aorta no tipo anterior e entre a aorta e um corpo vertebral no tipo posterior.[2]

O entendimento do complexo sistema de compartimentos venosos abdominais, pélvicos e de membros inferiores é crucial para entender a fisiopatologia da desordem venosa pélvica. Onde a combinação de obstrução e refluxo levará a uma insuficiência venosa pélvica que poderá culminar com descompensação de algum ou alguns dos reservatórios já citados, acarretando sintomas.

Portanto, a insuficiência desta importante rede de retorno venoso pode levar a sintomas renais (dor lombar esquerda e hematúria), dor pélvica e dispareunia, refluxo de veias do assoalho pélvico e varizes de membros inferiores. Neste capítulo, vamos descrever as técnicas cirúrgicas na correção destes pontos de refluxo primário e a correção dos pontos de compressão que levam a um refluxo secundário.

Compressão da veia renal

Tratamento cirúrgico aberto da desordem venosa pélvica (SN)

Muitos especialistas consideram a abordagem cirúrgica aberta o padrão de tratamento da desordem venosa pélvica quando da causa primária ser a obstrução da veia renal esquerda, nestes casos opta-se por técnicas como a transposição da veia renal esquerda (VRE), nefropexia, autotransplante renal e *bypass* gonadocaval/ilíaca, entre outras. O principal objetivo da abordagem cirúrgica aberta é corrigir ou melhorar a compressão da VRE. De outra forma a angioplastia com stent também vem se tornando uma opção menos invasiva, mas que carece de resultados a longo prazo. Descreveremos apenas as técncas abertas mais descritas, trazendo resultados e complicações.

Transposição da veia renal esquerda

Tal procedimento consiste em reposicionar a veia renal para resolver a compressão. Como veremos trata-se de uma técnica com alto teor técnico, mas com ótimos resultados.

A técnica preferida na série da Mayo Clinic, utilizando-se de remendo ou manguito de veia safena magna adjuvante em casos selecionados para aumentar a VRE encurtada e diminuir a tensão do tecido entre a VRE e a veia cava inferior (VCI).

Os primeiros resultados (dentro de 30 dias) não demonstraram complicações perioperatórias importantes, insuficiência renal ou mortalidade, com uma duração média de internação hospitalar de 4,5 ± 2,7 dias. Três (8,3%) pacientes apresentaram recorrência dos sintomas com achados anatômicos demonstráveis, incluindo duas estenoses de VRE e uma oclusão, que exigiu angioplastia com colocação de stent, trombólise mecânica e revisão aberta. Resultados tardios (> 30 dias) com um acompanhamento médio de 36,8 ± 52,6 meses demonstraram que oito (22,2%) pacientes necessitaram de reintervenção endovascular e aberta devido a sete estenoses de VRE e uma oclusão. Dos 11 pacientes que necessitaram de reintervenção, seis (54,5%) foram submetidos a procedimentos endovasculares adicionais. A permeabilidade primária, primária assistida e secundária em 24 meses foi de 74%, 97% e 100%, respectivamente. A ausência de reintervenção em 12 e 24 meses foi de 76% e 68%, respectivamente. Quatro (11%) pacientes não tiveram resolução da dor no flanco.

Sabit Sarikaya et al. Publicaram uma série de Dezenove pacientes com síndrome do quebra-nozes (mulheres: 100%) foram tratados com implante de stents de LRV (n = 5) e transposição de LRV (n = 14). A média de idade foi de 24 (20-27, intervalo interquartil [IQR]) anos. O acompanhamento médio foi de 23 (9-32, IIQ) meses. Não houve complicações maiores e mortalidade após ambos os procedimentos. O sinal e sintoma mais frequente associado ao aprisionamento da VRE foram dor no flanco esquerdo 100% (n = 19), proteinúria 88% (n = 15) e hematúria 47% (n = 9 após ambos os procedimentos, os sintomas clássicos, incluindo dor no flanco esquerdo, proteinúria e hematúria, foram resolvidos em 89,5% (n = 17), 57,8% (n = 11) e 82,3% (n = 15) dos casos, respectivamente. Um total de 4 pacientes necessitaram de reintervenção, 3 pacientes após transposição de VRE (oclusão, n = 2; estenose, n = 1) e 1 paciente após implante de stent (oclusão, n = 1). A patência primária de 1 ano e 3 anos para os 19 pacientes foi de 87% e 80%, respectivamente. A patência primária assistida em três anos foi de 100%. Além disso, a patência primária de 1 ano e 3 anos para o grupo cirúrgico foi de 91% e 81%, respectivamente.[3]

Wang et al. trataram 23 pacientes com SN. Sete (30,4%) pacientes foram submetidos à transposição de VRE, e os 16 (69,5%) pacientes restantes foram tratados de forma não cirúrgica. Três (42,8%) pacientes tiveram complicações pós-operatórias, incluindo íleo paralítico em dois pacientes e uma revisão cirúrgica devido a hematoma retroperitoneal. Hematúria e proteinúria cessaram 5 a 14 dias após a intervenção cirúrgica, e a dor pélvica foi resolvida em todos os pacientes, exceto um. Não houve obstrução do fluxo de saída determinada por doppler ultrassom (DUS) e nenhuma anormalidade no teste de urina durante o acompanhamento (24-84 meses).[4]

Kim et al. e Ullery et al. descreveram cinco pacientes tratados com transposição de VRE. No intraoperatório, eles recomendam a manobra de Kocher sobre a divisão do ligamento de Treitz para melhorar a exposição no momento da transposição do VRE. No acompanhamento, todos os pacientes tiveram resolução dos sintomas e permaneceram livres de reintervenção em 13 meses.[5]

Autotransplante renal

A transposição da VRE corrige a compressão no ângulo aortomesentérico movendo a confluência da VRE para a VCI caudalmente em 3 a 5 cm. No entanto, não resolve a mecânica etiopatogênica adicional, como a ptose do rim esquerdo com alongamento da VRE sobre a aorta. Assim, o autotransplante renal tem sido defendido como uma solução para SN. Ele resolve não apenas a compressão entre a SMA e a aorta, mas também o problema com a localização posterior do rim esquerdo. Ali-El-Dein et al. trataram seis pacientes com autotransplante renal para SN anterior. A resolução completa da hematúria e da dor ocorreu em todos os pacientes. Portanto, eles recomendaram o autotransplante renal para o tratamento de SN anterior e transposição de VRE para SN posterior.[6]

Salehipour et al. também implementaram o autotransplante renal para o tratamento de SN em quatro pacientes. No pós-operatório, a hematúria foi resolvida e, nas varreduras renais, houve excelente perfusão sem qualquer obstrução ureteral. Outros procedimentos foram sugeridos e propostos na literatura, como ligadura de VRE e bypass da veia ilíaca, transposição de SMA, nefropexia com excisão de varizes e bypass gonadocaval, com excelentes resultados; no entanto, o número de pacientes tratados foi limitado.

Transposição da Veia Gonadal

A transposição da veia gonadal seja para veia cava ou veia ilíaca tem se mostrado como uma ótima opção para tratamento da desordem venosa pélvica sintomática, tanto quando há sintomas pélvicos ou mesmo renais. Além de eficiente mostra-se menos invasivo com melhor recuperação pós operatória.

Ao encontro do que pensamos, Anaïs Debucquois et al. discutiram os resultados clínicos da transposição da veia gonadal esquerda como tratamento para a síndrome de Nutcracker, através de um estudo retrospectivo multicêntrico incluindo 11 pacientes submetidos a esse procedimento entre 2016 e 2019. A maioria dos pacientes apresentou alívio significativo da dor e resolução da hematúria após a cirurgia, com poucos casos de complicações precoces e tardias. A abordagem retroperitoneal minimamente invasiva foi preferida, destacando-se como uma alternativa eficaz e segura sem a necessidade de procedimentos mais invasivos. Os autores concluem que a transposição da veia gonadal esquerda pode ser uma opção inicial viável para tratar a síndrome do quebra-nozes, desde que o diâmetro da veia seja adequado para a anastomose.[7]

John V. White et al. descreveram uma técnica cirúrgica simplificada para tratar desordem venosa pélvica (DVP) em três mulheres que apresentavam sintomas severos de dor no flanco esquerdo, dor pélvica, dispareunia e dismenorreia. A técnica envolve a transposição da veia ovariana esquerda (VOE) para a veia ilíaca externa esquerda (VIEE), realizada utilizando métodos minimamente invasivos. Todas as pacientes apresentaram alívio completo dos sintomas após a cirurgia, e exames pós-operatórios confirmaram a patência das anastomoses e a resolução da congestão pélvica. A única complicação observada foi um pequeno sangramento proximal à anastomose em uma paciente, que foi corrigido com sutura durante a reexploração. A transposição da VOE para a VIEE mostrou-se eficaz, evitando os riscos associados às intervenções tradicionais como a transposição da veia renal ou a colocação de stents. A técnica proporciona alívio rápido e sustentado dos sintomas, com recuperação rápida e baixa morbidade, sendo uma alternativa viável para o tratamento da DVP associada a compressão hemodinamicamente significativa da veia renal esquerda.[8]

Brian F. Gilmore et al. entre 2014 e 2019, avaliaram uma casuística bem maior, constando 18 pacientes submetidos à transposição da veia gonadal (TVG) esquerda em pacientes com desordem venosa pélvica e compressão da veia renal esquerda. Nenhum paciente morreu ou precisou de reintervenção, embora dois tenham sido readmitidos por complicações menores. Durante um seguimento mediano de 178 dias, 61,1% dos pacientes relataram alívio completo dos sintomas, 22,2% alívio parcial e 11,1% alívio transitório. A TVG, mostrou-se segura e eficaz, destacando a importância de uma seleção adequada dos pacientes para o sucesso do tratamento, sobretudo reconhecimento de uma compressão hemodinamicamente significativa da veia renal e um diâmetro adequado da veia gonadal.[9]

Os autores deste capítulo adotam como rotina no tratamento da desordem venosa pélvica sintomática, seja sintomas do compartimento renal (dor lombar, hematúria) ou pélvica (dor pélvica, dispareunia, dismenorreia), como conduta a transposição da veia gonadal esquerda para a veia ilíaca externa esquerda, utilizando-se de critérios técnicos e de indicação semelhante a White e Ryjewysk.

Quanto a indicação:

- Pacientes sintomáticos.
- AngioRNM ou angioTC com compressão da veia renal esquerda maior que 50%. De área ou 70% no maior diâmetro (utilizando o ponto de compressão relativo aveia renal no hilo). Veia gonadal > 5 mm.
- Angiografia mostrando um rápido escoamento pela veia gonadal até a pequena pelve.
- Diferença de pressão entre a veia renal e cava > 5 mmHg.

Técnica cirúrgica

O paciente é colocado em decúbito lateral direito a 45° por meio de um coxim. Nesta posição, o intestino se afasta da parede pélvica lateral esquerda. A incisão começa quase na linha média, a meio caminho entre o umbigo e o púbis ou um pouco mais acima, dependendo se a veia ovariana cruza a veia ilíaca comum ou externa, depois levada em direção à espinha ilíaca ântero-superior (Figura 14.1). O comprimento da incisão é geralmente de cerca de 8 a 10 cm. A bainha do reto é aberta, o músculo reto exposto e mobilizado medialmente para expor a bainha posterior, que é dividida ao longo do comprimento da incisão. Nenhum músculo é cortado. A gordura pré-peritoneal é suavemente afastada para expor o peritônio. O peritônio é seguido até o quadrante inferior esquerdo e retraído medialmente com o ureter até que a artéria e a veia ilíacas comuns estejam claramente visíveis no campo. Uma vez dissecada repara-se a veia ilíaca externa ou a comum. a veia gonadal esquerda está geralmente a 4 ou 5 cm medialmente, também é gentilmente dissecada e reparada (Figura 14.2.A) Atenção neste momento, uma vez que a veia ovariana é muito frágil, preferimos pinçar utilizando um bulldog. O paciente recebe então 5.000 U de heparina. A veia ovariana distal e quaisquer grandes veias varicosas dentro do campo são ligadas. A veia ilíaca comum ou a externa é então pinçada e feita uma venotomia de 1,5 cm. Um pequeno botão pode ser removido. Realizamos uma anastomose término-lateral com prolene 6-0, sutura contínua. Após, liberado fluxo (Figura 14.2.B). Angiografia final mostrando patencia do by pass (Figura 14.3).

A bainha do reto, os tecidos subcutâneos e a pele são fechados com suturas absorvíveis monofilamentares contínuas. Os pacientes são totalmente anticoagulados por 3 meses e depois mantidos com clopidogrel. Eles são acompanhados com por angioTC.

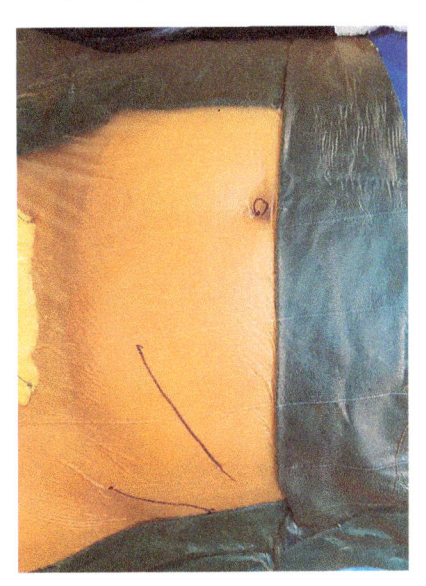

Figura 14.1. Incisão demarcada.

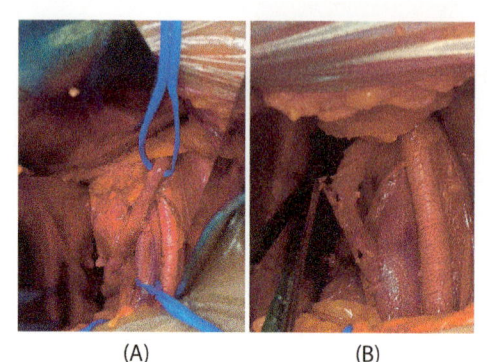

(A)   (B)

Figura 14.2. (A) Relação entre veia gonadal esquerda e vasos ilíacos externos. (B) Anastomose finalizada.

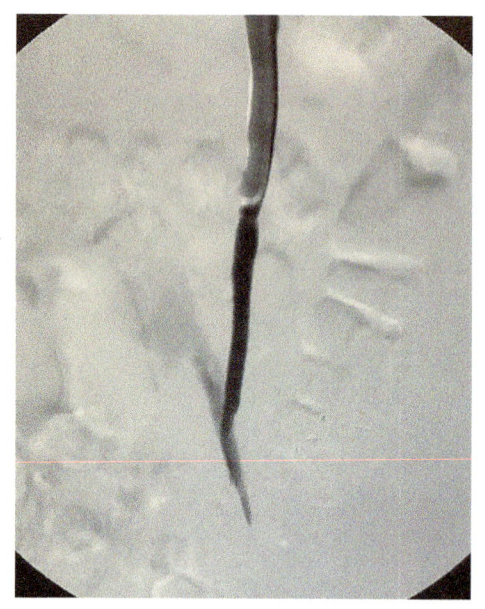

Figura 14.3. Angiografia mostrando patencia do by pass gonadal - ilíaca esquerda.

Diversos centros realizam a transposição da veia gonadal por videolaparoscopia, procedimento factível e que parece trazer resultados mais promissores quanto a dor pós operatória e recuperação.

Perspectivas futuras

A cirurgia robótica para o tratamento da síndrome do *nutcracker* e desordens venosas pélvicas está ganhando atenção crescente devido aos seus benefícios potenciais em comparação com métodos tradicionais. Estudos recentes indicam que a cirurgia robótica oferece vantagens significativas, como menor tempo de recuperação, menos complicações pós-operatórias e maior precisão cirúrgica.

Para a síndrome do nutcracker, caracterizada pela compressão da veia renal esquerda, intervenções robóticas têm mostrado resultados promissores em aliviar sintomas como dor abdominal e hematuria. O uso da tecnologia robótica permite uma dissecção mais precisa e menos invasiva, o que pode melhorar os resultados clínicos e reduzir o tempo de internação hospitalar.

Atualmente, a literatura ainda é limitada, mas estudos preliminares apontam para uma eficácia comparável ou superior aos métodos convencionais, como a cirurgia aberta e a laparoscopia. Pesquisas futuras são necessárias para confirmar esses achados e estabelecer protocolos padronizados para o uso da cirurgia robótica em desordens venosas pélvicas.

Conclusão

A desordem venosa pélvica (DVP) é uma condição complexa que envolve múltiplos fatores anatômicos e fisiopatológicos. O tratamento cirúrgico, quando bem indicado, pode oferecer alívio significativo dos sintomas e melhorar a qualidade de vida dos pacientes. As técnicas descritas, como a transposição da veia renal esquerda, o autotransplante renal, e a transposição da veia gonadal, demonstraram eficácia clínica com taxas de sucesso variáveis, mas geralmente favoráveis. A evolução para abordagens menos invasivas, como a cirurgia laparoscópica e robótica, promete resultados ainda melhores, com menor morbidade e recuperação mais rápida. No entanto, a seleção cuidadosa dos pacientes e a personalização da abordagem terapêutica permanecem cruciais para otimizar os resultados.

Pontos-chave

- A desordem venosa pélvica (DVP) é causada por insuficiência venosa caracterizada por refluxo e obstrução venosa na pelve.
- Técnicas cirúrgicas como a transposição da veia renal esquerda e o autotransplante renal são eficazes no tratamento da DVP associada a Síndrome de Nutcracker.
- A transposição da veia gonadal é uma alternativa menos invasiva com bons resultados em pacientes com DVP.
- A cirurgia robótica está emergindo como uma abordagem promissora para o tratamento da DVP, oferecendo vantagens como menor tempo de recuperação e maior precisão cirúrgica.
- A personalização do tratamento com base na seleção adequada dos pacientes é essencial para o sucesso a longo prazo.

Referências bibliográficas

1. Balabuszek K, Toborek M, Pietura R. Comprehensive overview of the venous disorder known as pelvic congestion syndrome. Annals of Medicine. Volume 54, 2022 - Issue 1.

2. Velasquez CA, Saeyeldin A, Zafar MA, Brownstein AJ, Erben Y. A systematic review on management of nutcracker syndrome. Journal of Vascular Surgery: Venous and Lymphatic Disorders. Volume 6, Issue 2, March 2018, Pages 271-278.

3. Sabit Sarikaya,Ozge Altas,Mustafa Mert Ozgur,Hakan Hancer,Fatih Yilmaz,Ali Karagoz,Tanıl Ozer,Mehmet Aksut,Yucel Ozen,Kaan Kirali, Treatment of Nutcracker Syndrome with Left Renal Vein Transposition and Endovascular Stenting, volume 102, p110-120, 2024. Annals of Vascular Surgery.

4. Wang LJ, Belani P, Zandian A, Jhaveri B, Choong E, Shin J, Kim D. The role of left renal vein transposition in the management of nutcracker syndrome: a single center experience. J Vasc Surg. 2012 Feb;55(2):503-10. doi: 10.1016/j.jvs.2011.07.090. Epub 2011 Nov 2.

5. Kim SH, Seo JW, Kim YJ, Lee HJ, Park HS, Kim MY, Kim JH, Cho MJ, Lee SM. Clinical outcome of left renal vein transposition for nutcracker syndrome. Korean J Urol. 2010 May;51(5):322-6. doi: 10.4111/kju.2010.51.5.322. Epub 2010 May 20.

6. Ali-El-Dein B, Osman Y, Shehab El-Din AB, Shehab El-Din SA, Ghoneim MA. Anterior and posterior nutcracker syndrome: a report on 11 cases. Transplant Proc. 2003 Nov;35(7):2853-6. doi: 10.1016/j.transproceed.2003.09.027.

7. Debucquois A, Salomon du Mont L, Bertho W, Kaladji A, Hartung O, Rinckenbach S. Current results of left gonadal vein transposition to treat nutcracker syndrome. Journal of Vascular Surgery: Venous and Lymphatic Disorders. 2021 May;9(3):712-719. doi: 10.1016/j.jvsv.2020.09.002. Epub 2020 Sep 8.

8. John V. White, MD, and Connie Ryjewski, APN, Park Ridge, Illinois.A simplified surgical approach for left ovarian vein transposition for the treatment of pelvic venous disease from nutcracker syndrome. Journal of Vascular Surgery Cases and Innovative Techniques September 2021.

9. Gilmore BF, Johnston PC, Dietz N, et al. Evaluation of gonadal vein transposition in pelvic venous disorders: a retrospective review. *J Vasc Surg Venous Lymphat Disord*. 2019 Mar;7(2):184-191.

Rafael Catto

Fabio Henrique Rossi

Introdução

A varicocele é uma doença venosa pélvica caracteriza-da pela dilatação de veias do plexo pampiniforme. A causa principal é a insuficiência primária da veia espermática interna esquerda. Pode estar associada a infertilidade, hipogonadismo, dor e, em estudos mais recentes, a hiperplasia prostática benigna.[1,2]

História

A varicocele aparenta ser conhecida desde a antiguidade. Bonafini e Pozzilli, em 2011, publicaram artigo relacionando a "*Statue A - The Younger*" (Figura 15.1) dentre as duas *Riace Bronzes* como primeira documentação artística histórica de um homem com varicocele, provavelmente esculpidas entre 460 e 440 a.C. na Grécia antiga.[3]

A primeira documentação científica de varicocele ocorreu por Aulus Cornelius Celsus (25 a.C.-50 d.C.), na obra "De Medicina". Nessa ocasião descreveu a doença como veias inchadas e torcidas sobre o testículo, que se torna menor que o contralateral. A proposta de tratamento consistia desde cauterização, ligadura ou orquiectomia. Paul of Aegina (625-690 d.C.) descreveu na sua obra "Epitomoe Medicoe LibriSeptem": "variz é uma dilatação de uma veia que as vezes ocorre nas têmporas, as vezes na região hipogástrica abaixo do umbigo, as vezes nos testículos"; nessa obra propôs abordagem testicular, porém já com isolamento e proteção dos ductos deferentes. Albucasis (936-1013 d.C.) e Longobucco (1200 d.C.) mantiveram as orientações por cirurgias de abordagem escrotal, porém com maior riqueza de detalhes dos procedimentos. Durante os séculos que se seguiram, até o século XIX, as indicações de tratamento continuaram sendo por motivos de sintomatologia ou atrofia testicular associada a varicocele. Apenas com Thomas Blizard Curling (1811-1888) houve uma suspeita da disfunção glandular testicular e uma possível relação da varicocele com infertilidade. Os tratamentos foram sendo modernizados ao longo do fim do século XIX e início do século XX, com abordagens cirúrgicas supra inguinais e inguinais. Nesse período – Barwell em 1885, Bennett em 1889 e Macomber e Sanders, em 1929 – foram identificadas melhoras espermáticas e aumento da taxa de gravidez após tratamento das varicoceles, o que levou Tulloch em 1955 a realizar o primeiro tratamento de varicocele com essa finalidade. O avanço da tecnologia permitiu o tratamento cirúrgico ser realizado com auxílio de laparoscopia, microscopia e robótica.[4,5] O tratamento endovascular primeiramente descrito foi por Lima e colaboradores no Brasil, no Hospital Sírio-Libanês, e publicado pela Universidade de São Paulo em 1978 quando três pacientes foram submetidos a cateterização seletiva da veia espermática interna e escleroterapia com glicose 75% e monoetanolamnina com sucesso.[6]

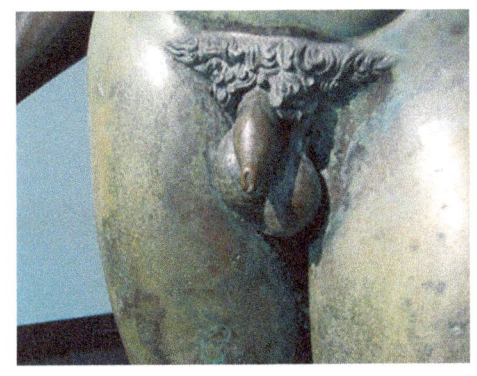

Figura 15.1. *Riace Bronzes*: Estátua A – "The Younger" – A bolsa escrotal é assimétrica à esquerda. Fonte: Bonafini B, Pozzilli P. Scrotal asymmetry, varicocele and the Riace Bronzes. Int J Androl. 2012 Apr;35(2):181–2.

Anatomia

A drenagem testicular se faz inicialmente pelo plexo pampiniforme o qual drena para veia testicular e segue junto ao cordão espermático anteriormente ao ducto deferente, ultrapassa o canal inguinal até atingir o retroperitônio anteriormente ao músculo Psoas. À esquerda, desemboca na veia renal esquerda em ângulo reto e à direita na veia cava inferior.[9]

As vias colaterais se fazem por (Figura 15.2):[10,11]

- Veia cremastérica (veia espermática externa), tributária direta da veia ilíaca externa.

- Veia pudenda externa (plexo escrotal), a qual desemboca na veia safena magna.

- Veia deferencial, tributária do plexo prostático, drenando para veia vesical e ilíaca interna.

Epidemiologia

A varicocele pode ter início na infância apresentando uma prevalência menor de 1% em crianças de 2 a 10 anos, de 7,8% em crianças de 11 a 14 anos e 14,1% em adolescentes de 15 a 19 anos.[12] É de 15% na população masculina geral, de 35% em homens portadores de infertilidade primária e ultrapassa os 80% em homens com infertilidade secundária (infertilidade após um casal já ter experimentado uma primeira gestação e parto com sucesso). Na população geral, aumenta com a idade: 10% a cada década de vida após os 30 anos, chegando a aproximadamente 80% dos pacientes acima de 80 anos.[13-15]

Prevalências ainda maiores são encontradas em populações específicas, como em parentes de primeiro grau e na presença de varizes de membros inferiores, sugerindo a existência de componente genético como fator de risco e insuficiência venosa crônica como semelhança fisiopatológica.[16-18] O acometimento clínico é mais comum à esquerda (aproximadamente 90% dos casos) que é explicado tradicionalmente pela entrada em ângulo reto na veia renal. Entretanto, estudos demonstram que o acometimento bilateral das veias espermáticas é comum, sugerindo que necessitamos de mais estudos e que ainda hoje a doença é subdiagnosticada.[19]

A infertilidade é identificada em aproximadamente 15% dos casais em idade reprodutiva, em que há fator masculino encontrado em até 50% das vezes e 20% é exclusiva masculina. Varicocele é causa 14,8 % dos diagnósticos de infertilidade masculina.[20]

Fisiopatologia

A fisiopatologia da varicocele é multifatorial. Se acredita que o principal fator para o desenvolvimento da doença é a falha primária valvular da veia espermática interna esquerda, a qual possui drenagem em ângulo reto na veia renal esquerda e, portanto, mais suscetível à pressão contínua somadas a aumentos em situações de Valsalva. Segundo fator que pode favorecer o surgimento de varicocele é a grande variação anatômica e possível presença de conexões acessórias ou alternativas à veia espermática interna carentes de mecanismos antirrefluxo. Em terceiro, a Síndrome de Nutcracker – compressão da veia renal esquerda pela artéria mesentérica superior e aorta – pode agravar o refluxo na veia espermática.[21]

O refluxo de veias extra funiculares podem ter papel relevante no desenvolvimento da doença primária ou recidiva, porém com resultados controversos quando se considera o tratamento dessas vias de maneira sistemática.[22,23]

Finalmente, estudos que mostram associação entre varicocele, dilatação periprostática e varizes de membros inferiores sugerem uma anormalidade venosa generalizada.

A varicocele leva a principalmente três consequências: infertilidade, hipogonadismo e hiperplasia prostática.

A infertilidade e o hipogonadismo são consequência de aumento do estresse oxidativo, estresse pelo calor e hipoperfusão/estase venosa testicular (Figura 15.3).[21] Já a HPB

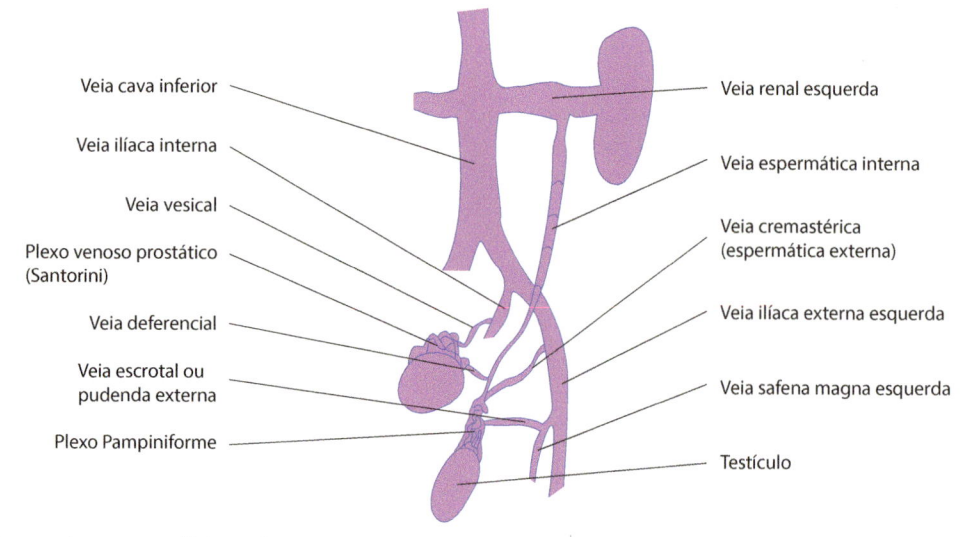

Figura 15.2. Anatomia venosa pélvica – ilustração esquemática da drenagem principal e suas colaterais .

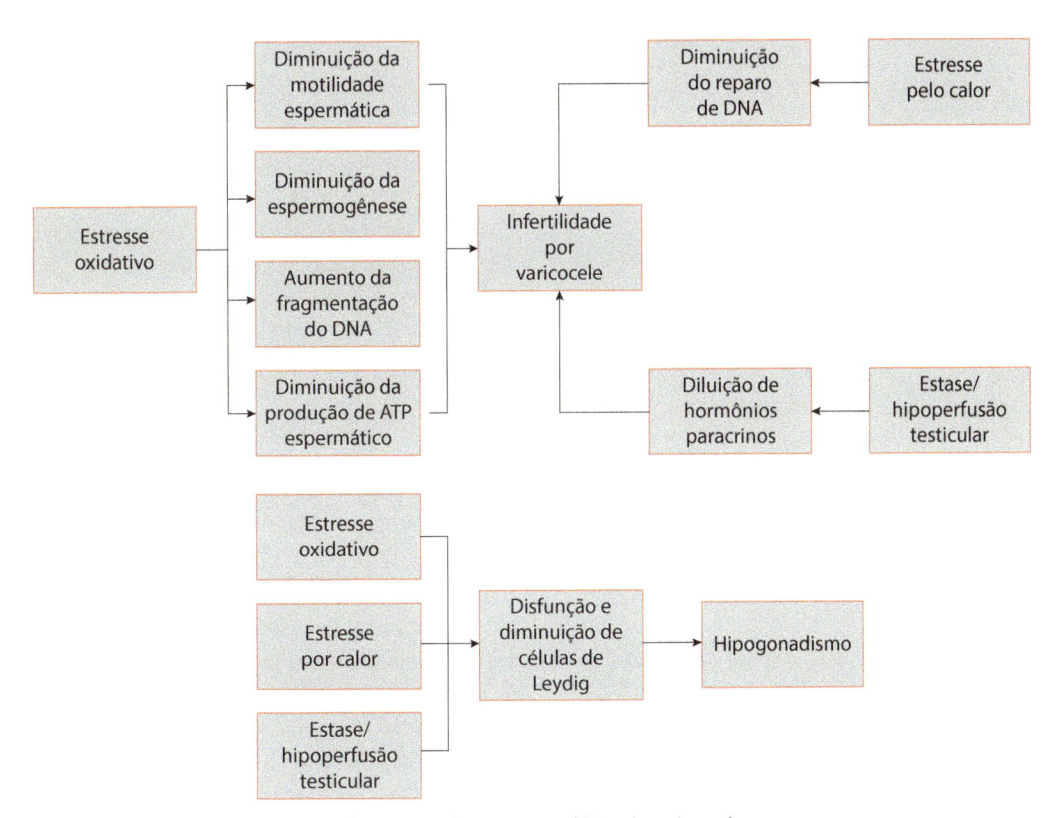

Figura 15.3. Fisiopatologia da Infertilidade e hipogonadismo secundários à varicocele.

é causada pelo refluxo venoso da veia espermática interna que provoca a hipertrofia pela congestão pélvica e a hiperplasia pelo aumento à exposição de testosterona livre local.[2] Essa situação explica o paradoxo de que os pacientes com HPB apresentam níveis séricos de testosterona menores.[24]

Classificação clínica e diagnóstico complementar

A principal classificação clínica da doença é a sugerida por Dubin e Amelar (Tabela 15.1).[25,26]

Tabela 15.1. Classificação clínica de varicocele de Amelar e Dubin.[26]

Grau I, pequena	Palpável em ortostase e sob valsalva
Grau II, moderada	Palpável em ortostase sem valsalva
Grau III, grande	Visível e palpável em ortostase

Os pacientes que não possuem alteração de exame físico são chamados de subclínicos. Chegam habitualmente ao diagnóstico através dos exames de imagem: termografia, ultrassonografia com doppler, angiotomografia, angiorressonância, cintilografia e flebografia por cateterismo. Além dos exames de imagem, o espermograma faz parte da avaliação de infertilidade.[20]

A seguir discutiremos individualmente os exames complementares mais frequentemente realizados e seu papel no diagnóstico e tratamento da varicocele.

Espermograma

Exame realizado na triagem do casal com infertilidade. Possui parâmetros normais conforme Tabela 15.2.

Tabela 15.2. Parâmetros mínimos do espermograma.[27]

Parâmetro	Limite de referência (intervalo)
Volume de Sêmen (mL)	1,5 (1,4 e 1,7)
Número total de espermatozoides (10^6/ejaculado)	39 (33-46)
Concentração de espermatozoides (10^6/mL)	15 (12-16)
Mobilidade total (P+NP)	40 (38-42)
Motilidade Progressivo (%)	32 (31-34)
Vitalidade (%)	58 (55-63)
Morfologia (normal, %)	4 (3-4)

Se resultado normal, a investigação é interrompida. Se resultado anormal em ao menos dois testes, investigação adicional é necessária; Oligoespermia: < 15 milhões de espermatozoides por mL; Astenoespermia: < 32% de motilidade progressiva; Teratoespermia: < 4% de espermatozóides normais.

No homem com queixa de infertilidade, a alteração mais frequentemente encontrada nos casos de varicocele é a oligoastenoteratoespermia, ou seja, as três alterações. Oligoespermia grave (< 5 milhões/mL) e azospermia (sem achado de espermatozoides) são mais compatíveis com uropatias obstrutivas.

Termografia

Método diagnóstico não invasivo mais sensível (100%) para o diagnóstico de varicocele, porém pouco específico (33% à esquerda e 58% à direita). A técnica diagnóstica por contato se iniciou em 1976 com o Varicoscreen; é realizado com o paciente em ortostase e com o pênis fixado à parede abdominal, então o examinador aplica a fita flexível termosensível a qual possui variação de cor graduada a cada 0,8 graus. A temperatura habitual do escroto é de 32,5 graus, que corresponde à cor marrom ou vermelha. Cores mais quentes tendem ao verde, violeta e azul. O diagnóstico é confirmado caso haja temperatura compatível com as cores violeta ou azul; ou se a comparação entre ambos os lados for maior que 0,8 graus; ou ainda se toda bolsa escrotal for mais quente que a face anterior da coxa.[28]

Ultrassonografia com doppler

Não há um consenso internacional que define o momento de indicação de exame de imagem adicional nos pacientes em investigação de infertilidade masculina, porém o mais indicado é o ultrassom com doppler (US) com sensibilidade de 97% e especificidade de 94%. Diretriz de 2010 da Sociedade Brasileira de Urologia orienta que o US é útil no planejamento cirúrgico e nos casos de dúvida diagnóstica.[29] A Associação Americana de Urologia recomenda no seu último *guideline* publicado em 2020 que não se indique exame de imagem como rotina, exceto em situações de inconclusão do exame físico.[30] A Associação Europeia de Urologia, em publicação de 2020 orienta também a realização do exame nos casos de exame físico inconclusivo.[20,31]

Quando indicado, o exame deve ser realizado em ambiente não frio, com o paciente em decúbito e ortostase, sob respiração normal e manobra de Valsalva e em Modo B e Color Doppler. O diagnóstico pode ser realizado através de: diâmetro venoso maior que 3 mm, volume testicular menor que 20-24 mL e análise de refluxo (maior que 2 s) e sua extensão. A classificação sugerida é a de Sarteschi[32,33] (Tabela 15.3). Avaliação adicional testicular deve ser realizada com medidas estimadas de volume.

Tabela 15.3. Classificação ultrassonográfica de varicocele de Sarteschi.

Grau I	Refluxo até região inguinal sob Valsalva, sem deformação escrotal ou hipotrofia testicular
Grau II	Refluxo até a região proximal do plexo pampiniforme sob Valsalva, sem deformação escrotal ou hipotrofia testicular
Grau III	Refluxo até região escrotal sob Valsalva, sem deformação escrotal ou hipotrofia testicular
Grau IV	Refluxo espontâneo, que aumenta sob Valsalva, com deformação escrotal e possível hipotrofia testicular
Grau V	Refluxo ao repouso no plexo pampinoforme, possivelmente com piora sob Valsalva e sempre com hipotrofia testicular.

Angiotomografia (TC)

Exame com uso de radiação e contraste iodado. Está indicado nos casos de varicocele em que há suspeita de síndromes compressivas venosas ou tumores retroperitoniais.[34]

A angiotomografia é um exame de grande acurácia na visualização de toda drenagem venosa testicular.[35] A experiência no Instituto Dante Pazzanese de Cardiologia com esse exame para o diagnóstico da Síndrome de Congestão Pélvica (Síndrome de Nutcracker, Síndrome de May-Thurner, disfunção primária da veia gonadal ou veia renal retroaórtica) é positiva tanto para investigação adequada quanto para o planejamento cirúrgico endovascular preciso.[36,37] Acreditamos que o papel da TC ainda seja subestimado e, concomitante ao tratamento endovascular da varicocele, tende a apresentar maior relevância.

Flebografia por Cateterismo

Exame considerado "padrão-ouro" para diagnóstico da varicocele. Altamente sensível e específico, possui a vantagem de verificar colaterais da drenagem venosa testicular. Não é rotineiro por ser invasivo, mas tem principal indicação nos casos de recidiva ou intraoperatório nos pacientes eleitos para o tratamento endovascular.[20,30,38-40]

Em estudo publicado por Jargiello e colaboradores em 2015 foi evidenciado presença de 93% de manutenção de refluxo em veia espermática em pacientes com recidiva de varicocele pós-tratamento cirúrgico de diversas modalidades, o que demonstra a importância desse exame nesse grupo específico de pacientes.[39] Outros trabalhos realizados na tentativa de averiguar necessidade de realizar flebografia padronizada no perioperatório das diversas técnicas cirúrgicas, com proposta de encontrar vias colaterais ou recidivas no pós-operatório imediato, não foram favoráveis a realização sistemática do exame.[41,42]

Indicações e tratamentos

O tratamento da varicocele está indicado classicamente nos casos de infertilidade, dor, hipogonadismo (diferença maior que 10% entre os testículos) na adolescência ou pacientes com mais de uma alteração espermática acima de 18 anos de idade. Indicações não clássicas descritas mais recentemente, com menor evidência, são baixos níveis de testosterona sérica, busca de melhora espermática antes de fertilização assistida e abortos de primeiro trimestre de repetição. Uma outra possível indicação para o tratamento da varicocele, que se baseia no princípio fisiopatológico da presença do refluxo venoso, foi proposta por Gat et. al em 2008, seria a Hiperplasia Prostática Benigna (HPB).[2]

As associações internacionais que possuem *guidelines* que reúnem recomendações sobre o tratamento são a *American Society for Reproductive Medicine (ASRM)* em 2020 e a *European Association of Urology (EAU)* com última atualização em 2020. Segue abaixo tabela com resumo das diretrizes de cada associação (Tabela 15.5).[20,30,43]

Tabela 15.5. Comparação das diretrizes europeia e norte--americana no manejo da varicocele.

Título da publicação	Report on varicocele and infertility: a committee opinion	EAU Guidelines on Sexual and Reproductive Health 2020
Ano de atualização	2020	2020
Diagnóstico	Exame físico	Exame físico
Indicações do tratamento	▪ Varicocele palpável, infertilidade conjugal, parceira fértil e espermograma anormal ▪ Homem jovem solteiro, com varicocele palpável, espermograma anormal e desejo futuro de fertilidade ▪ Sintomático (dor)	▪ Varicocele clínica, alteração no espermograma e infertilidade conjugal sem outra causa encontrada ▪ Sintomáticos (dor) ▪ Adolescentes com redução de volume testicular ou sinais de disfunção testicular progressiva

As técnicas de correção mais empregadas são as varicocelectomia convencional, laparoscópica ou microcirúrgica e a embolização. Serão abordadas com detalhes mais adiante.[1,44-49]

Tratamento endovascular ou ligadura?

A comparação entre os métodos de tratamento possui extensa literatura.

A embolização é o tratamento menos invasivo dentre os possíveis e possui algumas vantagens: uso de anestesia local, menor tempo cirúrgico, possibilidade de estudo anatômico da presença de colaterais, alta e retorno ao trabalho precoces, além de eliminar o risco de complicação em artéria testicular. A técnica já é considerada uma opção terapêutica segura e eficaz para o tratamento da varicocele.[39,40,45,50,51]

Várias metanálises sobre o tema foram publicadas. Çaiyan et al.[52] em 2009 descreveu no tratamento endovascular 13% de insucesso na realização do procedimento, 12,7% de recorrência, associado a 11% de complicações menores; enquanto no tratamento microcirúrgico inguinal não houve insucesso no tratamento, 1,05% de recidiva e 0,44% de complicações menores, justificando uma preferência para abordagem microcirúrgica como primeira opção. Kroese et al., em 2014,[45] e Wang et al., em 2015,[53] não foram capazes de determinar com precisão a melhor técnica, porém descreveram as dificuldades técnicas do procedimento endovascular ao apresentar alta taxa de insucesso (até 27%) como empecilho para a determinar primeira escolha.

Halpern et al.,[50] em 2016, publicou revisão recomendando o procedimento endovascular nos casos de recorrência cirúrgica e nos casos sintomáticos. A última atualização é da *European Urology Association* em 2020 com preferência ao método microcirúrgico, porém reconhece necessidade de novos estudos.[20]

Fabiani et al., em 2022, comparou os tratamentos de ligadura *versus* endovasculares e não encontrou diferença na taxa de gravidez; porém encontrou vantagens para melhora da contagem de espermatozoides no grupo endovascular e vantagem para melhora da motilidade no grupo ligadura. Nessa mesma publicação, quanto a complicações, as técnicas endovasculares e ligaduras foram equivalentes nas taxas de infecção de ferida operatória, hematoma ou dor testicular pós-operatória; houve vantagem do grupo endovascular em menor ocorrência de hidrocele e vantagem para o grupo ligadura para menor ocorrência de orquite.[54] Uma revisão publicada em 2022 por Da Silva et al. conclui que ambos os tratamentos são efetivos e seguros; deve ser escolhido pelo médico a técnica que lhe for confortável e atender melhor o seu paciente.[55] Nossa experiência sugere que o tratamento endovascular é equivalente ao convencional e deve fazer parte das estratégias a serem discutidas entre cirurgião endovascular, urologista e paciente.

As contraindicações do procedimento endovascular são relativas e semelhantes aos demais procedimentos endovasculares: insuficiência renal, reação ao contraste iodado e crianças (devido exposição à radiação).

Ligaduras cirúrgicas

As ligaduras cirúrgicas todas possuem a mesma indicação. Existem preferências técnicas de acordo com cada cirurgião urologista, porém as evidências são favoráveis à ligadura sub-inguinal microscópica. A seguir realizaremos breve descrição de como são realizados esses procedimentos:

Ligadura sub-inguinal microscópica

A técnica sub inguinal evita incisões musculares e, associado ao uso da microscopia (aumento de 6 a 10 vezes), permite ligadura seletiva de canais linfáticos diminuindo taxa de hidrocele.

O procedimento é realizado com o paciente em decúbito dorsal, sob sedação e anestesia local ou anestesia geral. Uma incisão sobre o anel inguinal externo é realizada e por ela dissecado e encontrado o cordão espermático. Após reparo e apresentação adequada, se realizada a abertura da fáscia espermática e identificação da artéria e ducto deferente, os quais não deverão ser ligados. São realizadas ligaduras das veias relacionadas à artéria, sem necessidade de separação das mesmas, com fios de seda. Pode ser solicitada manobra de Valsalva, caso o paciente esteja acordado, para verificar refluxos não identificados. Após o término das ligaduras, é indicado infiltração local com anestésico (bupivacaína 0,25%) a fim de reduzir dor pós-operatória e síntese por planos.[56]

Ligadura retroperitonial com ligadura de artéria gonadal

A ligadura retroperitonial permite a ligadura completa dos vasos do cordão espermático, inclusive artéria gonadal, porque se trata de uma ligadura alta e a rede de colaterais distais é suficiente para o suprimento testicular. O acesso é realizado através da musculatura abdominal, portanto, mais popular entre urologistas pediátricos e mais facilmente realizada em adultos magros. A ligadura de vasos linfáticos pode aumentar taxa de hidrocele. O procedimento é realizado com o paciente em proclive leve, sob anestesia geral. A incisão é realizada na topografia do anel inguinal interno. Nesse plano é necessário dissecção das fáscias do músculo oblíquo externo e interno. Ao dissecar o espaço retroperitonial, a tração do testículo pode ajudar a identificação do cordão espermático. Enfim, é realizada a abertura da fáscia espermática, identificação do ducto deferente e ligadura de todas as demais estruturas. É possível identificar e preservar linfáticos ou até mesmo a artéria gonadal. Após, se realiza o fechamento por planos e infiltração da ferida operatória com anestésico local para diminuição da dor pós-operatória.[56]

Ligadura laparoscópica

A ligadura laparoscópica possui como principal vantagem a abordagem bilateral pelo único acesso cirúrgico, quando indicado. Acrescenta riscos da abordagem como lesões vasculares ou viscerais. O procedimento é realizado com o paciente em decúbito dorsal, com em posição de Trendelemburg. É realizada o pneumoperitônio e posicionamento de câmeras e pinças. A dissecção do cordão espermático é realizada junto à parede abdominal. A ligadura pode ser realizada semelhante à técnica retroperitonial, com clipes metálicos incluindo ou não a artéria gonadal. Após a ligadura, é feito um proclive a fim de identificar veias que possivelmente foram negligenciadas e observar possíveis sangramentos. São retiradas as pinças e realizadas suturas por planos.[56]

Robótica

A cirurgia laparoscópica com robô-assistida em urologia é uma realidade e trouxe melhora da visualização, aumento da precisão, melhor ergonomia para o cirurgião e filtragem de tremores fisiológicos que dificultem o procedimento. A vantagem principal é para os procedimentos em que a abordagem laparoscópica é a melhor escolha, ou seja, necessidade de abordagem bilateral. Séries de casos retrospectivos publicados ainda resultam em aumento de tempo cirúrgico e taxa de recorrência maior. O papel da cirurgia com assistência robótica para essa finalidade ainda é limitado.[57]

Pós-operatório

O paciente recebe alta no mesmo dia. Repouso é solicitado por 2 a 4 dias na abordagem sub-inguinal e 7 dias nas demais. Atrofia testicular pode ocorrer principalmente se houver ligadura arterial na abordagem sub-inguinal. Persistência das varicoceles são possíveis nos casos de veias mais dilatadas, porém, ao não ser identificado refluxo há melhora clínica. Nos casos de recorrência, há chance de não ligadura de alguma veia ou presença de colaterais. Hidrocele após ligadura de linfáticos pode correr; é autolimitada e pose acarretar dor em peso por algumas semanas.[56]

Tratamento endovascular

Ambiente cirúrgico

Habitualmente realizamos o procedimento em sala de hemodinâmica, em aparelho que permita técnica de subtração digital, *road-mapping* e colimação com finalidade de diminuir o tempo de exposição à radiação tanto do paciente como da equipe.

Posicionamento e anestesia

O paciente é posicionado em decúbito dorsal horizontal. O procedimento é realizado de preferência sob anestesia local, já que é importante durante o procedimento a colaboração para realização de manobras de apneia e Valsalva. É realizado antibiótico profilático.

Acesso

Acesso habitual é femoral comum direita, com introdutor 5F. Em casos de dificuldade de cateterização ou indicação de embolização bilateral é possível realizar punção de veia jugular interna direita ou veia braquial direita. Após a punção, é realizado *bolus* de Heparina Não Fracionada na dose de 5000 U.

Cateterização

A cateterização seletiva é realizada com cateteres JR, Simmons ou Cobra, sobre fio guia hidrofílico 0,035" *stiff* ponta curva. O posicionamento do cateter deve ser o mais próximo possível da região a ser tratada. Caso haja, durante a manobra de Valsalva, drenagem de refluxo para leito venoso contralateral, deve ser realizado maior número de injeções com menor volume, aumentar a diluição, ou utilizar microcateteres para micronavegação e atingir todo território ectasiado.

Embolização

É realizado injeção de espuma de polidocanol 3% conforme técnica de Tessari.[58] Essa técnica permite não fazer uso de molas no plexo venoso pampiniforme e raramente existe a necessidade de embolização bilateral (Figura 15.4).

A seguir, é realizado a embolização da veia espermática interna através da técnica sanduíche, quando se utiliza molas combinado com espuma de polidocanol na mesma diluição (Figuras 15.4 e 15.5). As molas devem ser fibradas e destacamento controlado, com diâmetro 20% maior que o diâmetro observado em exames de imagem prévios. É necessário identificar alterações anatômicas como colateralizações, duplicação da veia espermática ou bifurcações, as quais devem ser tratadas no mesmo tempo cirúrgico sob mesma técnica.

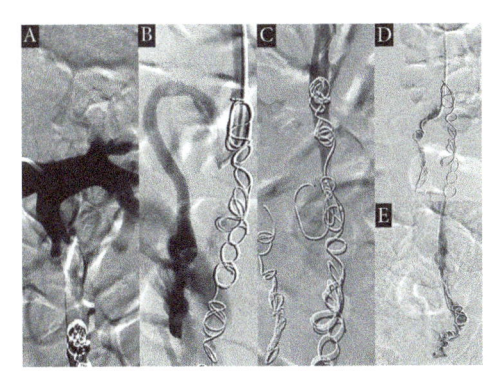

Figura 15.4. Venografia por subtração digital demonstrando tratamento de dilatação e refluxo presente em veia gonadal e plexo venoso pélvico esquerdo, em paciente com sintomas de Síndrome de congestão pélvica (A/B/C e D). Notar em B a presença de colateral de veia gonadal principal; sua identificação e embolização (C, D, E) são essenciais para evitar a recidiva dos sintomas.

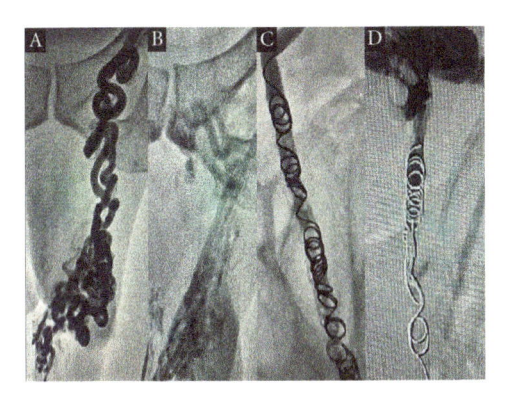

Figura 15.5. Venografia por subtração digital. A: Dilatação e refluxo em veia espermática, testicular e plexo pampiniforme esquerdo; B: Intenso vasoespasmo e oclusão de plexo pampiniforme após injeção de 15 ml de espuma de polidocanol a 3%; C/D: Oclusão de veia espermática esquerda após embolização pela técnica de sanduíche (mola fibrada e espuma de polidocanol a 3%).

Cuidados pós-operatórios e seguimento

O pós-operatório imediato é realizado sob repouso do membro puncionado por 2 horas sob curativo compressivo. A profilaxia de TEV é realizada através do estímulo a deambulação precoce. O paciente recebe alta no primeiro dia de pós-operatório com orientação de evitar, ao longo dos próximos 3 a 5 dias, esforços que envolvam aumento de pressão abdominal.

É esperado dor escrotal ou lombar por até 10 dias. O hematoma é complicação rara. Epididimite ou orquite ocorrem em até 3,7% dos casos.[50] Portanto, são orientados a fazer uso de anti-inflamatórios ou analgésicos simples caso haja sintomas. Um retorno em 2 semanas é agendado para verificar a existência de possíveis complicações. Na recidiva clínica, a investigação complementar é realizada conforme já discutido nesse capítulo.

Seguimento pós procedimento

Nos casos de infertilidade, no seguimento de 6 meses, um novo espermograma habitualmente mostra melhora dos parâmetros seminais, principalmente quanto à contagem (aumento de quase 10 milhões) e motilidade (aumento em até 12 pontos percentuais);[59] a melhora da fertilidade também é relatada em alguns estudos, aumentando de 11 para 60%. Quando a indicação é a presença de dor, é esperada uma melhora total em até 90% dos pacientes. Nos adolescentes, se espera diminuição da diferença de tamanho entre os testículos e uma melhora dos parâmetros seminais (naqueles em que a coleta é possível); uma limitação dos estudos nessa população é entender se essa melhora será traduzida em aumento de fertilidade.[45,60-62]

Referências bibliográficas

1. Masson P, Brannigan RE. The varicocele. Urologic Clinics of North America. 2014;41(1):129–44.

2. Gat Y, Gornish M, Heiblum M, Joshua S. Reversal of benign prostate hyperplasia by selective occlusion of impaired venous drainage in the male reproductive system: Novel mechanism, new treatment. Andrologia. 2008;40(5):273–81.

3. Bonafini B, Pozzilli P. Scrotal asymmetry, varicocoele and the Riace Bronzes. Int J Androl. 2012 Apr;35(2):181–2.

4. Marte A. The history of varicocele: From antiquity to the modern ERA. International Braz J Urol. 2018;44(3):563–76.

5. Tulloch WS. Varicocele in Subfertility. Bmj. 1955;2(4935):356–8.

6. Lima SS, Castro MP, Costa OF. A New Method for the Treatment of Varicocele. Andrologia. 1978;10(2):103–6.

7. Marte A. The history of varicocele: From antiquity to the modern ERA. International Braz J Urol. 2018;44(3):563–76.

8. Bonafini B, Pozzilli P. Scrotal asymmetry, varicocoele and the Riace Bronzes. Int J Androl. 2012;35(2):181–2.

9. Approach AA, Uflacker A, Guimaraes M. Atlas of Vascular Anatomy. 2021.

10. Wishahi MM. Anatomy of the spermatic venous plexus (pampiniform plexus) in men with and without varicocele: Intraoperative venographic study. Journal of Urology. 1992;147(5):1285–9.

11. Goren M, Gat Y. Varicocele is the root cause of BPH: Destruction of the valves in the spermatic veins produces elevated pressure which diverts undiluted testosterone directly from the testes to the prostate. Andrologia. 2018;50(5):1–5.

12. M.E. Akbay, S. Cë Ayan, E. Doruk MND and MB. The prevalence of varicocele and varicocele-related testicular atrophy in Turkish children and adolescents. BJU International (2000). 2000;86(April):490–3.

13. Alsaikhan B, Alrabeeah K, Delouya G, Zini A. Epidemiology of varicocele. Asian J Androl. 2016;18(2):179–81.

14. Gat Y, Zukerman Z, Chakraborty J, Gornish M. Varicocele, hypoxia and male infertility. Fluid mechanics analysis of the impaired testicular venous drainage system. Human Reproduction. 2005;20(9):2614–9.

15. Jarow JP, Coburn M, Sigman M. Incidence of varicoceles in men with primary and secondary infertility. Urology. 1996;47(1):73–6.

16. Ozturk S, Akbaba KT, Kılıc S, Cıcek T, Peskırcıoglu L, Tandogan I, et al. Venous leg symptoms in patients with varicocele: A multicenter assessment study (VEIN-TURKEY study). Phlebology. 2019;34(2):128–36.

17. Lai YW, Hsueh TY, Hu HY, Chiu YC, Chen SSS, Chiu AW. Varicocele is associated with varicose veins: A population-based case-control study. International Journal of Urology. 2015;22(10):972–5.

18. Yasim A, Resim S, Sahinkanat T, Eroglu E, Ari M, Efe E. Clinical and subclinical varicocele incidence in patients with primary varicose veins requiring surgery. Ann Vasc Surg. 2013;27(6):758–61.

19. Gat Y, Bachar GN, Zukerman Z, Belenky A, Gornish M. Varicocele: A bilateral disease. Fertil Steril. 2004;81(2):424–9.

20. Salonia A, Bettochi C, Carvalho J, Corona G, Jones TH, Kadioğlu A, et al. EAU Guidelines on Sexual and Reproductive Health 2020. In: European Association of Urology Guidelines 2020 Edition [Internet]. Arnhem, The Netherlands: European Association of Urology Guidelines Office; 2020. Available from: https://uroweb.org/guideline/sexual-and-reproductive-health/LK - Male Sexual Dysfunction Uroweb%7Chttps://uroweb.org/guideline/sexual-and-reproductive-health/FG – 0.

21. Clavijo RI, Carrasquillo R, Ramasamy R. Varicoceles: prevalence and pathogenesis in adult men. Fertil Steril. 2017;108(3):364–9.

22. Moon KH, Cho SJ, Kim KS, Park S, Park S. Recurrent varicoceles: Causes and treatment using angiography and magnification assisted subinguinal varicocelectomy. Yonsei Med J. 2012 Jul;53(4):723–8.

23. Coolsaet BL. The varicocele syndrome: venography determining the optimal level for surgical management. Journal of Urology. 1980.

24. Roberts RO, Jacobson DJ, Rhodes T, Klee GG, Leiber MM, Jacobsen SJ. Serum sex hormones and measures of benign prostatic hyperplasia. Prostate. 2004;61(2):124–31.

25. Amelar RD, Dubin L. Male infertility. Current diagnosis and treatment. Urology. 1973;1(1):1–31.

26. Dubin L, Amelar RD. Reprint of: Varicocele Size And Results of Varicocelectomy in Selected Subfertile Men with Varicocele. Fertil Steril. 2019;112(4):e57–60.

27. Patrick J. Rowe, Frank H. Comhaire, Timothy B. Hargreave HJM. Manual for the invesigation and diagnosis of the inferile couple. Vol. 64, WORLD HEALTH ORGANIZATION. 1993. p. 92.

28. Gat Y, Gornish M. Technical investigations including imaging procedures: Colour flow doppler and thermography for the detection of reflux in varicocele. Andrology for the Clinician. 2006;447–53.

29. Júnior AN, Reis RB dos, Campos RSM. Manual de Urologia. SBU-Sociedade Brasileira de Urologia. 2010. 242 p.

30. Jarow J, Sigman M, Kolettis PN, Lipshultz LR, Mcclure RD, Nangia AK, et al. The Optimal Evaluation of the Infertile Male: AUA Best Practice Statement. American Urological Association Education and Research, Inc. 2010;1–38.

31. Schlegel PN, Sigman M, Collura B, Christopher, De Jonge J, Eisenberg ML, et al. Diagnosis and Treatment of Infertility in Men: AUA/ASRM Guideline. 2020.

32. Freeman S, Bertolotto M, Richenberg J, Belfield J, Dogra V, Huang DY, et al. Ultrasound evaluation of varicoceles: guidelines and recommendations of the European Society of Urogenital Radiology Scrotal and Penile Imaging Working Group (ESUR-SPIWG) for detection, classification, and grading. Eur Radiol. 2020;30(1):11–25.

33. Bertolotto M, Freeman S, Richenberg J, Belfield J, Dogra V, Huang DY, et al. Ultrasound evaluation of varicoceles: systematic literature review and rationale of the ESUR-SPIWG Guidelines and Recommendations. J Ultrasound. 2020;23(4):487–507.

34. Belay RE, Huang GO, Shen JKC, Ko EYK. Diagnosis of clinical and subclinical varicocele: How has it evolved? Asian J Androl. 2016;18(2):182–5.

35. Karcaaltincaba M. Demonstration of normal and dilated testicular veins by multidetector computed tomography. Jpn J Radiol. 2011;29(3):161–5.

36. Rossi FH, Kambara AM, Rodrigues TO, Rossi CBO, Izukawa NM, Pinto IMF, et al. Comparison of computed tomography venography and intravascular ultrasound in screening and classification of iliac vein obstruction in patients with chronic venous disease. J Vasc Surg Venous Lymphat Disord. 2020;8(3):413–22.

37. Rossi FH, Kambara AM, Izukawa NM, Rodrigues TO, Rossi CB, Sousa AG, et al. Randomized double-blinded study comparing medical treatment versus iliac vein stenting in chronic venous disease. J Vasc Surg Venous Lymphat Disord. 2018;6(2):183–91.

38. Shlansky-Goldberg, Richard D. et al. Percutaneous varicocele embolization versus surgical ligation for the treatment of infertility: Changes in seminal parameters and pregnancy outcomes. Journal of Vascular and Interventional Radiology, Volume 8, Issue 5, 759-67.

39. Jargiello T, Drelich-Zbroja A, Falkowski A, Sojka M, Pyra K, Szczerbo-Trojanowska M. Endovascular transcatheter embolization of recurrent postsurgical varicocele: Anatomic reasons for surgical failure. Acta radiol. 2015;56(1):63–9.

40. Perdikakis E, Fezoulidis I, Tzortzis V, Rountas C. Varicocele embolization: Anatomical variations of the left internal spermatic vein and endovascular treatment with different types of coils. Diagn Interv Imaging. 2018;99(10):599–607.

41. Niedzielski J, Paduch DA. Recurrence of varicocele after high retroperitoneal repair: Implications of intraoperative venography. Journal of Urology. 2001;165(3):937–40.

42. Tefekli A, Cayan S, Uluocak N, Poyanli A, Alp T KA. Is selective internal spermatic venography necessary in detecting recurrent varicocele after surgical repair? Eur Urol. 2001;40(4):404–8.

43. Pfeifer S, Butts S, Catherino W, Davis O, Dumesic D, Fossum G, et al. Report on varicocele and infertility: A committee opinion. Fertil Steril. 2014;102(6):1556–60.

44. Zavattaro M, Ceruti C, Motta G, Allasia S, Marinelli L, Di Bisceglie C, et al. Treating varicocele in 2018: current knowledge and treatment options. J Endocrinol Invest. 2018;41(12):1365–75.

45. Kroese ACJ, De Lange NM, Collins J, Evers JLH, Marjoribanks J. Surgery or embolization for varicoceles in subfertile men: Summary of a Cochrane review. Fertil Steril. 2014;102(6):1553–5.

46. Evers JLH, Collins J, Clarke J. Surgery or embolisation for varicoceles in subfertile men. Cochrane Database of Systematic Reviews. 2012;(1).

47. Ji B, Jin XB. Varicocele is associated with hypogonadism and impaired erectile function: a prospective comparative study. Andrologia. 2017;49(6):1–5.

48. Kirby EW, Wiener LE, Rajanahally S, Crowell K, Coward RM. Undergoing varicocele repair before assisted reproduction improves pregnancy rate and live birth rate in azoospermic and oligospermic men with a varicocele: a systematic review and meta-analysis. Fertil Steril. 2016;106(6):1338–43.

49. Ghanaie M. Effects of Varicocele Repair on Spontane- ous First Trimester Miscarriage. Urol J. 2012;9(2):505–13.

50. Halpern J, Mittal S, Pereira K, Bhatia S, Ramasamy R. Percutaneous embolization of varicocele: Technique, indications, relative contraindications, and complications. Asian J Androl. 2016;18(2):234–8.

51. Kwak N, Siegel D. Imaging and interventional therapy for varicoceles. Curr Urol Rep. 2014;15(4):14–6.

52. Çayan S, Shavakhabov S, Kadioğlu A. Treatment of palpable varicocele review in infertile men: A meta-analysis to define the best technique. J Androl. 2009;30(1):33–40.

53. Wang J, Xia SJ, Liu ZH, Tao L, Ge JF, Xu CM, et al. Inguinal and subinguinal micro-varicocelectomy, the optimal surgical management of varicocele: A meta-analysis. Asian J Androl. 2015;17(1):74–80.

54. Fabiani A, Pavia MP, Stramucci S, Antezza A, De Stefano V, Castellani D. Do sclero-embolization procedures have advantages over surgical ligature in treating varicocele in children, adolescents and adults? Results from a systematic review and meta-analysis. Vol. 54, Andrologia. John Wiley and Sons Inc; 2022.

55. Neves Da Silva H V., Meller RL, Ogundipe EA, Rochon PJ. Varicoceles: Overview of Treatment from a Radiologic and Surgical Perspective. Vol. 39, Seminars in Interventional Radiology. Thieme Medical Publishers, Inc.; 2022. p. 490–7.

56. Smith JA, Howards SS, Preminger GM, Dmochowski RR. HINMAN'S ATLAS OF UROLOGIC SURGERY 4th Edition. Phidelphia, PA; 2018.

57. Darves-Bornoz A, Panken E, Brannigan RE, Halpern JA. Robotic Surgery for Male Infertility. Vol. 48, Urologic Clinics of North America. W.B. Saunders; 2021. p. 127–35.

58. Cavezzi A, Tessari L. Foam sclerotherapy techniques: Different gases and methods of preparation, catheter versus direct injection. Phlebology. 2009;24(6):247–51.

59. Schauer I, Madersbacher S, Jost R, Hbner WA, Imhof M. The impact of varicocelectomy on sperm parameters: A meta-analysis. Journal of Urology. 2012;187(5):1540–7.

60. Ation EMBO, Machan BYL, Nigro M. Varicocele Embolization for Infertility. 2017;16(4).

61. Baazeem A, Belzile E, Ciampi A, Dohle G, Jarvi K, Salonia A, et al. Varicocele and male factor infertility treatment: A new meta-analysis and review of the role of varicocele repair. Eur Urol. 2011;60(4):796–808.

62. Cho CL, Esteves SC, Agarwal A. Indications and outcomes of varicocele repair. Panminerva Med. 2019;61(2):152–63.

16

Guidelines Nacionais, Internacionais, Resultados, Códigos e ANS

Joana Storino

Introdução

A desordem venosa pélvica (DVPe), anteriormente referida como síndrome de congestão pélvica, é agora amplamente reconhecida como uma condição médica que requer atenção e tratamento adequados, afetando mulheres (e, em menor grau, homens) em todo o mundo. *Guidelines* e consensos incluíram a DVPe e visam formular recomendações sobre diagnóstico e tratamento.[1-3] Recentemente, a classificação *Symptoms-Varices-Pathophysiology (SVP)* foi desenvolvida para melhorar a tomada de decisões clínicas e uniformizar medidas de desfechos específicas para a doença.[4] Estes são passos importantes para pacientes, médicos, parceiros da indústria e todos os envolvidos na busca de um cuidado ideal para a DVPe.

A partir de uma pesquisa no PubMed®, fica claro que há um crescente interesse e conscientização sobre a DVPe. Entre 1949 e 1999, um total de 106 resultados aparece ao pesquisar os termos MESH "congestão pélvica". Esse número aumentou para 388 resultados nos anos de 2000 a 2023, principalmente a partir de 2014. No entanto, poucos desses estudos foram ensaios clínicos randomizados (ECR), indicando uma falta de dados de maior consistência. Isso se reflete no fato de que as 6 recomendações, que serão citadas ao longo do capítulo, do *European Society for Vascular Surgery (ESVS) Clinical Practice Guidelines* sobre doença venosa crônica são todas de nível de evidência B ou C.[2] Isso ocorre devido à carência de critérios clínicos claramente definidos para o diagnóstico, à falta de uma ferramenta de pontuação ou critérios de imagem para identificar os pacientes que mais se beneficiariam da intervenção, e à escassez de ensaios clínicos randomizados (ECRs) que comprovem a eficácia da intervenção e comparem diferentes modalidades de tratamento. Neste capítulo, será apresentado o que há de mais consis*tent*e em termos de evidência científica sobre o tema até o momento.

Diagnóstico

Em mulheres, de acordo com uma revisão sistemática da Organização Mundial da Saúde, a prevalência de dor pélvica crônica (DPC), caracterizada por dor não cíclica com duração de pelo menos seis meses, variou de 4% a 43%, com base em 18 estudos que incluíram 299.740 mulheres. Distúrbios venosos pélvicos representaram de 16% a 31% desses casos. Todas as causas de DPC, como aquelas de origem ginecológica, musculoesquelética e urológica, devem ser excluídas antes de correlacionar a DPC com DVPe (Figura 16.1).[2]

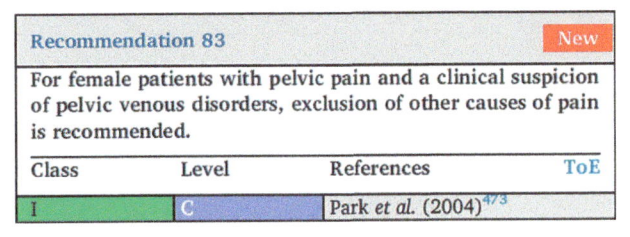

Figura 16.1. De Maeseneer MG, 2022.[2]

Para investigar as varizes potencialmente resultantes de insuficiência venosa pélvica (IVP) é necessário realizar um mapeamento venoso dos membros inferiores em posição ortostática, além do estudo ecográfico transperineal para avaliação dos pontos de escape pélvicos (PEP)[5] (Figura 16.2). Sempre que houver suspeita de DVPe, o ultrassom Doppler das veias pélvicas (abdominal e/ou transvaginal) deve ser a investigação de primeira linha[2] (Figura 16.3). Para um plano de tratamento mais adequado, sugere-se um protocolo de investigação completo de quatro etapas baseado no mapeamento venoso, no estudo transperineal em busca dos PEP, no estudo transabdominal e transvaginal para descartar obstruções venosas, trombóticas ou não, e confirmar a presença de varizes na região anexial pélvica.[6]

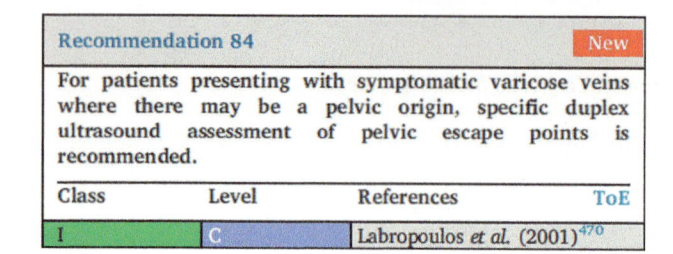

Figura 16.2. Meissner et al., 2022.[2]

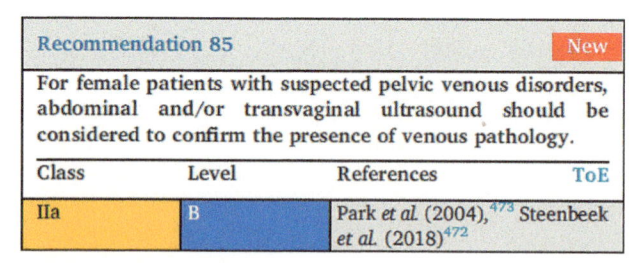

Figura 16.3. De Maeseneer MG, 2022.[2]

Segundo o consenso europeu de 2022 que considera os resultados de Park et al (2004), no ultrassom transabdominal, a presença de uma veia ovariana com diâmetro > 5 mm e fluxo reverso parecem ser os indicativos mais significativos de DVPe.[7] Conforme a União Internacional de Flebologia (UIP) de 2019, um diâmetro da veia ovariana de 6 mm ao ultrassom transabdominal foi relatado como tendo um valor preditivo positivo de 96% para varizes pélvicas.[1] No ultrassom transvaginal, a presença de estruturas venosas circulares ou lineares com diâmetro maior que 5 mm é indicativa de varicosidades pélvicas.[1] Já segundo Monedero et al., os possíveis achados na imagem ultrassonográfica durante o exame transvaginal para o diagnóstico da DVPe são as seguintes: veias varicosas pélvicas > 7 mm com refluxo ou aumento da amplitude durante a manobra de Valsalva.[8]

A flebografia que por muito tempo foi considerada o método padrão-ouro, pode ser uma boa ferramenta diagnóstica na presença de obstruções graves, mas falha quando comparada ao ultrassom intravascular (*intravascular ultrasound - IVUS*) em ao menos 1/3 dos casos.[10] O *IVUS* pode auxiliar no diagnóstico e tratamento de obstruções venosas,[9] sendo fundamental para confirmar e documentar o grau da obstrução, para determinar o segmento a ser recoberto com o *stent* (influxo e efluxo adequados) e, sobretudo, para verificar a ocorrência de obstrução residual e o sucesso do tratamento.[11] Além disso, o *IVUS* pode identificar mudanças intraluminais sutis e alterações na parede da veia que podem não ser identificadas se outras técnicas de imagem forem utilizadas. Foi demonstrado ser mais sensível do que a flebografia na identificação de lesões venosas profundas, como mostrado no VIDIO *trial*.[12]

Tanto a tomografia computadorizada (TC) quanto a ressonância magnética (RM), podem ser utilizadas para avaliação das veias abdominais e pélvicas com algumas limitações, como a necessidade do uso do contraste venoso, exposição à radiação, não fornecer informações sobre a hemodinâmica venosa, artefatos e superestimação das compressões venosas por serem realizadas em decúbito.[1]

Tratamento

A abordagem terapêutica para varizes dos membros inferiores e períneo de origem pélvica pode variar dependendo da presença de sintomas pélvicos relacionados à IVP. A maioria das pacientes com IVP é assintomática ou apresenta sintomas pélvicos leves, e não necessita de tratamento algum para as varizes pélvicas.[2] Qual modalidade de tratamento é mais adequada para cada paciente começa com a compreensão da etiologia da DVPe. Hemodinamicamente, pode haver obstrução, refluxo ou ambos, resultantes de uma causa trombótica, não trombótica ou congênita.[2]

A maioria dos estudos investigou o efeito da embolização com *coils* das veias pélvicas com refluxo, principalmente na zona 2 da classificação *SVP*,[2] ou seja, as veias gonadais e ilíacas internas e os plexos venosos pélvicos associados. Uma revisão sistemática de 970 pacientes, todas do sexo feminino, que foram submetidas à embolização de veia ovariana isolada ou de veias mistas em 20 estudos foi realizada. A análise combinada revelou melhora média de 5,47 pontos (IC 95%, 4,77-6,16) na escala analógica visual (EVA), com relatos de melhora na urgência urinária (78-100%) e dispareunia (60-89,5%). No entanto, a revisão incluiu apenas 2 ECR. Um comparou *coils* com *plugs*, e outro comparou *coils* com histerectomia.[13-15] O seguimento variou de 6 semanas a 90 meses, e a maioria dos estudos foi retrospectiva. O principal desfecho estudado foi a dor utilizando o escore VAS, e apenas 4 estudos relataram sintomas específicos para DVPe. Qualidade de vida (QV), recorrência, complicações, custo-efetividade ou preditores de uma boa resposta à embolização não foram incluídos na maioria dos estudos até o momento.[16]

A embolização percutânea endovenosa da veia gonadal (e da veia ilíaca interna) é o procedimento padrão atual para o tratamento da dor pélvica crônica nessas pacientes devido à sua eficácia e perfil mínimo de complicações. A eficácia técnica é estimada entre 96% e 100%, com uma taxa de recorrência de até 32%, enquanto as complicações relacionadas à embolização são raras e não fatais (Figura 16.4). Até o momento, não existe um instrumento validado para estudar os efeitos do tratamento em pacientes com DVPe. A maioria dos estudos que se concentram na DPC relatam uma redução significativa nos escores de dor após a embolização. No entanto, faltam ECR de alta qualidade sobre a embolização das veias pélvicas para tratar a dor pélvica crônica e/ou varizes (recorrentes) dos membros inferiores.[2] Uma revisão sistemática com metanálise de pesquisadores brasileiros com 19 estudos incluídos concluiu que a literatura atual mostra que a embolização venosa pélvica reduz eficientemente a dor pélvica crônica secundária à DVPe, avaliada objetivamente pela EVA. Há uma diminuição de todos os sintomas associados na maioria dos pacientes analisados, com melhora sustentada a médio prazo[22] (Figura 16.5).

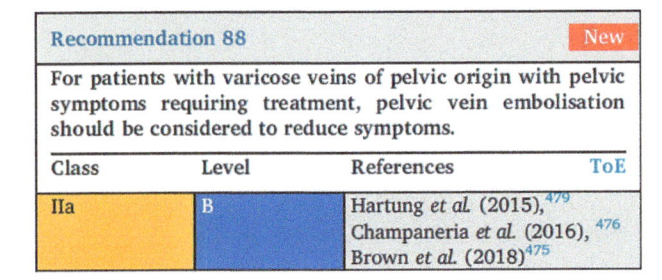

Recommendation 88   `New`

For patients with varicose veins of pelvic origin with pelvic symptoms requiring treatment, pelvic vein embolisation should be considered to reduce symptoms.

Class	Level	References	ToE
IIa	B	Hartung *et al.* (2015),[479] Champaneria *et al.* (2016),[476] Brown *et al.* (2018)[475]	

Figura 16.4. De Maeseneer MG, 2022.[2]

Dados sobre modalidades de tratamento alternativas, especificamente em comparação com a embolização, também são escassos. Mudanças no estilo de vida, apoio psicológico ou consultas de dor podem ser benéficos, mas sem estudos que forneçam evidências da eficácia dessas medidas não invasivas, elas não serão incorporadas à prática diária. É por isso que a embolização é a escolha de tratamento número um até o momento, no entanto, não há evidências robustas para apoiar isso.[17]

Uma lacuna de conhecimento é a ausência de estudos que descrevam a porcentagem ideal de veias pélvicas a serem embolizadas para alcançar resultados clínicos satisfatórios. O sucesso clínico em relação a uma abordagem multidisciplinar, ou à centralização dos procedimentos de embolização em centros especializados (de alto volume), também não foi estudado até agora. Avaliar o efeito de tratamentos invasivos apenas com escores EVA ou sintomas de DVPe não é suficiente.[17]

Os dados sobre tratamento farmacológico (para alívio da dor, terapia hormonal ou medicamentos venoativos) são escassos. Devido ao período limitado de administração dos medicamentos, estudos de baixa qualidade, acompanhamento insuficiente (durante a administração e após a cessação) e um número reduzido de pacientes, os autores de uma revisão sobre o tratamento farmacológico da DVPe concluíram que não há dados suficientes para fazer recomendações.[18]

No caso da obstrução venosa ser a causa da DVPe, o tratamento deve ser direcionado para aliviar a obstrução. Isso pode ser feito utilizando *stents* venosos dedicados ou transpondo a veia comprimida. A colocação de *stents* na compressão da veia ilíaca, na presença de refluxo da veia ovariana, como único tratamento dos sintomas pélvicos, alcançou resolução completa dos sintomas em 76% de 82 pacientes em um estudo.[19] No entanto, em outro estudo,

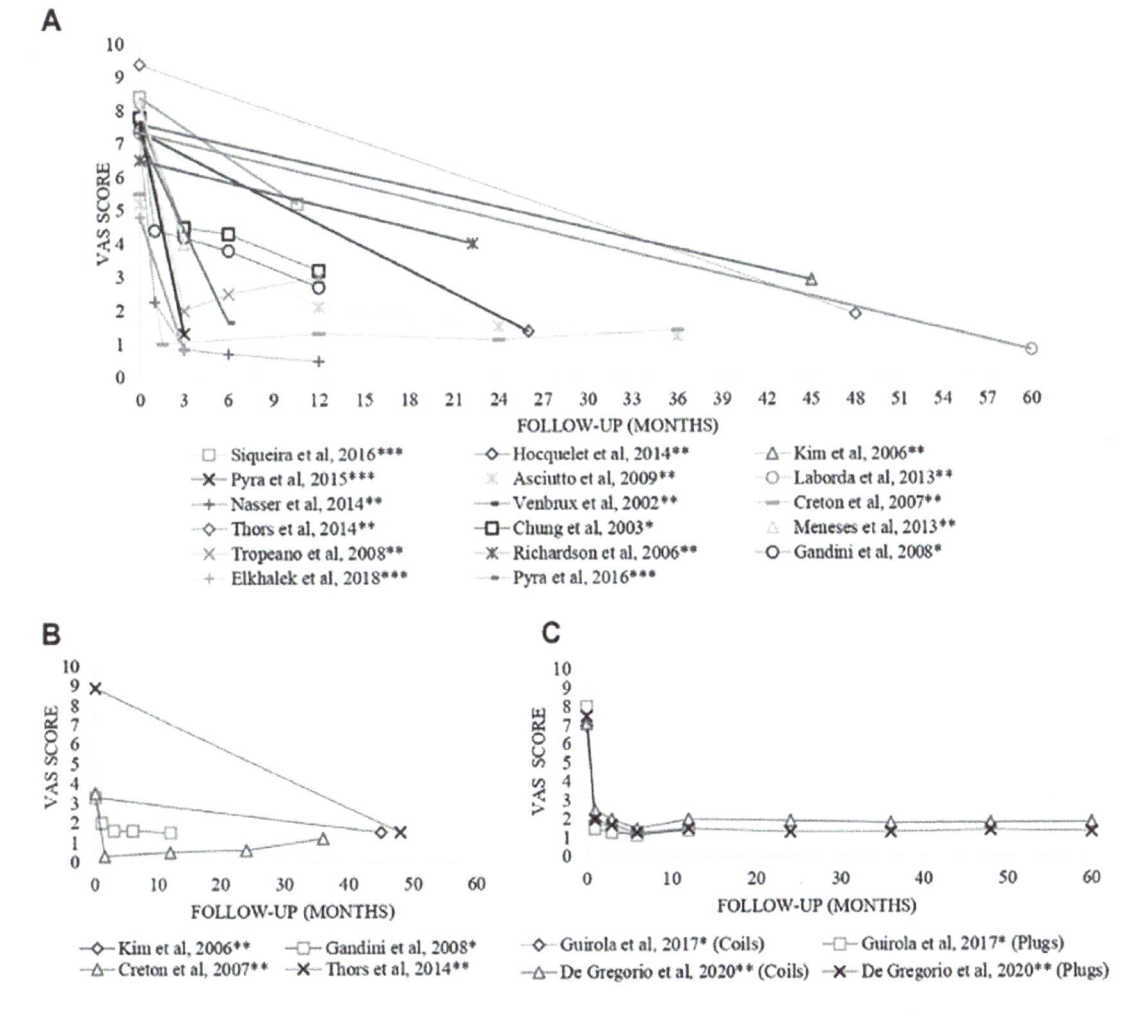

Figura 16.5. Pontuações médias na Escala Visual Analógica ao longo dos meses. Carvalho SF, 2022.[22]

10 dos 12 pacientes com *stents* necessitaram de embolização durante o acompanhamento devido à persistência dos sintomas.[20] Em conclusão, a possibilidade de obstrução do fluxo venoso deve ser considerada criticamente em pacientes com dor pélvica crônica antes de realizar a embolização das veias pélvicas. Uma estratégia de tratamento inadequada pode ter consequências graves.[2] No entanto, como não há ECR que comparem a embolização com o tratamento da obstrução, não podemos fazer recomendações ou estabelecer estratégias de tratamento para esses pacientes específicos.

Ao acessar os PEP, a efetividade da escleroterapia com espuma guiada por ultrassom para o tratamento de varizes nos MMII e vulvares foi relatada em vários estudos.[9] Os PEP também podem ser eliminados por ligadura cirúrgica, que pode ser uma alternativa à escleroterapia. Em um estudo com 273 PEP, refluxo recorrente foi detectado em apenas 2,2% após a ligadura[21] (Figura 16.6).

A necessidade de tratamento das veias pélvicas em pacientes com varizes nos membros inferiores resultantes de DVPe sem sintomas pélvicos não foi estabelecida de forma confiável. Nenhum dos estudos disponíveis comparou os resultados do tratamento limitado às varizes dos membros inferiores e aos PEP com o tratamento exclusivo das veias pélvicas nesses pacientes. Estudos até então publicados não demonstraram melhora substancial nas varizes dos membros inferiores após embolização ou colocação de *stents* pélvicos.[2] A literatura atualmente disponível não apoia a embolização para prevenir a recorrência de varizes nos MMII.

Em conclusão, pacientes com boa resposta clínica a procedimentos minimamente invasivos como escleroterapia com espuma, flebectomia ou ligadura de PEP não necessitam de embolização das veias pélvicas (Figura 16.7). Se as varizes recorrerem precocemente ou se os sintomas nos membros inferiores não se resolverem, um tratamento adicional das veias pélvicas pode ser considerado posteriormente. Embora esse último tratamento geralmente seja seguro, não está isento de complicações potencialmente graves[2] (Figura 16.8).

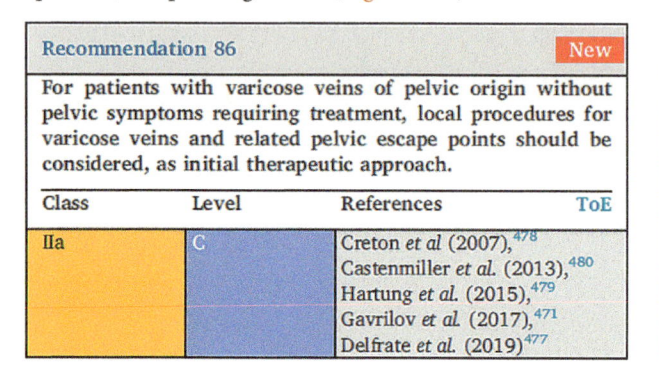

Figura 16.6. De Maeseneer MG, 2022.[2]

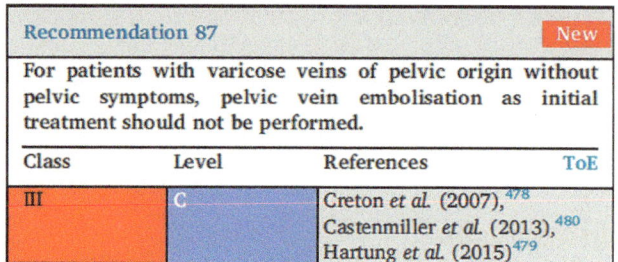

Figura 16.7. De Maeseneer MG, 2022.[2]

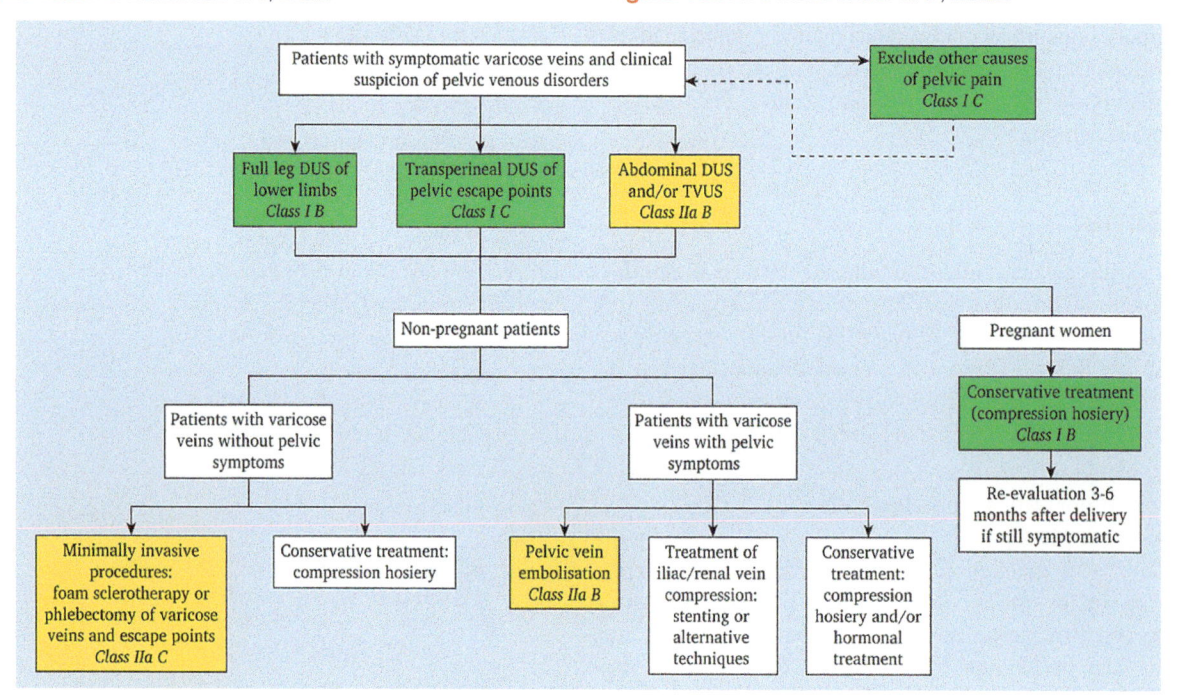

Figura 16.8. Manejo de pacientes com varizes sintomáticas e suspeita clínica de desordens venosas pélvicas. DUS = ultrassom duplex; TVUS = ultrassom transvaginal. De Maeseneer, 2022.[2]

Codificação e ANS

O Rol de procedimentos e eventos em saúde é uma lista de consultas, exames, cirurgias e tratamentos que os planos de saúde são obrigados a oferecer, conforme cada tipo de plano de saúde – ambulatorial, hospitalar com ou sem obstetrícia, referência ou odontológico. Essa lista é válida para os planos contratados a partir de 02 de janeiro de 1999, os chamados planos novos. É válida também para os planos contratados antes dessa data, mas que foram adaptados à Lei dos Planos de Saúde.

O Rol é periodicamente atualizado a fim de ampliar a cobertura dos planos de saúde, uma vez que novas tecnologias são continuamente incorporadas à prática assistencial. A atualização do Rol de Procedimentos e Eventos em Saúde é um processo contínuo, que pode ser iniciado por solicitação do público externo via formulário eletrônico (FormRol), por demanda interna da própria ANS ou, ainda, em razão de decisão de incorporação de tecnologia em saúde no SUS proferida pelo Ministério da Saúde em virtude de recomendação da Comissão Nacional de Incorporação de Tecnologias no Sistema Único de Saúde – Conitec (Figura 16.9).

Os pedidos de atualização do Rol realizados pelo público externo devem ser submetidos à análise da ANS através do FormRol, e seguem as macroetapas definidas na legislação:

1. Apresentação de Propostas de Atualização do Rol (PAR);
2. Análise de Elegibilidade das PAR;
3. Análise Técnica (AT) das PAR elegíveis;
4. Discussão das PAR elegíveis;
5. Fase decisória.

Conforme indicado nas diretrizes de prática atuais, a terapia endovascular deve ser escolhida em detrimento de uma abordagem médica menos eficaz (drogas psicotrópicas, hormonais ou venoativas) e uma abordagem cirúrgica mais invasiva (ligadura da veia ovariana, histerectomia) nas pacientes sintomáticas.

Na tabela TUSS (Termo de Uso em Saúde Suplementar), os códigos são designados para diferentes procedimentos médicos, visando a padronização e registro adequado dos serviços prestados.[23] No caso específico da embolização de varicocele, o código 40813754 está claramente definido, permitindo uma identificação precisa deste procedimento para fins de faturamento e registro. Por outro lado, a embolização de varizes pélvicas não possui um código específico na tabela TUSS. Isso significa que, atualmente, não há um código padronizado para este procedimento específico dentro do sistema de saúde suplementar. Essa falta de codificação pode dificultar a identificação e o registro deste procedimento em particular para fins administrativos e de cobrança.

Ao fazer uma busca no site da ANS[24] para procedimentos de cobertura obrigatória pelos planos, percebe-se que apesar de existir o código 40813754 (CBHPM 2022) referente à embolização de veia espermática para tratamento de varicocele, não existe o código para embolização

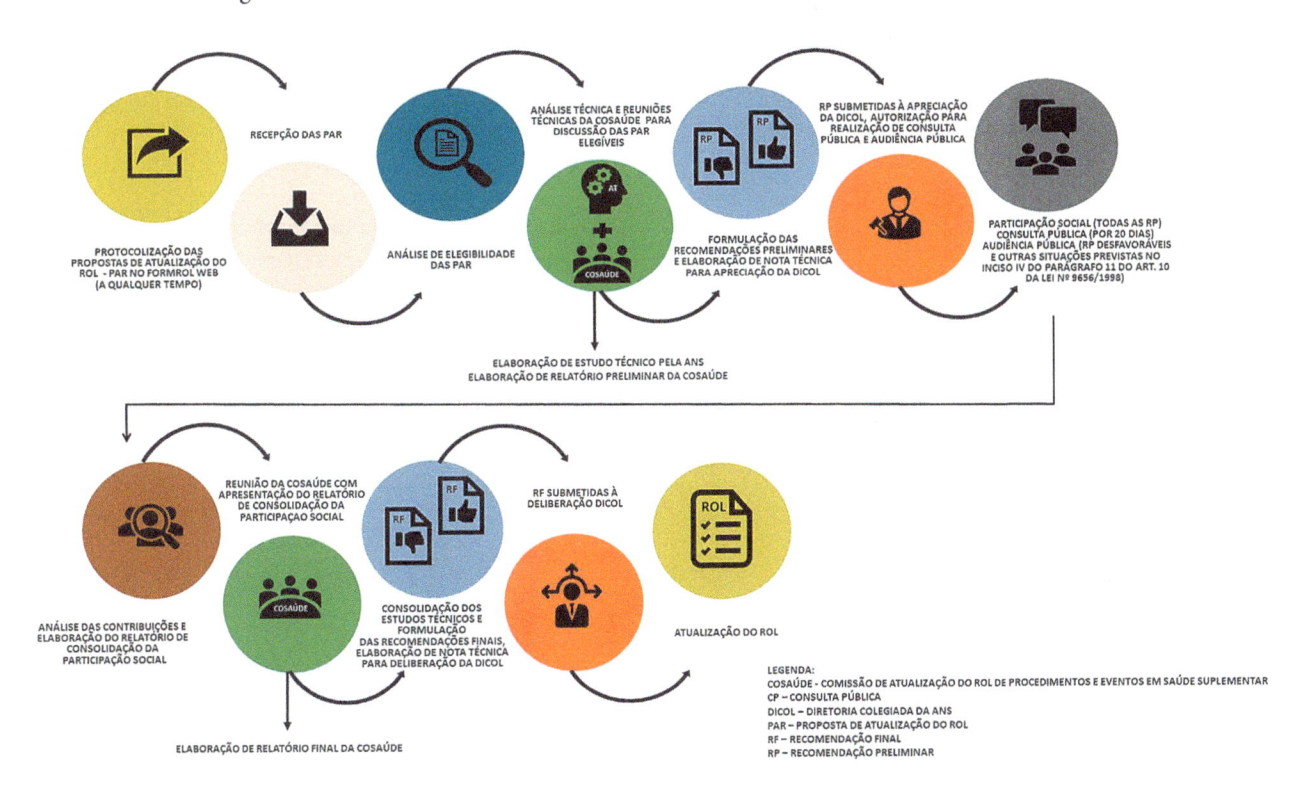

Figura 16.9. Etapas do processo de atualização do Rol via FormRol. Agência Nacional de Saúde Suplementar (ANS). Acesso em: https://www.gov.br/ans/pt-br/acesso-a-informacao/participacao-da-sociedade/atualizacao-do-rol-de-procedimentos.

de varizes pélvicas, a mesma condição, só que em mulheres. Ao incluir o termo "varizes pélvicas" na busca, temos dois resultados: "ressecção ou ligadura de varizes pélvicas (31307264) e ressecção ou ligadura laparoscópica de varizes pélvicas (31307264)" procedimentos que tem a desvantagem de serem mais invasivos. Portanto, códigos "alternativos" são sugeridos pela Sociedade Brasileira de Angiologia e Cirurgia Vascular (SBACV) e pela Sociedade Brasileira de Radiologia Intervencionista e Cirurgia Endovascular (SOBRICE) como: Embolização de veias ovarianas para o tratamento de varizes pélvicas 40813762 (8C); Embolização definitiva não especificada - por vaso 40813770 (9C) com alta taxa de negativa dos convênios[25,26] (Figura 16.10).

É importante que os profissionais de saúde estejam cientes dessa diferença na codificação, pois pode impactar a documentação e o processo de faturamento associados aos tratamentos de embolização de varizes pélvicas. Essa distinção destaca a necessidade contínua de atualização e revisão das tabelas de codificação para refletir com precisão os avanços na prática médica e os procedimentos realizados na saúde suplementar. Além disso, a falta de um código específico pode desencorajar os profissionais de saúde a oferecerem esse tipo de tratamento, mesmo quando clinicamente indicado, devido às incertezas relacionadas à cobertura e ao reembolso. Isso pode levar a atrasos no diagnóstico e tratamento das varizes pélvicas, afetando negativamente a qualidade de vida das pacientes e potencialmente resultando em complicações adicionais. Portanto, é crucial que sejam feitos esforços para atualizar e expandir

a tabela TUSS, incluindo um código específico para embolização de varizes pélvicas. Isso não apenas facilitaria o acesso das pacientes a tratamentos eficazes, mas também promoveria melhores práticas clínicas e resultados de saúde para aquelas que sofrem com essa condição.

Para melhorar o cenário atual e assegurar o acesso adequado ao tratamento de embolização de varizes pélvicas, propõe-se um plano de ação integrado. Primeiramente, será estabelecido um grupo de trabalho para revisar e consolidar as evidências científicas disponíveis, visando fortalecer o embasamento técnico para a inclusão do procedimento no Rol da ANS. Este grupo será apoiado e orientado pela Sociedade Brasileira de Angiologia e Cirurgia Vascular (SBACV), envolvendo tanto a defesa profissional quanto a educação contínua dos profissionais de saúde. Paralelamente, será elaborado um novo pedido formal de atualização do Rol, destacando a relevância clínica da embolização de varizes pélvicas e suas indicações rigorosas, alinhadas com as melhores práticas internacionais. Este esforço conjunto visa não apenas garantir a cobertura pelo sistema de saúde, mas também promover um impacto positivo na qualidade de vida das pacientes afetadas.

Conclusão

As evidências atuais sobre a DVPe revelam lacunas significativas tanto no diagnóstico quanto no tratamento. ECR são essenciais para oferecer evidências robustas sobre modalidades terapêuticas específicas em populações de

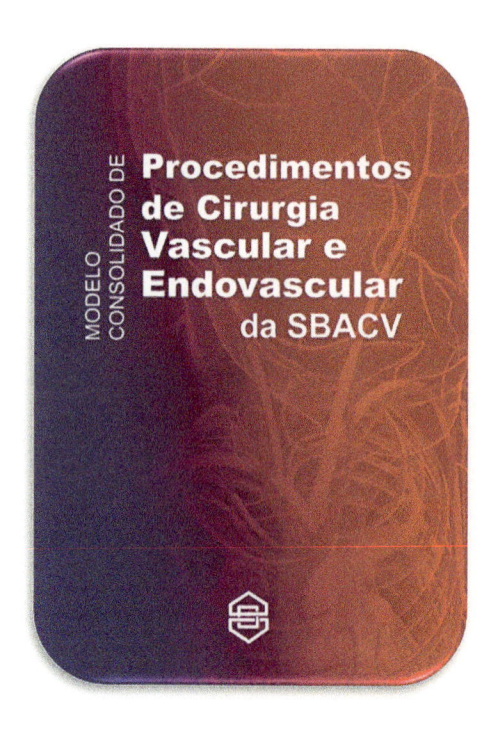

MODELO CONSOLIDADO DE
Procedimentos Não Arteriais

Embolização

Embolização de Varizes Pélvicas

CÓDIGOS	PROCEDIMENTOS	PORTE
40813762	Embolização (Veia Ovariana direita e esquerda X2)	8C
40812090	Cavografia Retrograda por Cateterismo	5C
40812090	Flebografia de Posicionamento (X2)	5C
40812090	Flebografia Controle (X2)	5C
40902064	Doppler Colorido Intra-Op	5B

Embolização de Varicocele

CÓDIGOS	PROCEDIMENTOS	PORTE
40813754	Embolização de varicocele (Veia espermática direita e esquerda X2)	8A
40812090	Cavografia Retrograda por Cateterismo	5C
40812090	Flebografia de Posicionamento (X2)	5C
40812090	Flebografia Controle (X2)	5C
40902064	Doppler Colorido Intra-Op	5B

Figura 16.10. Sociedade Brasileira de Angiologia e de Cirurgia Vascular (SBACV). Códigos sugeridos. Acesso em: https://sbacv.org.br/profissionais-da-saude/tabelas-e-informacoes-uteis/.

pacientes bem definidas. Dado que os sintomas da DVPe têm um impacto substancial na qualidade de vida das mulheres, é crucial que os desfechos primários desses estudos sejam medidas específicas de qualidade de vida que capturem todos os aspectos físicos, psicológicos e sociais desses distúrbios, não apenas a dor. O desenvolvimento de um questionário de qualidade de vida dedicado à doença e uma ferramenta discriminativa são necessários para avaliar adequadamente o efeito dos tratamentos disponíveis. Além disso, a conscientização limitada sobre a DVPe tanto entre os profissionais de saúde quanto entre o público em geral ressalta a necessidade urgente de aumentar a educação e a conscientização. Fechar estas lacunas através de pesquisa colaborativa e avanços tecnológicos será fundamental para melhorar o diagnóstico e a eficácia do tratamento da DVPe, resultando em melhores resultados para os pacientes.

Pontos-chave

Reconhecimento e classificação da desordem venosa pélvica (DVPe):

A DVPe, anteriormente conhecida como síndrome de congestão pélvica, agora é amplamente reconhecida como uma condição médica significativa. A introdução de diretrizes internacionais e nacionais, como as da Sociedade Europeia de Cirurgia Vascular (ESVS) e da União Internacional de Flebologia (UIP), destaca a necessidade de padronização no diagnóstico e tratamento, apesar da falta de ensaios clínicos randomizados robustos.

Diagnóstico e desafios atuais

O diagnóstico da DVPe envolve uma abordagem multimodal, incluindo ultrassonografia Doppler transabdominal e transvaginal, bem como o IVUS para casos complexos.

Um protocolo abrangente incluindo o estudo dos PEPs tem sido crucial para investigar IVP e sua correlação com varizes recorrentes nos membros inferiores e dispareunia. No entanto, a falta de critérios clínicos definitivos e ECRs limita a consistência dos dados disponíveis.

Opções terapêuticas e eficácia da embolização

A embolização percutânea das veias gonadais e ilíacas internas emergiu como o padrão de cuidado para pacientes com sintomas pélvicos relacionados à DVPe, demonstrando alta eficácia técnica e melhora significativa na qualidade de vida com baixas taxas de complicações. No entanto, a falta de estudos de mais robustos e de longo prazo dificulta a avaliação da recorrência dos sintomas.

Desafios na codificação e cobertura de tratamento

A ausência de um código específico na tabela TUSS para embolização de varizes pélvicas impacta negativamente o registro e a cobertura administrativa desses procedimentos, prejudicando o acesso das pacientes a tratamentos eficazes. A necessidade de atualização contínua dessas tabelas é crucial para refletir os avanços na prática médica e promover melhores práticas clínicas.

Necessidade de pesquisa e educação contínua

Há uma lacuna significativa na educação e conscientização sobre DVPe entre profissionais de saúde e o público em geral. A pesquisa colaborativa e o desenvolvimento de ferramentas de estratificação de gravidade e da avaliação de qualidade de vida específicas são essenciais para melhorar o diagnóstico precoce, a eficácia do tratamento e os resultados para os pacientes afetados.

Referências bibliográficas

1. Antignani PL, Lazarashvili Z, Monedero JL, Ezpeleta SZ, Whiteley MS, Khilnani NM, et al. Diagnosis and treatment of pelvic congestion syndrome: UIP consensus document. Int Angiol. 2019;38:265-83.

2. De Maeseneer MG, Kakkos SK, Aherne T, Baekgaard N, Black S, Blomgren L, et al. Editor's Choice - European Society for Vascular Surgery (ESVS) 2022 clinical practice guidelines on the management of chronic venous disease of the lower limbs. Eur J Vasc Endovasc Surg. 2022;63:184-267. Erratum in: Eur J Vasc Endovasc Surg. 2022;64:284-5.

3. Gloviczki P, Comerota AJ, Dalsing MC, Eklof BG, Gillespie DL, Gloviczki ML, et al. The care of patients with varicose veins and associated chronic venous diseases: clinical practice guidelines of the Society for Vascular Surgery and the American Venous Forum. J Vasc Surg. 2011;53:2S-48S.

4. Meissner MH, Khilnani NM, Labropoulos N, Gasparis AP, Gibson K, Greiner M, et al. The symptoms-varices-pathophysiology classification of pelvic venous disorders: a report of the American Vein & Lymphatic Society International Working Group on pelvic venous disorders. J Vasc Surg Venous Lymphat Disord. 2021;9:568-84.

5. Labropoulos N, Jasinski PT, Adrahtas D, Gasparis AP, Meissner MH. A standardized ultrasound approach to pelvic congestion syndrome. Phlebology 2017;32:608e19.

6. Barros FS, Storino J, Cardoso da Silva NA, Fernandes FF, Silva MB, Bassetti Soares A. A comprehensive ultrasound approach to lower limb varicose veins and abdominal-pelvic connections. J Vasc Surg Venous Lymphat Disord. 2024 May;12(3):101851.

7. Park SJ, Lim JW, Ko YT, Lee DH, Yoon Y, Oh JH, et al. Diagnosis of pelvic congestion syndrome using transabdominal and transvaginal sonography. AJR Am J Roentgenol 2004;182:683e8.

8. Monedero JL, Zubicoa Ezpeleta S, Perrin M. Pelvic congestion syndrome: an update. Phlebolymphology 2013;20:145–9.

9. Khilnani NM, Meissner MH, Learman LA, Gibson KD, Daniels JP, Winokur RS, et al. Research priorities in pelvic venous disorders in women: recommendations from a multidisciplinary research consensus panel. J Vasc Interv Radiol 2019;30:781e9.

10. Rossi FH, Kambara AM, Izukawa NM, et al. Randomized doubleblinded study comparing clinical versus endovascular treatment of iliac vein obstruction: preliminary results. J Vasc Surg. 2015;3(1):117. PMid:26993694.

11. Rossi FH, Kambara A, Pinto I, et al. Efficacy of Computed Tomography Venography (CTV) Screening Compared to Duplex Ultrasound (DU), Multiplanar Venography (MV), and Intravascular Ultrasound (IVUS) in Iliac Vein Compression Syndrome (IVCS). J Vasc Surg. 2016;4(1):146-7.

12. Gagne PJ, Tahara RW, Fastabend CP, Dzieciuchowicz L, Marston W, Vedantham S, et al. Venography versus intravascular ultrasound for diagnosing and treating iliofemoral vein obstruction. J Vasc Surg Venous Lymphat Disord 2017;5:678e87.

13. Chung MH, Huh CY. Comparison of treatments for pelvic congestion syndrome. Tohoku J Exp Med. 2003;201:131-8.

14. Guirola JA, Sanchez-Ballestin M, Sierre S, Lahuerta C, Mayoral V, De Gregorio MA. A randomized trial of endovascular embolization treatment in pelvic congestion syndrome: fibered platinum coils versus vascular plugs with 1-year clinical outcomes. J Vasc Interv Radiol. 2018;29:45-53.

15. Sutanto SA, Tan M, Onida S, Davies AH. A systematic review on isolated coil embolization for pelvic venous reflux. J Vasc Surg Venous Lymphat Disord. 2022;10:224-232.e9.

16. Kashef E, Evans E, Patel N, Agrawal D, Hemingway AP. Pelvic venous congestion syndrome: female venous congestive syndromes and endovascular treatment options. CVIR Endovasc. 2023;6:25.

17. E van Rijn MJ, Zeebregts CJ. Pelvic venous disease; knowledge gap. Turk J Vasc Surg. 2023;32(Supplement 1):6-9.

18. Gora KB, Wozniak S. Evaluation of effectiveness of pharmacological treatment in pelvic congestion syndrome. Ginekol Pol. 2023 Aug 7.

19. Lakhanpal G, Kennedy R, Lakhanpal S, Sulakvelidze L, Pappas PJ. Pelvic venous insufficiency secondary to iliac vein stenosis and ovarian vein reflux treated with iliac vein stenting alone. J Vasc Surg Venous Lymphat Disord. 2021;9:1193-8.

20. Gavrilov SG, Vasilyev AV, Krasavin GV, Moskalenko YP, Mishakina NY. Endovascular interventions in the treatment of pelvic congestion syndrome caused by May-Thurner syndrome. J Vasc Surg Venous Lymphat Disord. 2020;8:1049-57.

21. Delfrate R, Bricchi M, Franceschi C. Minimally-invasive procedure for pelvic leak points in women. Veins Lymphatics 2019;8:7789.

22. Carvalho SF, Metzger PB, Fernandez MG, Ribeiro W, Nogueira A, Souza J. Pelvic venous reflux embolization in the treatment of symptomatic pelvic congestive syndrome: A systematic review with meta-analysis. J Vasc Surg Venous Lymphat Disord. 2022;10(4):412-421.

23. Agência Nacional de Saúde Suplementar (ANS). Atualização do Rol de Procedimentos [Internet]. Brasília: Governo Federal do Brasil; [acessado em 2024 Jul 4]. Disponível em: https://www.gov.br/ans/pt-br/acesso-a-informacao/participacao-da-sociedade/atualizacao-do-rol-de-procedimentos.

24. Agência Nacional de Saúde Suplementar (ANS). ROL de Procedimentos [Internet]. Brasília: Governo Federal do Brasil; [acessado em 2024 Jul 4]. Disponível em: https://www.ans.gov.br/ROL-web/pages/procedimento.xhtml.

25. Sociedade Brasileira de Angiologia e de Cirurgia Vascular (SBACV). Tabelas e Informações Úteis [Internet]. Rio de Janeiro: SBACV; [acessado em 2024 Jul 4]. Disponível em: https://sbacv.org.br/profissionais-da-saude/tabelas-e-informacoes-uteis/.

26. Sobrice - Sociedade Brasileira de Radiologia Intervencionista e Cirurgia Endovascular. Tabelas CBHPM e OPME [Internet]. São Paulo: Sobrice; 2024 Jul 4. Disponível em: https://sobrice.org.br/procedimentos/tabelas-cbhpm-e-opme/.

17

Complicações:
como evitá-las

Francisco José Osse

A incidência de doenças venosas na população mundial é sabidamente maior que as doenças arteriais e cardíacas. Para cada paciente com alguma alteração arterial, existem nove outras pessoas sofrendo de algum tipo de disfunção venosa, incapacitante ou não. A verdade é que a comunidade médica e em especial os cirurgiões vasculares demoraram a perceber esta situação, a qual desaguou em enormes listas de espera para tratamento e complicações que somente hoje estão sendo devidamente compreendidas e resolvidas. Temos observado crescente interesse da especialidade neste campo da cirurgia vascular, o que se traduziu num aumento exponencial de procedimentos endovasculares venosos nos últimos anos, o que se comprovou por levantamento realizado pelo MediCare e da indústria de equipamentos e materiais médicos do setor. Acredita-se que em 2025 serão realizados mais procedimentos endovasculares venosos que arteriais no mundo inteiro. O descobrimento do sistema venoso profundo como campo de atuação endovascular no início dos anos 90 impulsionou o desenvolvimento de diversas técnicas e métodos de tratamento endovascular, ainda que utilizando material derivado dos procedimentos arteriais. O espírito e sentimento geral era de que, em se tratando do sistema venoso, um profissional treinado para procedimentos endovasculares cardíacos ou arteriais estaria totalmente apto a realizar qualquer tipo de intervenção sem preocupação ou conhecimento específico sobre os elementos desta parte do sistema circulatório. Em um levantamento pessoal da bibliografia disponível na época, entre 1998 e 2009, foram identificadas 38 publicações estudando e avaliando as complicações decorrentes de procedimentos endovenosos, totalizando 1872 pacientes tratados, mas apenas oito destas publicações possuía mais de dez pacientes tratados e em doze delas, a porcentagem de complicações era de 0%!!! Dos estudos remanescentes (1779 pacientes), as principais causas de complicações estavam relacionadas ao uso de drogas trombolíticas, Streptokinase, Urokinase e rTPA.

Desde o aparecimento e desenvolvimento dos métodos endovasculares para o tratamento das doenças oclusivas venosas, as técnicas basearam-se na utilização sistêmica ou local (cateter-dirigidas) de drogas fibrinolíticas e, portanto, neste período, as principais complicações se relacionaram a eventos hemorrágicos, leves, moderados ou severos, incluindo óbitos secundários a sangramentos em locais específicos (AVCH).[1] O principal objetivo era a restauração da circulação local e sistêmica utilizando as técnicas disponíveis para evitar todo e qualquer tipo de complicação aguda (PHLEGMASIA) ou restituir o fluxo sanguíneo axial na melhor maneira possível, e todo especialista em oclusões venosas centrais nesta época já compreendia a importância da restauração do fluxo axial regional e central.[2] Até 2008 – ano das primeiras experiencias com a utilização de novas tecnologias incluindo sistemas de trombectomia mecânica e posteriormente em 2013 com a associação dos métodos, fibrinólise e aspiração mecânica, todos os protocolos e metodologia se baseavam na infusão de drogas fibrinolíticas para dissolver os coágulos e permitir e reconstrução venosa com angioplastias e implante de *stents*.[3] Poucos cirurgiões vasculares tiveram a oportunidade e a experiência de viver esta transição e evolução no tratamento das oclusões venosas. Seria comparável à assistir a passagem do telefone fixo para o celular, o computador de mesa para o laptop e, por fim, a globalização do conhecimento humano e mais especificamente o conhecimento médico nesta área de atuação.

É inegável a contribuição de todos os sistemas de trombectomia mecânica para o tratamento das obstruções e oclusões venosas que se disponibilizaram no mercado nos últimos anos, mas, a associação de métodos farmacológicos e mecânicos para a recanalização venosa ainda parecem ser a melhor combinação no tratamento destas lesões, pelo volume total intravenoso de coágulos a serem extraídos, a localização e extensão das lesões, e os resultados a longo prazo versus complicações. Se no início a fibrinólise era a única opção, aparentemente a opção por trombectomia mecânica para abreviar o tratamento também não parece ser a solução final, pois redimensionar o tratamento destes pacientes a um procedimento único e ambulatorial (*outpatient procedures*) pode não ser a melhor solução.

Em nossa opinião, pela experiência obtida em mais de 35 anos tratando pacientes com obstruções venosas agudas e crônicas em todos os segmentos corporais, ao contrário da onda mundial a favor de procedimentos de curta duração com resultados ainda a longo prazo ainda sendo avaliados, o tratamento endovascular venoso deve, além de ser individualizado, obedecer a evolução temporal dos resultados e, portanto, utilizar as técnicas efetivas para os melhores resultados, mesmo que isto signifique mais tempo de internação e um número maior de intervenções, pois a incidência de complicações e maus resultados a médio e longo prazos certamente serão menores. Em resumo, a tentativa de se reduzir o tempo e o custo financeiro do tratamento destes pacientes pode significar a médio e longo prazos um custo muito maior para os resultados do tratamento e a qualidade de vida deles, o que vai de encontro à própria existência e finalidade da nossa prática médica.

A Síndrome de Congestão Pélvica (SCP) é um diagnóstico que não tem mais do que 25 anos de idade, existência, comprovação e aceitação tanto no meio médico como fora dele.[4] Ainda hoje convivemos com a falta de informação, conhecimento, busca efetiva do diagnóstico e tratamento direcionado e eficaz para esta disfunção venosa que acomete 30% de todas as mulheres atendidas por ginecologistas e aproximadamente 17% das mulheres que procuram um cirurgião vascular com sinais e sintomas de varizes. Varizes na região pélvica, incluindo dilatações venosas nos órgãos genitais (vulva, grandes lábios, vagina, hemorroidas, varicocele e disfunção eréctil peniana) podem provavelmente ser sinais externos da síndrome. Pacientes com Síndrome de Congestão Pélvica apresentam sintomas que podem incluir: dor e peso na região pélvica, desconforto durante a relação sexual, síndromes de intestino e/ou bexiga irritável, dor lombo-sacra, dor no abdômen inferior bilateral ou unilateral, dor no quadril compatível com sintomatologia ortopédica, varizes de membros inferiores com sintomas de insuficiência venosa crônica uni ou bilateral, dentre outros sinais e sintomas.[5]

O retorno venoso (fluxo) dos membros inferiores para o coração, passando pela região pélvica é crucial na explicação da origem da SCP. A ligação hemodinâmica entre os membros inferiores e o átrio direito se faz contra as forças da gravidade, utilizando basicamente três componentes: a musculatura dos membros inferiores, mais precisamente dos músculos da panturrilha, a pressão negativa da expiração pulmonar aspirando o sangue em direção ao tórax e a pressão intra-abdominal criada pela contração da musculatura abdominal, distensão e compressão exercida pelos órgãos intra-abdominais, etc.[6] Como existe uma diferença funcional na respiração entre os sexos masculino e feminino, sendo a respiração masculina do tipo toráxica e a feminina do tipo abdominal, talvez isto também interfira na gênese da síndrome e a incidência entre os dois sexos.

Particularmente importante na fisiopatologia da SCP é o retorno venoso através das veias gonadais, especialmente a veia gonadal esquerda. O fluxo sanguíneo é diretamente influenciado pelo processo normal de retorno venoso da parte inferior do abdômen e membros inferiores (pressões intra-abdominal e intratoráxicas), porém num volume menor. Na veia gonadal esquerda, a qual desagua na veia renal esquerda, cujo fluxo venoso é alto, o efeito Venturi também atua na manutenção do fluxo em direção à veia cava inferior de maneira efetiva e normal. Aqui é importante acentuar que, apesar do volume sanguíneo menor, as veias gonadais são longas e, para evitar o refluxo venoso, são dotadas de válvulas, o que comprova sua importância na gênese da SPC quando apresentam refluxo.

Outra importante fonte de refluxo venoso na origem da SCP está no fluxo do sangue nas veias tributárias das veias ilíacas comuns internas. Estas são curtas em extensão, mas drenam um volume considerável de sangue. Estas tributárias incluem veias da musculatura da parede pélvica, do reto e anus, bexiga, vagina ou próstata, testículos e pênis no sexo masculino. Estas veias também constituem importantes anastomoses com veias fora da pelve dos membros inferiores, o que explica a associação da SCP com varizes dos membros inferiores. Essas anastomoses são especialmente importantes e identificáveis nos casos de oclusão venosa do segmento femoropoplíteo e sua existência explica a oligo-sintomatologia de pacientes com trombose venosa profunda nestes segmentos.[7]

A SCP, causada pelo refluxo venoso em diferentes veias ou áreas da região pélvica, se apresenta clinicamente de maneiras variadas, dependendo de quais órgãos e estruturas anatômicas estão envolvidas e quais veias estão causando o problema, daí a dificuldade em se pensar e diagnosticar corretamente esta patologia e consequentemente oferecer o tratamento adequado, seguro e eficaz. Isto tardiamente se traduzirá nos resultados obtidos e na qualidade de vida dos pacientes, assim como maus resultados, o que podemos considerar antecipadamente como uma das complicações do tratamento da SCP.

O exemplo mais claro do que podemos considerar uma complicação clínica na SCP está relacionada à associação da doença venosa pélvica e varizes nos membros inferiores. O refluxo venoso pélvico pode ser transferido das veias desta região para os sistemas venosos profundo e mais especialmente para o superficial, através de "vias de escape", as quais são representadas principalmente pelas anastomoses entre as veias perineais, inguinais, obturadoras, glúteas inferiores e superiores, determinando o aparecimento de varizes, as quais chamam a atenção por incluírem veias da parede abdominopélvica e região interna das coxas.[8]

Estes pacientes, quando procuram médicos que não investigam a SCP, serão tratados exclusivamente destas varizes, o que representa uma das razões de recorrência após o tratamento cirúrgico.

Do ponto de vista da gênese da SCP, considerando que a causa principal de todas as alterações e que os sinais e sintomas são consequência direta e exclusiva de alterações da circulação venosa regional, podemos classificar a sua origem como refluxo venoso primário, quando as alterações do fluxo sanguíneo normal de retorno são consequência direta de refluxo venoso em determinadas veias de região abdominopélvica e refluxo venoso secundário, quando as causas são obstruções venosas, oclusivas ou não, que impõem estase venosa pélvica e consequente sintomatologia.

Quando a causa da estase e refluxo venoso pélvico é secundário a uma obstrução das veias axiais abdominopélvicas, as três principais causas primariamente vasculares são as síndromes de Nutcracker (quebra-nozes), May-Thurner e Cockett. A primeira se refere à compressão da veia renal esquerda especificamente pela artéria mesentérica superior contra a aorta suprarrenal, levando a uma estenose e redução do fluxo venoso normal na veia renal esquerda em direção à veia cava inferior, com reflexo direto no fluxo da veia gonadal esquerda.[9]

Na síndrome de May-Thurner, a obstrução ao fluxo venoso normal nasce da compressão da confluência das veias ilíacas comuns esquerda (aproximadamente 80% dos casos) e direita, ou até mesmo da própria veia cava inferior, como demonstrou Dr. Rossi em estudo comprovando a existência destas variantes compressivas. Na síndrome de Cockett, a obstrução é causada pela complicação trombótica à compressão, passando então de obstrução a oclusão segmentar com localização e extensão variáveis.[10]

Todas estas informações para nós, especialistas, são importantes para aprender, observar, evitar, antecipar e diagnosticar as complicações no tratamento endovascular da SCP.

Tanto o tratamento desta "nova" doença vascular como a curva de aprendizado pessoal passam pela aquisição de experiência no diagnóstico e no tratamento dos pacientes, o que demanda conhecimento e visão do todo e de cada caso individualizado, com suas características e evolução específicas. A possibilidade de complicações sempre estará presente e deve representar o diferencial e responsabilidade dos médicos comprometidos com as melhores práticas médicas e os melhores resultados no tratamento da SCP. Nesta situação, parece claro a necessidade de se fazer um diagnóstico clínico evidente, e se é realmente causado por uma doença venosa. Feito este diagnóstico, o tratamento, seguindo a sequência conservador – invasivo, ditará as condutas, procedimentos e resultados, incluindo possíveis, indesejáveis, mas conhecidas e tratáveis complicações

pois, muitas delas residem na falta de diagnóstico correto e adequado para o caso e depois, aquelas inerentes ao procedimento endovascular realizado. É, portanto, crucial que, quando se considera o tratamento da SCP, ter em mente que este problema pode, clinicamente, se apresentar de diversas maneiras e também possuir diferentes causas, mas os princípios são:

1. Nos casos em que se identificam obstruções venosas, causadas por estenoses, compressões ou oclusões totais de um segmento venoso, esta obstrução deve ser tratada primeiramente. Depois disto o paciente deve ser reavaliado para a necessidade de tratamento de refluxo.

2. Nos casos onde existe apenas o refluxo venoso, a correção desta alteração deve ser a prioridade.

3. O tratamento de varizes associadas à SCP deve ser realizado apenas depois de todos os outros procedimentos.

As complicações, portanto, estarão relacionadas ao tratamento endovascular das obstruções venosas axiais abdominopélvicas com sinais e sintomas da SCP, do tratamento do refluxo venoso pélvico exclusivamente e das associações entre os dois métodos.[11]

Complicações do tratamento endovascular das obstruções venosas abdominopélvicas

Apesar da faixa etária dos pacientes com doenças oclusivas venosas abdominopélvicas ser menor (entre 30 e 45 anos de idade) que nos pacientes arteriais (60 a 75 anos) e, portanto, com menor incidência de doenças sistêmicas que aumentam o risco cirúrgico, como por exemplo hipertensão arterial e diabetes mellitus, existem comorbidades identificadas neste grupo que aumentam o risco de complicações durante e após os procedimentos endovasculares venosos. Se lembrarmos que o sistema venoso trabalha com um fluxo sanguíneo lento e sob baixa pressão, ao contrário das artérias, e considerarmos também a importância da Tríade de Virchow na patogênese da trombose venosa profunda, principal causa das oclusões venosas, onde se identificar condições específicas relacionadas a uma lesão venosa, com alteração da parede da veia, sua localização, extensão, e consequentemente do fluxo sanguíneo, o risco de complicações intra e pós-procedimentos estarão aumentados. Doenças de diversas origens também podem estabelecer um estado de hipercoagulabilidade, as trombofilias primárias ou adquiridas, diagnosticadas ou não na avaliação pré-operatória, também levarão a um aumento no risco de eventos adversos de menor ou maior gravidade relacionados ao tratamento endovascular nestes pacientes.[12] Ter em mente e a necessária experiência da equipe antes, durante e depois dos procedimentos das três leis básicas do tratamento endovascular venoso – *inflow-outfow, flow-to-flow* e *free-flow* – são básicos e indispensáveis para a obtenção de bons resultados e evitar complicações.

Uma vez estudado o caso, identificada a lesão, e feita a opção pelo tratamento endovascular, outra causa comum da ocorrência de complicações reside na escolha errada do material a ser utilizado. Elemento central para o sucesso do procedimento é a correta opção de todos os materiais, cateteres, balões de angioplastia, sistemas de trombectomia, *stents*, etc., pois estas serão as ferramentas com as quais o cirurgião trabalhará e, ultimamente, tratará a doença venosa dos seus pacientes. A multiplicidade de marcas, modelos, estruturas, desenhos e até mesmo o custo destes produtos influenciam diretamente a realização destas cirurgias minimamente invasivas, e consequentemente, os resultados.

Posteriormente escolhido todo o material a ser utilizado, o que em nossa experiência significa também incluir na lista produtos que possam ser necessários se algum imprevisto ocorrer, estando estes disponíveis para uso imediato, também é fundamental a revisão minuciosa do caso a ser tratado no pré-operatório com a participação de toda a equipe cirúrgica envolvida, para a tomada de decisão final sobre qual o método e técnica a ser empregada, programando todo o passo-a-passo do procedimento, com a finalidade de ter todos os envolvidos absolutamente cientes do que estarão fazendo, reduzindo significativamente a possibilidade de eventos adversos relacionados a desvios do que foi previamente programado. Um exemplo bastante ilustrativo da importância desta parte no tratamento é a escolha da remoção de coágulos dos segmentos venosos utilizando técnicas de fibrinólise cateter-dirigida, trombectomia mecânica ou a associação das duas, na trombectomia fármaco-mecânica.

O exemplo acima serve também para citarmos outra possível causa de complicações durante o tratamento endovascular: a experiência da equipe cirúrgica no tratamento endovascular das obstruções venosas ou, como preferimos identificar, especialistas venosos. É fato reconhecido por toda a comunidade médica que existe uma ocorrência e incidência muito maior de complicações pós-procedimentos endovasculares venosos quando estes são realizados por cirurgiões com pouca experiência neste tipo de intervenção (médicos dedicados ao tratamento de doenças arteriais, doenças não-vasculares, etc). A explicação mais razoável para isto é a compreensão apenas parcial de todos os fatores envolvidos e específicos da anatomia, fisiologia e patologia venosa, o que leva muitas vezes à demora ou mesmo não-identificação de complicações eventualmente graves e eventos adversos que devem ser tratados imediatamente.

Finalmente, mas não menos importante como causa comum de complicações durante e após o tratamento, é a compreensão total do paciente de seu problema e sua adesão ao tratamento desde o início durante todo o processo de recuperação e retorno às suas atividades normais.

Pacientes que não participam ativamente e de forma positiva no pós-operatório são aqueles com os maiores índices de complicações e reintervenções.

Mas afinal, pensando especificamente em eventos adversos e complicações durante e após um procedimento endovascular, existem diferenças entre o tratamento arterial e o venoso? Para o especialista (cirurgião vascular ou radiologista intervencionista), os dois lados do sistema circulatório possuem a mesma anatomia, histologia, fisiologia e patologia? As indicações para a intervenção são as mesmas, assim como os protocolos, métodos, técnicas e até mesmo o material utilizado? Por fim, considerando evidentemente que os resultados esperados são evidentemente diferentes, as complicações são comparáveis e tratadas da mesma maneira?

Quando inicialmente comparamos a anatomia, os dois sistemas já se diferenciam em diversos aspectos: a constância arterial, ausência de válvulas e, seguindo o fluxo sanguíneo normal, o diâmetro dos vasos diminui à medida que caminha para a periferia. No lado venoso, existe uma variabilidade muito importante entre os indivíduos, com muitas anastomoses nos diversos segmentos. Uma das características mais importantes é a presença das válvulas venosas, para direcionar o fluxo sanguíneo na direção do coração e, finalmente, o diâmetro das veias aumenta da periferia para o tórax.

Talvez até mais importante que as diferenças anatômicas entre os dois sistemas são os aspectos da fisiologia, pois estes aspectos são peças-chave para o resultado do tratamento, e onde residem as principais causas de complicações no tratamento das doenças venosas: a evidente diferença da velocidade do fluxo sanguíneo (alto nas artérias e baixo nas veias), ser o lado arterial um sistema de alta pressão e o venoso de baixa pressão, com alta complacência venosa versus baixa arterial. Considerando o fator obstrutivo, as lesões arteriais se caracterizam pela presença de placas ateromatosas, as quais desencadeiam a formação de trombos pela exposição da camada basal, enquanto a trombose venosa nasce na formação de coágulos a partir das bolsas valvares, sendo o coágulo arterial rico em plaquetas, enquanto o venoso se caracteriza pela predominância de fibrina com aprisionamento das hemácias nesta rede. Por fim, mas logicamente com consequências para o funcionamento dos dois sistemas, a circulação arterial é centrífuga e a favor da gravidade, impulsionada pelas contrações do ventrículo esquerdo, enquanto o retorno venoso se faz centripetamente e contra a gravidade, usando a força contrátil da panturrilha e de pressões negativas no ciclo respiratório para aspirar o sangue de volta ao átrio direito.

Estabelecendo definitivamente a diferença entre os dois lados do sistema circulatório, vamos analisar as principais indicações para um procedimento endovascular em pacientes com doenças arteriais e venosas: nas artérias claudicação com dor de repouso, isquemia com risco de perda de membro, doença aneurismática, estenoses suboclusivas, e nas veias, insuficiência venosa crônica importante, oclusão venosa proximal (May-Thurner, Cockett, Nutcracker, etc), phlegmasia, embolia pulmonar, síndrome pós-trombótica severa, trombose venosa de repetição, síndrome de congestão pélvica de origem vascular (refluxo venoso) e outras.[13]

Sangramento: a primeira fase da história do tratamento endovascular da trombose venosa profunda foi marcada pelo emprego das drogas fibrinolíticas com a finalidade de dissolver os coágulos e recanalizar os segmentos ocluídos. Inicialmente infundidas sistemicamente, o método evoluiu para a infusão local através de cateteres multiperfurados, ou trombectomia cateter-dirigida (TCD). Isso se deveu aos resultados pouco satisfatórios e o alto índice de eventos hemorrágicos, menores ou maiores. A redução do volume total da droga utilizada reduziu a incidência dessa complicação, mas ela se manteve presente, representando o maior risco de complicação do tratamento endovascular venoso (Figura 17.1). O sangramento menor normalmente se localizava no local da punção e acesso venoso. Os sangramentos maiores incluíam grandes extensões dos membros, hematomas intracavitários e, por fim a pior delas, com hemorragia intracraniana ou outras regiões do SNC (Figura 17.2). Como evitar esta complicação? A resposta claramente passava pela redução ainda maior ou, se possível, a eliminação completa

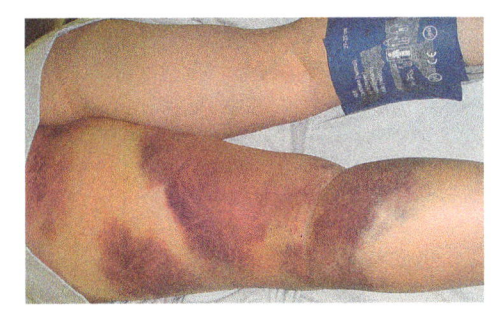

Figura 17.1

da necessidade de uso da droga fibrinolítica. Nos anos que se seguiram, o desenvolvimento de sistemas de trombectomia mecânica, utilizando técnicas de aspiração, fragmentação, captura, reolítica, rotacional e outras praticamente resolveram o problema, sendo denominadas como trombectomia mecânica (TM). A associação das duas técnicas em casos selecionados mostrou excelentes resultados a curto e longo prazo com incidência praticamente zerada de sangramento, sendo chamada trombectomia fármaco-mecânica (TFM), a qual é hoje o método mais utilizado no tratamento das oclusões venosas axiais.[14,15]

Stents: o elemento fundamental no tratamento endovascular das obstruções venosas abdominopélvicas é a prótese intravascular ou *stents*, pois as veias, mesmo as axiais, possuem uma estrutura de parede com muita elasticidade e pouca resistência e força axial contra as estruturas no seu entorno, o que não permite uma reconstrução e recanalização eficaz e duradoura apenas com a realização de angioplastia por cateter-balão. A comparação mais simples e clara é a estrutura metálica de armação usada na construção de um túnel, a qual sustenta e mantém a passagem aberta. Até um passado bastante recente e em muitos casos ainda hoje são utilizados *stents* arteriais adaptados para um uso *off-label* para o tratamento. Depois que as empresas e fabricantes de material endovascular finalmente identificaram e entenderam a dimensão do mercado venoso, o desenvolvimento e oferta de *stents* venosos dedicados foi a consequência óbvia, mesmo observando-se aqui que em muitos casos estes *stents* representaram apenas uma mera readaptação dos *stents* arteriais já existentes e portanto sem uma relação direta com as características específicas do sistema venoso na sua anatomia e fisiologia e suas diferenças com o sistema arterial, como foi discutido acima neste capítulo. Os *stents* são então implantados a partir de

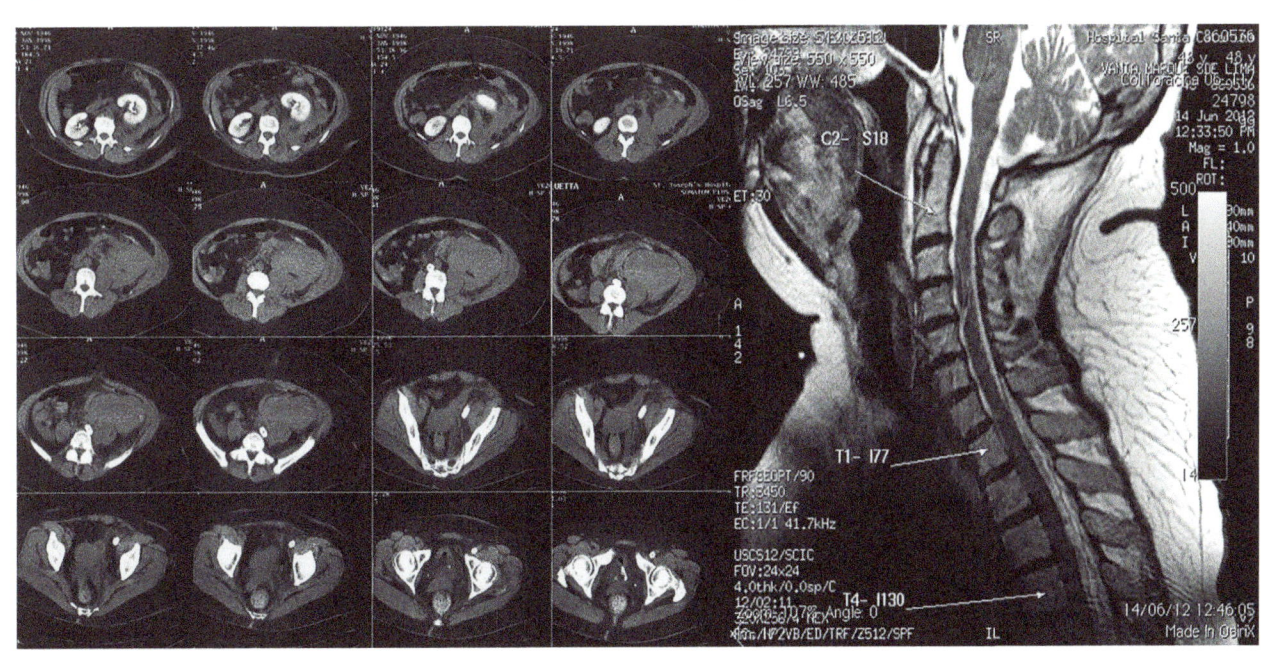

Figura 17.2

um acesso venoso remoto (veias, poplítea, femoral, jugular, etc.) utilizando um sistema de cateter com liberação controlada na posição onde está a lesão vascular, estenosante ou oclusiva. Como citado anteriormente, é imperioso a obediência às regras de reconstrução venosa: fluxo para fluxo, influxo-efluxo e fluxo livre, e, portanto, os *stents* devem cobrir toda a extensão das lesões, reconstituir o diâmetro normal da veia tratada e manter a força radial na região para impedir a reoclusão pela compressão das estruturas locais. Outras características dos *stents* venosos são necessárias, mas não são o assunto a ser tratado aqui, mas são determinantes para os resultados a curto e longo prazo deste tipo de tratamento, e daí a importância do desenvolvimento continuado desta tecnologia dedicada às veias. O que antes pareceu ser um procedimento simples e sem eventos adversos aos olhos de todos os especialistas na área endovascular se mostrou muito mais desafiador e reivindicando conhecimento, experiência e dedicação do que muitos imaginavam. Na verdade, é nossa opinião que tratar com procedimentos endovasculares doenças venosas é muito mais desafiador que no lado arterial. O fator limitante aqui para chamar a atenção de todas as pessoas envolvidas, incluindo pacientes e médicos, reside no risco de perda de um membro, o que evidentemente é trágico, mas, se considerarmos os efeitos negativos a longo prazo na qualidade de vida das pessoas talvez mudemos nossa opinião e perspectivas na avaliação destes casos. Vamos apresentar as complicações que enfrentamos durante e após os procedimentos endovasculares venosos para tratamento das obstruções venosas no território abdominopélvico que enfrentamos pessoalmente, encaminhadas por outros colegas e referidas na literatura mundial para que fique claro o quanto é importante a dedicação total ao paciente internado para este tipo de tratamento. Apesar da incidência destas complicações parecer baixa, vamos interpretar que, para cada paciente com uma complicação, para ele isto representa 100% de complicações e não as estatísticas apresentadas na literatura: literatura e estatísticas são uma coisa, vida real e pessoal é outra completamente diferente, e temos que pensar sobre estas situações se somos médicos de verdade. Não vou me apegar à incidência de cada uma das complicações descritas a seguir, mas à possibilidade de uma delas ocorrer durante um procedimento realizado pelos leitores. Se qualquer uma delas acontecer, ela representará 100% de uma complicação para cada um de nós e devemos saber como agir e resolver estes problemas. As complicações, propósito deste capítulo desde sempre, é mostrar aos colegas o que pode acontecer, mesmo nas mãos de especialistas com muita experiência. Como evitá-las se traduz no comprometimento pessoal e dedicação pessoal na atenção e tratamento destes pacientes.

Vamos começar pela complicação que eu pergunto a todos: qual seria sua complicação mais grave e complexa? Em nossa experiência a mais estressante foi esta: a perfuração pela boca proximal do *Stent* da parede da veia cava inferior (Figura 17.3). Imagino que esta situação possa ser comparada, guardando as devidas proporções, à ruptura da aorta num procedimento de tratamento de um aneurisma desta artéria. Alguém pode imaginar o significado deste evento neste momento dentro de um procedimento? A migração de um *Stent*, normalmente terminando no átrio direito, também coloca o paciente em situação de risco, pela possibilidade inclusive de ruptura das cordoalhas valvares e insuficiência tricúspide aguda, e é causada por outra complicação relativamente comum hoje, o implante de uma prótese com diâmetro menor que o calibre da veia a ser tratada ou comprimento inadequado do *Stent* para tratar toda a extensão da lesão. A combinação das duas más escolhas, diâmetro e comprimento, está associada a uma incidência de migrações superior a 40%. No tratamento das lesões da confluência ilíaco-cava, mais comumente as síndromes de May-Thurner e Cockett, uma complicação muito observada é a excessiva invasão da porção proximal do *Stent* dentro da veia cava inferior. Este excesso se deve a duas razões principais: a preocupação dos médicos com a efetiva desobstrução da área comprimida e causadora da estenose/oclusão venosa ou mesmo o medo de que haja recidiva da compressão por causa do posicionamento do *Stent* muito proximalmente, e a outra razão é o erro na escolha do comprimento do *Stent*, o qual acaba sendo implantado com uma porção maior dentro da VCI, chegando até a cruzar completamente o vaso, atingindo e pressionando a parede contralateral desta veia. Nesta situação, outras três complicações são possíveis: lesão inflamatória com consequente reação hiperplásica da parede, compressão com ruptura da parede da VCI e, por fim, obstrução do fluxo venoso vindo pela veia contralateral, normalmente veia ilíaca comum direita, evoluindo tardiamente com trombose venosa contralateral, em uma veia absolutamente normal (Figura 17.4).[16]

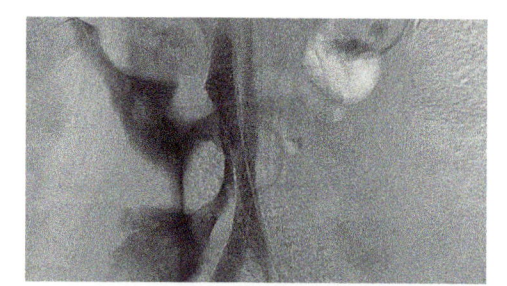

Figura 17.3

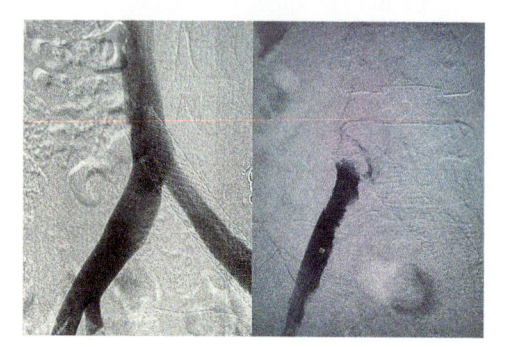

Figura 17.4

Se um paciente é tratado por uma obstrução ao fluxo venoso normal em determinado segmento, por exemplo na Síndrome de May-Thurner, consideramos complicação do procedimento e tratamento o implante do *Stent* FORA da área de compressão (Figura 17.5). Alguns destes pacientes apresentam lesões oclusivas extensas, iniciando na confluência ilíaco-cava e estendendo-se até os segmentos infra inguinais, com comprometimento da veia femoral comum e suas tributárias, veias comum e profunda. Nestes casos existe a necessidade de implante de mais de uma prótese, as quais devem dar continuidade ao processo de recanalização através da técnica de "telescopagem" dos *stents*, onde o *stent* proximal é implantado com um segmento proximal fazendo continuidade com o seu posterior por aproximadamente 2 cm, dependendo de qual produto está sendo utilizado. Nestas situações, e exatamente porque estes *stents*, apesar de serem ditos "*stents* venosos dedicados", possuem no seu design uma arquitetura básica linear, quando sabemos que as veias possuem anatomia diversa, curvilínea e sinusoidal na sua essência. Nestes casos de longas reconstruções venosas, após alguns dias/semanas, estes *stents* retomam sua conformação retilínea original, predispondo a desconexão entre eles (Figura 17.6), o que aumenta o risco de reoclusão precoce ou formação de áreas de estenose nestas regiões, o que demandará reintervenção para a correção destes problemas. As novas gerações de *stents* dedicados

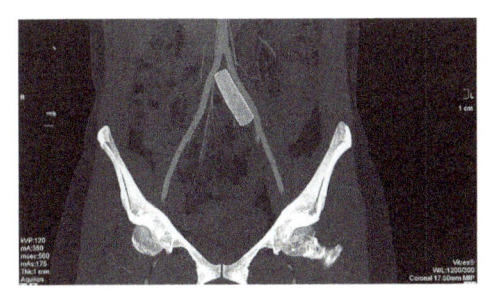

Figura 17.5

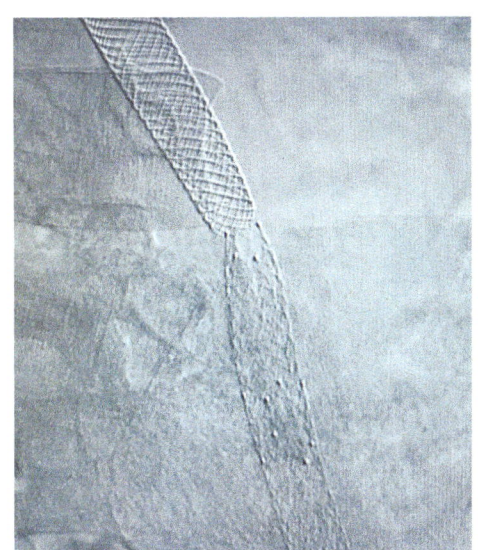

Figura 17.6

ao tratamento endovascular das doenças venosas deverão obrigatoriamente levar em consideração a anatomia e fisiologia venosa para melhorar seus resultados a longo prazo. Provavelmente os *stents* das próximas gerações levarão em conta a anatomia, com aumento dos diâmetros dos vasos proximalmente, a anatomia venosa com uma apresentação geométrica muito curva, associada às suas características de alta elasticidade e baixa força radial, para tratar convenientemente estes pacientes, diminuindo as possibilidades de complicações relacionadas à presença de uma prótese endovascular nestes segmentos. Seguindo esta linha de pensamento e considerando o sistema venoso trabalhando com baixa pressão e baixo fluxo, e também relembrando que a origem dos trombos nestas veias se inicia pela turbulência gerada dentro das bolsas valvulares, o que temos observado continuamente em nossa prática médica é a pouca importância que se dá ao resultado final dos *stents* implantados do ponto de vista hemodinâmico. É imperioso que os *stents* apresentem uma configuração LINEAR ao final do procedimento, pois qualquer irregularidade, por menor que seja, gerará turbulência no fluxo sanguíneo local (Figura 17.7), o que gera esta interferência no fluxo venoso linear e produz as mesmas condições de formação de coágulos (trombos) pela colisão dos elementos figurados contra as paredes dos conduítes venosos locais, aumentando significativamente as possibilidades de complicações trombóticas locais. Mesmo sem este problema hemodinâmico, a resposta inflamatória da parede venosa à presença de um "corpo estranho" com é um *Stent* pode, em determinados pacientes, gerar uma intensa resposta inflamatória, o que se traduzirá em formação de áreas de hiperplasia trans-*stent* (efeito "pudim"?) e consequente estenose local. Paradoxalmente, a resposta inflamatória da parede venosa é muito mais intensa do que se observa na parede arterial, daí a possibilidade da explicação na gênese das placas ateromatosas crônicas em um lado e a trombose aguda no outro. Alguns procedimentos de recanalização venosa da confluência ilíaco-cava necessitam o tratamento das duas veias ilíacas comuns e/ou da veia cava inferior. Para estes

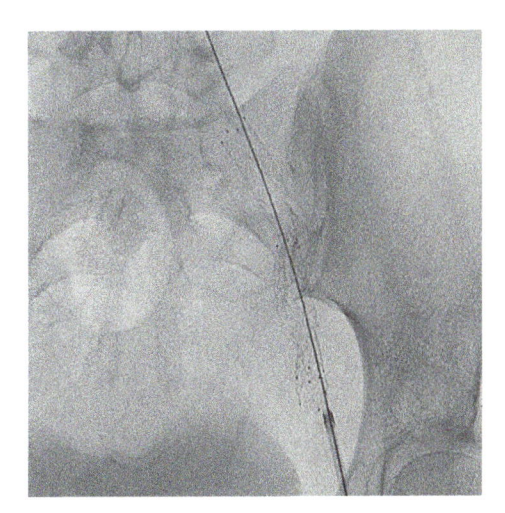

Figura 17.7

pacientes especiais, o procedimento endovascular inclui o implante bilateral de *stents* que se continuam na VCI através de dois métodos: Y invertido, onde os *stents* vindos das veias ilíacas comuns se encontram na origem de um único *Stent* de grande calibre na VCI, ou o segundo e mais usado método, que é a reconstrução pela técnica de *double-barrel*, ou cano de espingarda duplo, com dois segmentos telescopados de *stents* entrando na VCI em paralelo, mas independentes. Este é talvez o procedimento endovascular mais complexo a ser realizado, e demanda grande experiência da equipe envolvida. A complicação nestes casos inclui uma situação difícil e complicada a se resolver: a oclusão/trombose intra-*stent* por compressão contralateral do outro segmento de *stents* (Figura 17.8). O crescimento desordenado e descontrolado através de uma falta de sistematização e aplicação de *guidelines* específicos para a SCP, e de um projeto educacional teórico-prático direcionado, levaram ao uso indiscriminado de dispositivos endovasculares em praticamente toda a árvore venosa se estendendo da VCI até as veias infrageniculares, com o objetivo de recanalizar e liberar o fluxo sanguíneo em toda e qualquer região de obstrução. Mais uma vez a anatomia e fisiologia venosa mostraram as diferenças com o sistema arterial e, a partir de complicações repetidas nestes procedimentos, os médicos aprenderam lições importantes: as complicações incluíram oclusões agudas de *stents* implantados abaixo da origem da veia femoral (incluindo veias femorais, poplíteas e infrapatelares) e uma incidência proibitiva de fraturas dos *stents*, quando cruzando áreas de articulações ou zonas de constricções anatômicas naturais, principalmente no ligamento inguinal e canal dos adutores. As fraturas de *stents* foram a causa principal para a busca e identificação das lesões que realmente levavam ao desenvolvimento de sinais e sintomas na IVC oclusiva abdominopélvica e a identificação

dos segmentos onde realmente os melhores resultados seriam obtidos (Figura 17.9). Antes de citar a última maior complicação do tratamento endovascular destas síndromes oclusivas abdominopélvicas, que citar uma absolutamente comum e identificada em muitos, diversos procedimentos, mas que passam tantas vezes desapercebidos ou não citados pelos médicos responsáveis e, portanto, não aparecem na literatura: este evento me foi chamado a atenção pelo Prof. Dr. Giuliano Volpiani, com o qual tive a honra e prazer de trabalhar juntos na Santa Casa de Misericórdia de São Paulo por alguns anos, ambos dedicados aos pacientes com doenças venosas: uma possível complicação às vezes nem identificada ou classificada como parte ou evento "normal" durante um procedimento, mas que pode gerar efeitos catastróficos ao final da cirurgia: a progressão de um fio-guia numa veia colateral ao invés da veia axial obstruída, por erro na identificação anatômica correta do vaso ou por descuido e falta de atenção numa progressão fácil e ascendente sem dificuldades (mais comumente numa veia ázigos ou paravertebral vicariante e dilatada. A continuidade do procedimento nesta situação significa o uso de cateteres, balões de angioplastia e implante de *stents* em localização absolutamente errada e, consequentemente, resultados absolutamente incorretos e imperfeitos, com consequências imprevisíveis para estes pacientes, e que até hoje não foram devidamente estudados.

E finalmente a mais temida e grave complicação neste tipo de tratamento: a embolia pulmonar (EP). Existem diversas causas para a formação e migração de coágulos para a árvore circulatória pulmonar, incluindo fontes centrais (cardíacas principalmente) e periféricas (TVPs, mais comumente aquelas localizadas nos membros inferiores). Mas certamente existem outras com igual gravidade e desfechos desfavoráveis: neoplasias, doenças intrínsecas pulmonares,

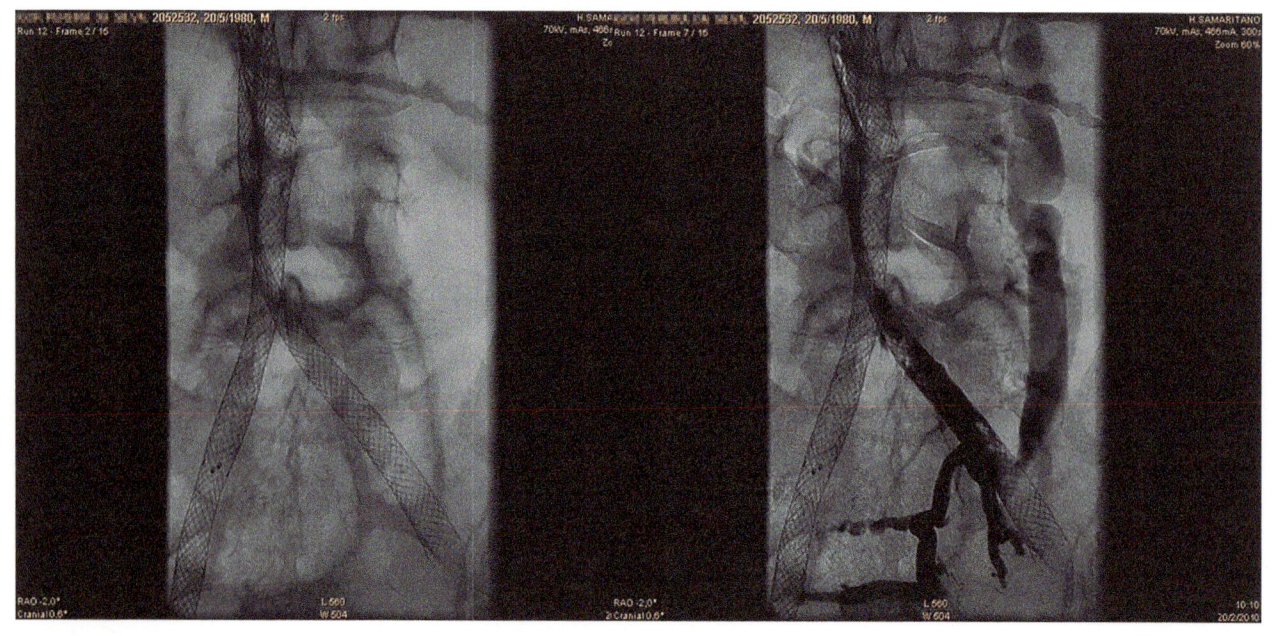

Figura 17.8

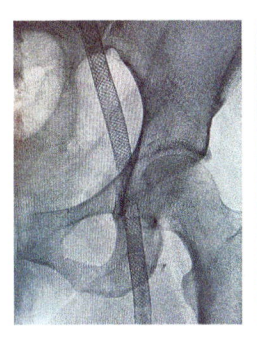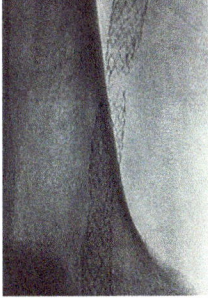

Figura 17.9

doenças sanguíneas específicas e outras alterações metabólicas trombogênicas. Mas uma com crescente importância na gênese desta grave complicação é a presença de endopróteses venosas em qualquer localização, principalmente aquelas implantadas de forma incorreta e sem obedecer aos princípios da metodologia endovascular venosa. A presença de *stents* com um perfil radiológico irregular significa a turbulência do fluxo venoso em qualquer localização, com a possibilidade da formação de coágulos de volumes e tamanhos diferentes que progredirão para a árvore vascular pulmonar proximal, média ou distal, causando quadros de EP que podem ser representados clinicamente como leves ou graves, sem ou com distúrbio hemodinâmico grave e risco de vida elevado. Então é fundamental que os colegas observem o resultado radiológico, angiográfico e hemodinâmico final, pois a simples desobstrução de uma veia axial ao fluxo sanguíneo não garante um bom resultado.

Complicações do tratamento endovascular da síndrome congestiva pélvica ou doença venosa pélvica por causas venosas

Como mencionado anteriormente, o diagnóstico clínico desta alteração é feito se um paciente apresenta os sinais e sintomas clássicos os quais são confirmados como causados por problemas venosos, e o que parece lógico é que interrompendo o refluxo venoso, tratamos qualquer ponto de obstrução venosa e se remove a situação de estase venosa, os sinais e sintomas irão melhorar ou mesmo desaparecer.

O principal método específico para o tratamento do refluxo venoso de veias axiais pélvicas causando os sinais e sintomas da SCP é a embolização das quatro principais veias causadoras do problema: veias gonadais esquerda e direita, veias ilíacas internas esquerda e direita. É, portanto, razoável aceitar que as complicações deste tratamento estejam relacionadas a esta metodologia e evidentemente a erros associados ao emprego das diferentes técnicas disponíveis.

Os índices de sucesso imediato, médio e longo prazos da embolização endovascular de qualquer uma destas veias é alto e a taxa de complicações fica abaixo de 3% nos diversos trabalhos publicados nos últimos anos, quando a metodologia foi estabelecida uniformemente e aceita pelas diversas sociedades da especialidade.

A complicação descrita mais comumente é a migração proximal das molas de embolização, e está diretamente relacionada ao local de implante e à escolha destas molas no que se refere ao seu comprimento e diâmetro corretos (Figura 17.10). Também é fundamental observar os detalhes da metodologia, utilizando as técnicas disponíveis para liberar as molas de embolização exatamente nos segmentos mais distais das veias em relação a suas confluências com as veias principais (renal esquerda por exemplo). Numa situação desta, as molas podem mover pelo próprio fluxo venoso nesta região, assim como também, do ponto de vista do tratamento efetivo deste problema, estas molas acabam por não tratar efetivamente o refluxo distal. Portanto, do ponto de vista do risco de complicações, este aumenta substancialmente quando as molas de embolização são liberadas em posição proximal das veias pelo risco de migração e também por não tratar efetivamente o refluxo nestes vasos (Figura 17.11).[17]

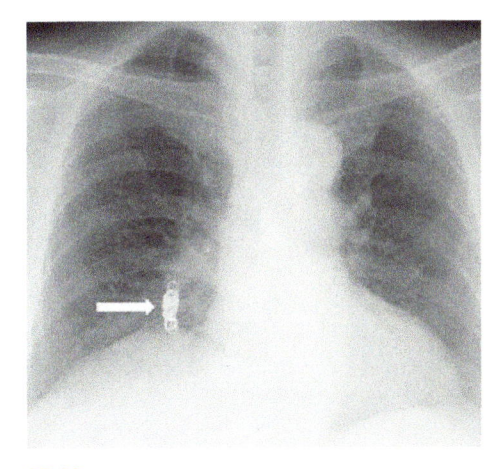

Figura 17.10

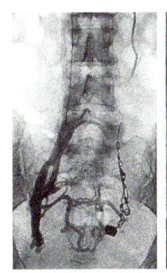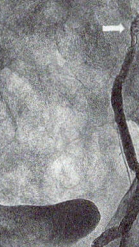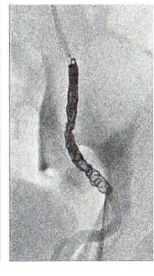

Figura 17.11

As complicações mais comuns relacionados a falhas no tratamento da SCP são:

1. Migração das molas de embolização para veias proximais, e que podem até incluir veias segmentares pulmonares, desencadeando processos embólicos de diferentes extensões e quadros clínicos;

2. As veias erradas foram tratadas. Usualmente esta complicação começa na fase de diagnóstico, quando

aspectos de imagem e tamanho das veias foram utilizados, ao invés de um estudo dinâmico através do ultrassom doppler colorido foi utilizado para identificar o problema real: refluxo venoso.

3. Implante das molas ou outros tipos de dispositivos de embolização em posição muito alta (proximal) permitindo a continuidade do refluxo abaixo do segmento tratado, determinando a permanência do refluxo venoso na veia, com as veias comprometidas com o refluxo e dilatadas continuando sem tratamento.

4. Apenas uma, eventualmente até as duas veias gonadais foram tratadas, mas o refluxo venoso possui múltiplas origens, incluindo as veias ilíacas internas, as quais não foram tratadas. É fácil compreender que, deixando qualquer fonte de refluxo não-tratado, a hipertensão venosa permanece e o problema original não foi tratado.

5. Perfuração da veia: em qualquer uma das localizações do tratamento endovascular, a navegação de fios-guia e cateteres pode ocasionar a lesão e perfuração de uma veia, o que pode determinar o cancelamento do procedimento e eventualmente a formação de hematomas intra-pélvicos que podem até demandar tratamento cirúrgico.

Complicações na SCP – como evitá-las?

O que é realmente importante? O primeiro passo para se evitar uma complicação durante um procedimento endovascular venoso é o comprometimento com este campo de atuação na cirurgia vascular. Isto significa, antes de mais nada, o conhecimento das doenças venosas. Para se conhecer profundamente estas patologias, separando-as de todas as outras doenças envolvendo o sistema circulatório e, também, a influência de todos os outros sistemas orgânicos sobre este sistema, é necessário estudar e conhecer profundamente a anatomia e fisiologia que regem o funcionamento adequado e normal do sistema venoso na sua totalidade. Ultrapassada esta fase, o próximo passo para se evitar qualquer tipo de complicação antes, durante e depois de um tratamento endovascular da SCP é ter certeza absoluta de que possui o conhecimento necessário de todos os métodos endovasculares venosos disponíveis e descritos para o tratamento seguro e eficaz destes pacientes e, mais do que isto, ter em mente todos os passos e possíveis obstáculos, menores ou maiores, que possam aparecer durante o procedimento. A "condução" do caso desde a internação do paciente até sua alta hospitalar envolve dedicação, foco e atenção absoluta a tudo que está acontecendo e todos os possíveis eventos adversos que possam interferir nos resultados do tratamento.

Outras três coisas realmente importantes para se evitar complicações: evitar erros de julgamento, evitar erros de tempo na tomada de decisões e evitar erros de comunicação. Qual o significado destes três pontos fundamentais durante um procedimento e a redução significativa de complicações?

Erros de julgamento e tomada de decisões: durante um procedimento endovascular venoso, considerando o grau de conhecimento e experiência da equipe médica envolvida, e também considerando a especificidade e sutileza dos eventos adversos, mesmo aqueles aparentemente sem qualquer relação com o tratamento em si, podem ser relevantes e complexos o suficiente para desencadear processos subsequentes relacionados a graves situações, colocando o paciente em risco de vida, como por exemplo a EP. Saber reconhecer, identificar e se antecipar a estes momentos demandam atenção e amplo conhecimento do que a equipe está envolvida e fazendo. Numa situação destas, o tempo é peça-chave para uma intervenção eficaz e segura, evitando evolução indesejada e na imensa maioria das vezes evitável. Tendo isto em mente, a comunicação da equipe médica, tanto com as outras especialidades com também com a família do paciente trazem para o centro do campo de ações todos os envolvidos de forma clara e participativa, de maneira profissional, pró-ativa e ética na totalidade do atendimento e tratamento daquele paciente.

O Time Venoso: consideramos a situação ideal para se evitar qualquer tipo de complicação durante um procedimento endovascular venoso de qualquer natureza e, também, ideal para saber reconhecer e tratar aos primeiros sinais qualquer evento adverso acontecendo, o Time Venoso, composto por médicos especialistas em doenças venosas e preparados para a realização destes procedimentos com a necessária experiência e habilidade. As principais características deste time são: total e completo conhecimento do caso do paciente a ser tratado, o qual foi documentado primariamente no prontuário médico e no Protocolo Geral Vascular, o qual inclui todas as informações gerais do paciente, determinando e antecipando possíveis comorbidades ou particularidades da pessoa que possam representar zonas de risco para o tratamento venoso a ser realizado; total controle pré, intra e pós-procedimento, o qual somente será possível a partir do conhecimento detalhado e profundo do caso, a partir do Protocolo de Procedimento, onde serão incluídos os aspectos vasculares (venosos e eventualmente arteriais, se necessários), e que servirá de base para a programação de todas as etapas (passo a passo) do procedimento e suas peculiaridades inerentes ao paciente específico; comunicação total. Ou seja, o time como um todo participará ativamente do tratamento, mantendo contato constante e ininterrupto com os serviços de hemodinâmica, UTI, outras especialidades envolvidas e a família do paciente, mantendo todos informados sobre o andamento do procedimento e todo e qualquer evento que ocorra.

O Time Venoso é diretamente responsável pela avaliação pré-operatória de todos os pacientes e o preparo cirúrgico apropriado. Também é responsável pela correta e adequada escolha de todo o material a ser utilizado, incluindo aqueles para um evento adverso antecipado ou "provável". Na discussão clínica pré-operatória da equipe, a escolha da melhor anestesia, posição na mesa cirúrgica e vias de acesso venoso (muito importantes!!!) devem ser determinadas. Nesta mesma reunião todas as imagens disponíveis serão revistas (US doppler, AngioTC, Angiografias, Tomografias, etc) com a finalidade de sincronizar toda a equipe no que se pretende fazer, incluindo a localização, extensão, diâmetro e outras características das lesões a serem tratadas, o que vai determinar a escolha do material a ser utilizado. O Time Venoso também deve ter a capacidade de antecipar a necessidade de fibrinólise associada aos procedimentos, seja ela por infusão cateter-dirigida ou através de técnica fármaco-mecânica, o que vai determinar o tempo total de duração do procedimento e a necessidade de UTI para este paciente. Nos casos de SCP, esta situação é rara e aparentemente improvável, mas, como especialistas venosos, tudo deve ser antecipado e preparado para eventual ocorrência.

Por fim, o Time Venoso deve ter a consciência de que estes pacientes serão acompanhados por muito tempo e que, o seguimento destes pacientes é fundamental para identificar possíveis complicações tardias e o tratamento adequado delas quando ocorrerem.

A conclusão deste capítulo se faz usando a frase que tenho apresentado há mais de trinta anos para os colegas que se interessam pelo campo de atuação endovascular venoso:

PENSE VENOSO, NÃO ARTERIAL!!!!

Referências bibliográficas

1. Enden T, Haig Y, Klow NE. Long-term outcome after additional catheter-directed thrombolysis versus standard treatment for acute iliofemoral deep vein thrombosis (the CaVent study): a randomized controlled trial. Lancet 2012; 379: 31-8.

2. Du GC, Zhang MC, Zhao JC. Catheter-directed thrombolysis plus anticoagulation versus anticoagulation alone in the treatment of proximal deep vein thrombosis – a meta-analysis. Vasa 2015; 44: 195-202.

3. Garcia MJ, Lookstein R, Malhotra R, et al. Endovascular management of deep vein thrombosis with rheolytic thrombectomy: final report of the prospective multicenter PEARL (Peripheral Use of Angio Jet Rheolytic Thrombectomy with a Variety of Catheter Lengths) registry. J Vasc Interv Radiol 2015; 26:777–785. [PubMed: 25824314].

4. Gibson K, Minjarez R, Ferris B et al. Clinical Presentation of Women with Pelvic Source Varicose Veins in the Perinium as a First Sptep in the Development of a Disease-specific Assessment Tool. J Vasc Surg V Lym Dis. 2017; 5(4): 493-9.

5. Whiteley MS. Pelvic Congestion Syndrome – Chronic Pelvic Pain and Pelvic Venous Disorders 2019; Whiteley Publushing Ltd. ISBN 978-1-908586-07-0.

6. Durham J, Machan I. Pelvic Congestion Syndrome. Semin Intervent Radiol, 2013; 30(4): 372-380.

7. Meissner MH, Khilnani NM, Gasparis AP et al. The symptoms – Pathophhysiology classification of pelvic venous disorders. A report of the American Vein and Lymphatic Society International Working Group on Pelvis Venous Disorders. J Vasc Surg V and L Disord. 2021; 9(3): 568-84. doi: 10.1016/jvsv.2020.12.084.

8. Asciutto G, Asciutto KC, Mumme A et al. Pelvic Venous Incompetence Reflux Patterns and Treatment Results. Eur J Vasc Endovasc Surg. 2009; 38(3): 381-386.

9. Ananthan K, Onida S, Davies AH et al. Nutcracker Syndrome: na Update on Current Diagnostic Criteria and Management Guidelines. Eur J Vasc Endovasc Surg. 2017; 53(6): 886-94.

10. Rossi FH, Kambara AM, Rodrigues TO, et al. Comparison of computed tomography venography and intravascular ultrasound in screening and classification of iliac vein obstruction in patients with chronic venous disease. J Vasc Surg V and L Dis. 2020; 8(3): 413-22.

11. Nasser F, Cavalcante RN, Affonso BB et al. Safety, Efficacy and Prognostic Factors in Endovascular Treatment of Pelvic Congestion Syndrome. Int J Gynaecolol Obstet. 2014; 125(1): 65-68.

12. Baldwin MJ, Moore HM, Rudarakanchana N, Gohel M, Davies AH. Post-thrombotic syndrome: a clinical review. J Thromb Haemost 2013; 11: 795-805.

13. Kearon C, Kahn SR, Agnelli G, Goldhaber S, Raskob GE, Comerota AJ. Antithrombotic therapy for venous thromboembolic disease. American College of Chest Physicians Evidence-Based Clinical Practice Guidelines (8th edition). Chest 2008; 133(6 suppl): 454S-545S.

14. Broderick C, Watson L, Armon MP. Thrombolytic strategies versus standard anticoagulation for acute deep vein thrombosis of the lower limb. Cochrane Database of Systematic Reviews 2021; Issue 1, Art No.: CD002783. DOI: 10.1002/14651858.CD002783.pub5.

15. Ortel TL, Neumann I, Ageno W, Beyth R, Clark NP, Cuker A, Hutten BA, Jajj MR, Manja V, Schulman S, Thurston C, Vedantham S, Verhamme P, Witt DM, Florez ID, Izcovich A, Nieuwlaat R, Ross S, Schunemann HJ, Wiercioch W, Zhang Y. American Society of Hematology 2020 guidelines for management of venous thromboembolism: treatment of deep vein thrombosis and pulmonary embolism. Blood Advances 2020; 4 (13): 4693-4738.

16. Pouncey AL, Kahn T, Morris RI, Saha P, Thulasidasan N, Black SA. Risk Factors and Classification of Reintervention Following Deep Venous Stenting fos Acute Iliofemoral Deep Vein Thrombosis. J Vasc Surg Venous Lymphat Disord 2022; 10: 1051-8. doi: 10.1016/jvsv.2022.03.006.

17. Gavrilov SG, Mishakina NY, Efremova OI et al. Complications and Adverse Events of Gonadal Vein Embolization with Coils. J.Pers Med 2022, 12(11), 1933. doi: 10.3390/jpm12111933.

18. Lazarashvili Z, Hirsch T. Turkish Journal of Vascular Surgery 2021; 30(supp.1): S44-48. doi: 10.9739/tjvs.2021.s56899.

18

A Visão do Angiologista e Cirurgião Vascular

Edwaldo Edner Joviliano
Grace Carvajal Mulatti

Introdução

A síndrome de congestão pélvica (SCP) ou doença venosa pélvica (DVP) em mulheres e as varicoceles em homens podem ser consideradas condições intimamente relacionadas, uma vez que a principal causa fisiopatológica de ambos os processos é a insuficiência venosa pélvica. As varicoceles são mais prevalentes entre homens inférteis, com uma incidência aproximada de 15% na população masculina em geral. A DVP é comumente diagnosticada entre mulheres multíparas na pré-menopausa, representando uma das principais causas de dor pélvica crônica.[1] Ambas as condições parecem ser predominantemente do lado esquerdo e estão associadas ao estresse oxidativo e cascatas pró-inflamatórias com efeitos subsequentes na fertilidade. Dada a natureza posicional dessas varizes, elas raramente são diagnosticadas com métodos convencionais, como ultrassonografia modo B e laparoscopia diagnóstica.

Estudos prévios mostram que as veias gonadal esquerda e ilíaca interna direita são as mais acometidas (57,7%, cada uma delas).[2] Na maioria dos casos (53,5%), há incompetência de duas ou mais veias. Anormalidades anatômicas obstrutivas do sistema venoso pélvico podem levar à SCP secundária.[3] A compressão extrínseca da veia renal esquerda, impedindo o fluxo para a veia cava inferior (síndrome de Nutcracker), é uma causa de varizes pélvicas e incompetência da veia gonadal esquerda a ser considerada.[4] Por mecanismo semelhante, a Síndrome de Compressão da Veia Ilíaca Comum Esquerda (May-Thurner) também pode ser a fonte causadora das disfunções.[4] A classificação anatômica e multi-disciplinar proposta por Meissner em 2021 foi bem recebida pela comunidade vascular como uma forma de trazer uniformidade para a comunicação científica sobre o assunto (Figura 18.1).[4]

Diagnóstico

A associação entre doença venosa pélvica e dor pélvica crônica permanece pouco compreendida. Isto se deve a vários fatores, um dos quais é que a pelve feminina é um dos leitos venosos mais complexos do corpo. Comparado a outros leitos venosos, o sistema comparativamente sem válvulas possui amplas redes anastomóticas e uma capacitância considerável para acomodar as alterações hemodinâmicas associadas à gravidez. Os mecanismos subjacentes ao fluxo venoso, a duração das variações nos padrões de fluxo venoso pélvico provocados pela primeira gravidez e pelas subsequentes, e o impacto dos hormônios na função venosa pélvica não são bem compreendidos.[5]

Interpretar os sintomas associados a alterações nos padrões de fluxo venoso pélvico também pode ser um desafio. Embora tenha sido demonstrado que as veias varicosas pélvicas podem causar a dor latejante e dolorosa usual experimentada por pessoas com veias varicosas das extremidades inferiores, os sintomas dos distúrbios venosos pélvicos podem variar e se sobrepor a outras condições. Varizes pélvicas significativas não excluem endometriose ou cistos ovarianos como possíveis explicações para a dor na pelve. Por outro lado, a endometriose não exclui doenças venosas complicadas como fonte de desconforto. A dor no flanco esquerdo pode ser a primeira indicação de compressão da veia renal esquerda; entretanto, se o refluxo através da veia ovariana esquerda progredir, os sintomas de dor no flanco esquerdo podem desaparecer completamente e ser substituídos por desconforto pélvico esquerdo.[5]

Estas limitações no nosso conhecimento da fisiopatologia e fisiologia das veias pélvicas têm dificultado o desenvolvimento de definições adequadas e do quadro conceitual necessário para melhorar o tratamento de pacientes que sofrem de dor pélvica crônica não cíclica e doença venosa pélvica em mulheres.

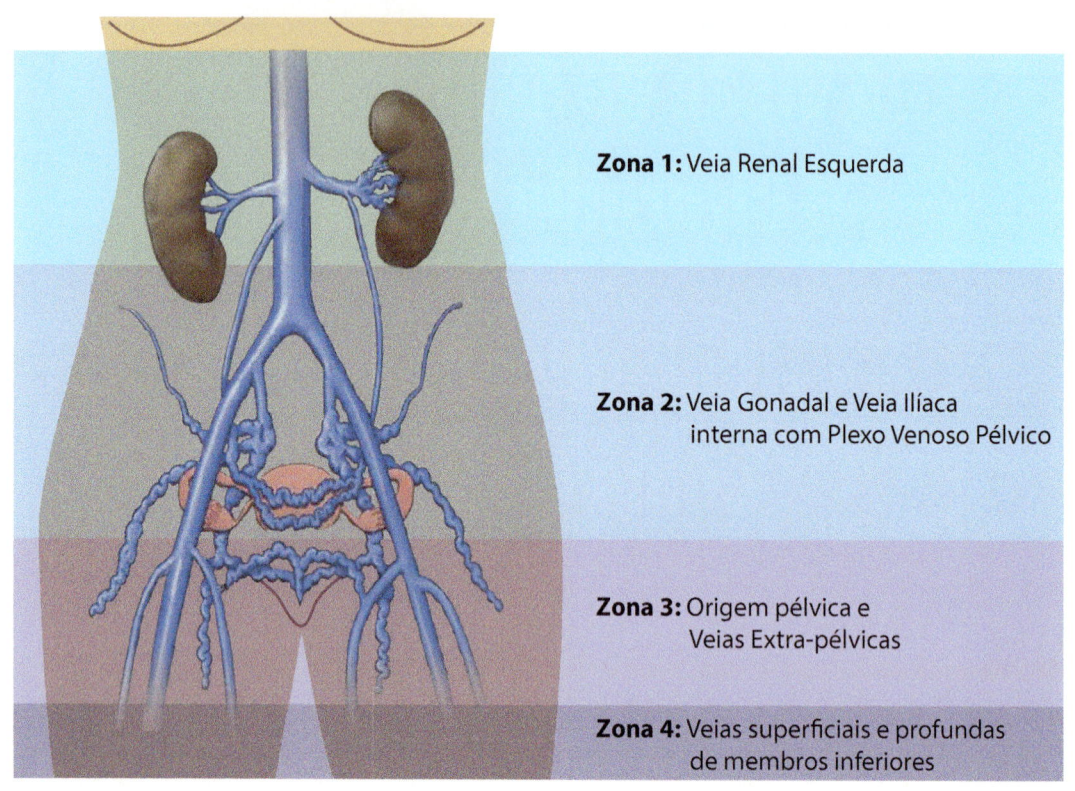

Figura 18.1. Classificação proposta por Meissner em 4 zonas onde ocorrem sintomas, sinais e mecanismos fisiopatológicos da síndrome de congestão pélvica.

O exame clínico e a ultrassonografia pélvica com Doppler desempenham papel essencial na avaliação de varicoceles, SCP e dor pélvica crônica. A venografia é geralmente considerada um procedimento padrão-ouro para ambas as condições. Embora a venografia invasiva seja o padrão-ouro para o diagnóstico, a tomografia computadorizada e a ressonância magnética são importantes na avaliação.

A tomografia computadorizada (TC) e a ressonância magnética (RNM) são consideradas ferramentas radiológicas não invasivas utilizadas durante o manejo de casos com PCS.[5] Maiores detalhes são discorridos nos capítulos 6, 7 e 8 deste livro.

A TC tem vantagens de ser mais acessível, estar amplamente disponível e ser considerado a modalidade de imagem de escolha para diagnóstico de síndromes de compressão vascular devido à sua maior resolução temporal e espacial com as vantagens do processamento pós-imagem na forma de reformatação multiplanar, bem como imagens de reconstrução 3D. Resultado de estudo revelou que a TC tem sensibilidade igual a 94,8% sem diferença estatisticamente significativa encontrada quando comparada à venografia convencional na avaliação do diâmetro, número e número de veias ovarianas diâmetro das veias varicosas.[6]

Tratamento

O tratamento da Doença Venosa Pélvica (DVP) pode ser dividido em abordagens conservadoras e intervencionistas.

A escolha do tratamento depende da gravidade dos sintomas, do impacto na qualidade de vida e da resposta às terapias iniciais.

Dentre as abordagens conservadoras destacam-se o uso de medicamentos como analgésicos e anti-inflamatórios não esteroidais, antidepressivos tricíclicos e terapias hormonais. Exercícios físicos regulares, fisioterapia pélvica e perda de peso, para pacientes com índice de massa corpórea mais elevada podem ajudar também no alívio e controle dos sintomas.

O tratamento através de métodos invasivos deve ser considerado nos casos mais avançados. A escleroterapia, a embolização venosa e muito mais raramente a flebectomia pélvica podem ser consideradas a depender da dinâmica da doença venosa de cada caso. Algumas interações de agentes embolizantes podem ser necessárias, e a espuma de polidocanol, frequente na vivência do cirurgião vascular para tratamento de varizes dos membros inferiores, também pode ser empregada.[8] O tratamento endovascular com *stents* pode ser considerado em situações e estenoses ou obstruções de vasos venosos maiores (veias ilíacas, por exemplo).[9]

A escolha do tratamento deve ser individualizada, levando em conta a gravidade dos sintomas, a resposta às terapias anteriores e as preferências da paciente. A colaboração entre ginecologistas, urologistas e cirurgiões vasculares é fundamental para o manejo eficaz da DVP. Além disso, o acompanhamento regular é crucial para monitorar a resposta ao tratamento e ajustar as terapias conforme necessário.

Abordagem Multidisciplinar e o papel das sociedades médicas de especialidade

Em resumo a DVP representa um desafio significativo na prática médica devido à complexidade de seu diagnóstico e tratamento. Do ponto de vista do cirurgião vascular, a DVP é uma condição que exige uma abordagem multidisciplinar para garantir um tratamento eficaz e abrangente. Uma importante colaboração foi feita por Meissner ao trazer com sua classificação uma abordagem de compreensão mais aprofundada sobre os pontos fisiopatológicos em que a doença pode ocorrer e suas múltiplas interações.[4,5] Os cirurgiões vasculares têm mostrado envolvimento com o estudo da doença e muitas vezes atuam como os porta-vozes de conscientização para outros especialistas, muito possivelmente por compreenderem sua fisiopatologia e terem conhecimento das amplas possibilidades de tratamento.[10]

Os ginecologistas frequentemente encaminham pacientes com suspeita de DVP para cirurgiões vasculares para avaliações adicionais, incluindo exames de imagem específicos, como a ultrassonografia transvaginal com Doppler, a tomografia computadorizada, a ressonância magnética (RM) e a venografia. Além disso, os ginecologistas podem iniciar terapias hormonais para controlar os sintomas, mas em casos em que essas medidas não são suficientes, a intervenção do cirurgião vascular com procedimentos como a embolização venosa torna-se necessária.

A DVP pode também afetar o sistema urinário, levando a sintomas que podem ser confundidos com condições urológicas. Pacientes com DVP podem apresentar dor durante a micção, frequência urinária aumentada e desconforto na região pélvica que pode ser erroneamente atribuído a cistite intersticial ou outras disfunções urinárias. Nesse contexto, os urologistas têm um papel importante na exclusão de causas urológicas e no reconhecimento da DVP como uma possível causa subjacente.

A colaboração entre urologistas e cirurgiões vasculares envolve a avaliação conjunta de pacientes com dor pélvica crônica e sintomas urinários inexplicáveis. A utilização de exames de imagem avançados pode ajudar a identificar varizes pélvicas que comprimem estruturas urológicas, facilitando o encaminhamento para tratamento intervencionista por parte do cirurgião vascular.

Portanto a abordagem ideal para a DVP envolve uma equipe multidisciplinar composta por ginecologistas, urologistas, angiologistas e cirurgiões vasculares. Esta colaboração é fundamental para fornecer um diagnóstico abrangente e um plano de tratamento personalizado. A integração dessas especialidades permite uma avaliação mais completa das pacientes, identificando as melhores opções terapêuticas, seja através de tratamento conservador, terapias hormonais ou procedimentos intervencionistas.

A participação de cada especialidade médica garante que todas as possíveis causas e complicações da DVP sejam abordadas, resultando em uma melhora significativa na qualidade de vida das pacientes. Além disso, a educação contínua e a comunicação entre os profissionais de saúde são essenciais para manter-se atualizado sobre as melhores práticas e avanços no tratamento dessa síndrome complexa e nesse quesito as sociedades médicas de especialidades, como a Sociedade Brasileira de Angiologia e Cirurgia Vascular (SBACV) pode exercer papel fundamental em conduzir e estimular a discussão e divulgação do tema.

Referências bibliográficas

1. Galea M, Brincat MR, Calleja-Agius J. (2023). A review of the pathophysiology and evidence-based management of varicoceles and pelvic congestion syndrome. *Human Fertility*, *26*(6), 1597–1608. https://doi.org/10.1080/14647273.2023.2212846.

2. Asciutto G, Asciutto KC, Mumme A, Geier B. Pelvic venous incompetence: reflux patterns and treatment results. Eur J Vasc Endovasc Surg. 2009;38(3):381-6. http://dx.doi.org/10.1016/j. ejvs.2009.05.023. PMid:19574069.

3. Ignacio EA, Dua R 4th, Sarin S, et al. Pelvic congestion syndrome: diagnosis and treatment. Semin Intervent Radiol. 2008;25(4):361-8. http://dx.doi.org/10.1055/s-0028-1102998. PMid:21326577.

4. Meissner MH, Khilnani NM, Labropoulos N, Gasparis AP, Gibson K, et al. The Symptoms-Varices-Pathophysiology classification of pelvic venous disorders: A report of the American Vein & Lymphatic Society International Working Group on Pelvic Venous Disorders. J Vasc Surg Venous Lymphat Disord. 2021 May;9(3):568-584. doi: 10.1016/j.jvsv.2020.12.084. Epub 2021 Jan 30. PMID: 33529720.

5. White JV. Unifying the concepts of pelvic venous flow disorders and noncyclic chronic pelvic pain. J Vasc Surg Venous Lymphat Disord. 2021 May;9(3):563-564. doi: 10.1016/j.jvsv.2021.01.010. PMID: 33865547.

6. Bookwalter CA, VanBuren WM, Neisen MJ, Bjarnason H. Imaging appearance and nonsurgical management of pelvic venous congestion syndrome. Radiographics 2019; 39: 596–608. doi: https://doi.org/10.1148/rg. 2019180159.

7. Knuttinen MG, Machan L, Khilnani NM, Louie M, Caridi TM, Gupta R, Winokur RS. Diagnosis and Management of Pelvic Venous Disorders: *AJR* Expert Panel Narrative Review. AJR Am J Roentgenol. 2023 Nov;221(5):565-574. doi: 10.2214/AJR.22.28796. Epub 2023 Apr 5. PMID: 37095667.

8. Kashef E, Evans E, Patel N. et al. Pelvic venous congestion syndrome: female venous congestive syndromes and endovascular treatment options. CVIR Endovasc 6, 25 (2023). https://doi.org/10.1186/s42155-023-00365-y.

9. Gavrilov SG, Vasilyev AV, Krasavin GV, Moskalenko YP, Mishakina NY. Endovascular interventions in the treatment of pelvic congestion syndrome caused by May-Thurner syndrome. J Vasc Surg Venous Lymphat Disord. 2020 Nov;8(6):1049-1057. doi: 10.1016/j.jvsv.2020.02.012. Epub 2020 Mar 31. PMID: 32241734.

10. O'Brien MT, Gillespie DL. Diagnosis and treatment of the pelvic congestion syndrome. J Vasc Surg Venous Lymphat Disord. 2015 Jan;3(1):96-106. doi: 10.1016/j.jvsv.2014.05.007. Epub 2014 Jun 25. PMID: 26993690.

A Visão do Ginecologista

19

Marcos de Lorenzo Messina
Eduardo Viera da Motta

Introdução

A dor pélvica crônica (DPC) é um sintoma relatado por muitas mulheres durante consulta ao ginecologista e cuja causa, muitas vezes, permanece desconhecida. De acordo com o *Center of Disease Control and Preventions - USA* (CDC), a dor pélvica crônica DPC é responsável por aproximadamente 9% de todas as visitas a ginecologistas. Além disso, o DPC é a razão de 20-30% de todas as laparoscopias em adultos.[1]

Dentre os diagnósticos etiológicos diferenciais (endometriose, adenomiose, mioma uterino, moléstia inflamatória pélvica, aderências, causas urológicas, gastrointestinais, musculoesqueléticas, entre outras), a síndrome da congestão pélvica (SCP) seja, talvez, a menos considerada, embora acredite-se que ela possa ser responsável por um terço das causas de DPC em mulheres submetidas a avaliação criteriosa onde todas as outras causas do dor foram afastadas.[2]

A SCP é definida, como a presença de veias ovarianas ou pélvicas tortuosas ou congestas associadas com DPC, além de sensação de pressão e peso. A DPC caracteristicamente piora no período pré-menstrual e menstrual, após longos períodos em ortostase ou na posição sentada e após a relação sexual, não sendo incomum a associação com varizes de vulva e de membros inferiores.[3]

Quadro clínico

A fisiopatologia da SCP ainda não é totalmente esclarecida, contudo sabe-se que causas comuns a varicosidades de outras regiões também se aplicam a região pélvica feminina – incompetência valvular, refluxo sanguíneo e ingurgitamento venoso. Ademais, cogita-se o papel de disfunção hormonal ovariana, uma vez que o estrogênio atua sabidamente como um vasodilatador venoso.

Uma anamnese detalhada é fundamental para condução do raciocínio clínico e deve contemplar as características da dor, questionamento detalhado de todos os sintomas relacionados à queixa e especial ênfase deve ser dada ao interrogatório sobre diversos aparelhos, dado que quase metade das afecções que levam à DPC não são de origem ginecológica.

Outro ponto de extrema importância é a investigação de tratamentos prévios (clínicos ou cirúrgicos) ou de qualquer forma de abuso (sexual, psicológico, profissional ou doméstico).

As características da dor devem ser registradas de forma detalhada, incluindo dados sobre a primeira ocorrência do quadro, início da dor (súbito, insidioso), tipo (cólica, pontada, queimação), localização, duração (constante ou intermitente), intensidade, fatores de melhora e de piora, irradiação e ainda sintomas associados.

Habitualmente as mulheres com DPC secundária a SCP, referem sintomas semelhantes a endometriose, sendo este um dos principais diagnósticos diferenciais. Ressaltamos que a DPC relacionado a endometriose é habitualmente cíclica e a dispareunia relatada pelas mulheres é a de profundidade durante o ato sexual (Figura 19.1).

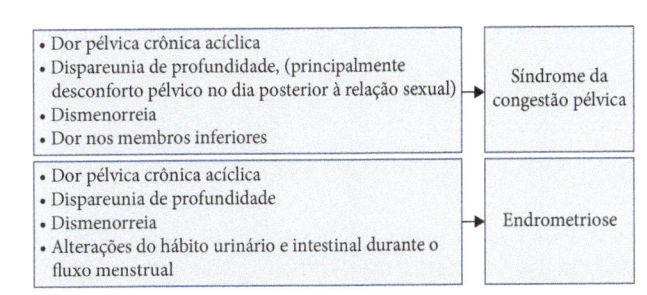

Figura 19.1. Principais aspectos clínicos presentes em mulheres com endometriose e síndrome da congestão pélvica, ressaltar que o refinamento da anamnese é fundamental para condução do raciocínio clínico.

Entretanto, é fundamental pontuar que, doenças se sobrepõe e deste modo endometriose e SCP podem estar associadas na mesma paciente e serem responsáveis pela sintomatologia. Cabe ao clínico, após apurada anamnese, exame ginecológico e propedêutica complementar elencar qual o diagnóstico presuntivo de eleição para início de tratamento.[4]

O refinamento da anamnese, com atenção especial aos fatores de piora da dor, como período vespertino e esforços, acíclica, dor ou sensação de peso em hipogastro no dia seguinte a relação sexual e dismenorreia inferem a SCP como principal causador da DPC.

Ao exame ginecológico, é fundamental a inspeção estática e dinâmica do órgão genital externo a procura de varizes em região genital que possam exacerbar à manobra de Valsalva. Ao toque vaginal não são esperadas alterações anatômicas, sendo útero e anexos de morfologia normais. Entretanto à manobra de mobilização uterina é habitual a queixa de desconforto em região pélvica principalmente ao lado esquerdo (ponto ovárico esquerdo).

Aspectos de imagem e propedêutica complementar

Com relação à propedêutica por imagem, a ultrassonografia de pelve, se possível pela via vaginal, é exame acessível e de baixo custo, suficiente para a triagem e, frequentemente, um dos primeiros exames solicitados na investigação de afecções ginecológicas causadoras de DPC.[5]

A presença de veias ectasiadas em topografia uterina, com caracterização de ingurgitamento pela dopplerfluxometria é fundamental para contribuir ao raciocínio clínico e estabelecer um diagnóstico presuntivo.

Como forma de orientar a comunicação do ginecologista com radiologista, e para melhor entendimento da necessidade do exame, é adequado que no pedido médico venha detalhado o motivo do exame, suspeita clínica e a necessidade de descrição da dilatação de plexo venoso em topografia de colo uterino.

Eventualmente, realizar o exame em próclive e após manobra de Valsalva também podem contribuir para melhor caraterização do mapeamento das desordens venosas em topografia uterina.

Para descartar endometriose como causa da DPC é necessário solicitar o exame de ultrassonografia com preparo intestinal e associar a dosagem sérica de CA 125 o qual deve ser colhido nos primeiros dias da menstruação.

Exames com maior detalhamento da anatomia venosa e padrão de fluxo (como angiotomografia e angiorressonância) são detalhados nos capítulos 5 e 6 deste livro.

Ainda, em termos de exames complementares, é necessário a solicitação de urina tipo1 para pesquisa eventual de micro-hematuria, alteração presente em quadros de congestão venosa decorrente de compressão em veia renal esquerda.

Em situações, onde após propedêutica completa de imagem e exames subsidiários não é possível estabelecer hipóteses diagnósticas satisfatórias, é necessário a realização da laparoscopia.

A cirurgia é realizada em decúbito dorsal horizontal e pela infusão de gás em cavidade abdominal. O pneumoperitôneo eleva a pressão intra-abdominal em média para 15 mmHg, o que pode promover colabamento e dificultar a visualização de eventuais dilatações venosas em região pélvica, portanto, a laparoscopia é uma técnica limitada para diagnóstico de SCP, entretanto de boa acurácia para doenças de origem ginecológicas eventualmente envolvidas na gênese da DPC.[6]

Tratamento clínico

A literatura neste tópico é conflitante e pobre de evidências científicas. O uso do progestagênio é discutido em diversas publicações, sendo que o acetato de medroxiprogesterona mostra melhora significativa quando comparada ao placebo em até 9 meses de seguimento.[7]

O análogo do GnRH, um bloqueador do eixo hipotálamo hipófise ovariano, pode ser utilizado por período de até 6 meses e apresenta melhora da DPC em taxas superiores ao acetato de medroxiprogesterona, entretanto efeitos colaterais, como depressão, ansiedade e disfunções sexuais, podem prejudicar a eficiência da medicação no controle da DPC.[8]

Tratamento cirúrgico

A ligadura laparoscópica das veias gonadais foi inicialmente sugerida como forma de tratamento da SCP, entretanto nem sempre o complexo processo hemodinâmico envolvido na SCP pode ser resolvido pela ligadura cirúrgica das veias ovarianas. Outrossim foram caracterizados maiores taxas de recorrências de desordens venosas quando comparados as técnicas de ligadura cirúrgica convencional pela via laparoscópica com as alternativas endovasculares.[9]

Histerectomias não apresentam evidências cientificas de melhora da DPC secundária a SCP e sua indicação deve ser desaconselhada.[9]

As técnicas endovasculares e cirúrgicas descritas neste livro nos capítulos 8 e 9, representam segundo as evidências de literatura, a melhor alternativa no cenário científico atual.

Pontos-chave

1. A valorização da SCP no cenário da ginecologia e a constituição de uma equipe multidisciplinar é fundamental para melhor entendimento desta doença.

2. Uma anamnese bem elaborada é suficiente para a inserção da SCP como causa de DPC.

3. Endometriose representa o principal diagnóstico diferencial.

4. Ultrassonografia pélvica com dopplerfluxometria pode direcionar o diagnóstico da SCP.

Referências bibliográficas

1. Champaneria R, Shah L, Moss J, Gupta JK, Birch J, Middleton LJ, et al. The relationship between pelvic vein incompetence and chronic pelvic pain in women: systematic reviews of diagnosis and treatment effectiveness. Health Technol Assess 2016;20 (5). DOI: 10.3310/hta20050.

2. Ribeiro PA, Abdalla-Ribeiro HS, Eras A. Dor pélvica crônica. São Paulo: Federação Brasileira das Associações de Ginecologia e Obstetrícia (FEBRASGO); 2018. (Protocolo FEBRASGO - Ginecologia, no. 7/Comissão Nacional Especializada em Endoscopia Ginecológica).

3. Nasser F, Cavalcante RN, Affonso BB, Messina ML, Carnevale FC, de Gregorio MA. Int J Gynaecol Obstet. 2014 Apr;125(1):65-8. doi: 10.1016/j.ijgo.2013.10.008. Epub 2014 Jan 7. PMID: 24486124.

4. Pacheco KG, Olveira RF. The Prevalence of Ovarian Varices in Patients with Endometriosis. Ann Vasc Surg. 2016 Jul:34:135-43. PMID: 27177709; doi: 10.1016/j.avsg.2015.12.027. Epub 2016 May 11.

5. Valero I, Garcia-Jimenez R, Valdevieso P, Garcia-Mejido JA, Gonzalez-Herráez JV, et al. Identification of Pelvic Congestion Syndrome UsingTransvaginal Ultrasonography. AUseful Tool.Tomography 2022,8,89–99. https://doi.org/10.3390/tomography8010008.

6. Sharma D, Dahiya K, Duhan N, Bansal R. Diagnostic laparoscopy in chronic pelvic pain. Arch Gynecol Obstet 2011;283:295– 7. http://dx.doi.org/10.1007/s00404-010-1354-z.

7. Farquhar CM, Rogers V, Franks S, Pearce S, Wadsworth J, Beard RW. A randomized controlledtrial of medroxyprogesterone acetate and psychotherapy for the treatment of pelvic congestion. Br J Obstet Gynaecol 1989;96:1153– 62. http://dx.doi.org/10.1111/j.1471-0528.1989.tb03190.x.

8. Shokeir T, Amr M, Abdelshaheed M. The efficacy of Implanon for the treatment of chronic pelvic pain associated with pelvic congestion: 1-year randomized controlled pilot study. Arch Gynecol Obstet 2009;280:437– 43. http://dx.doi.org/10.1007/s00404-009-0951-1.

9. Antignani PL, Lazarashvili Z, Monedero JL, Ezpeleta SZ, Whiteley MS, Khilnani NM, et al. Diagnosis and treatment of pelvic congestion syndrome: UIP consensus document. Int Angiol 2019;38:265-83. DOI: 10.23736/S0392-9590.19.04237-8.

20

Abordagem Psicanalítica na Desordem Venosa Pélvica

Maria Gabriela da Costa e Silva Pinto
Ivonise Fernandes da Motta

Introdução

Fazer parte de uma equipe de cirurgia vascular e endovascular tem sido fonte de questionamentos, reflexões acerca das contribuições possíveis da escuta e intervenção psicanalítica na assistência em contexto hospitalar, assim como no próprio trabalho multidisciplinar. Dentre a extensa e variada gama de pacientes atendidos pela equipe, as mulheres com Síndrome de Congestão Pélvica (SCP) chamaram nossa atenção. Haviam passado por inúmeros médicos, vários especialistas, mas não haviam recebido diagnóstico conclusivo ou receberam diagnósticos equivocados, por vezes submetidas a procedimentos ineficazes, iatrogênicos e até mutilantes.

Somado ao desconhecimento da síndrome, parecia ter havido uma escuta precária, apressada ou preconceituosa que, inclusive, não abria espaço para falar da sexualidade, podendo resultar em uma culpabilização da paciente, gerando sentimento de culpa, de confusão, fantasias de estrago e inadequação, levando a manutenção do sofrimento e desesperança, a continuidade do tratamento ligada a impossibilidade de seguir vivendo com tantas limitações impostas pela dor. Entender este processo, observar os entraves, dar voz aos relatos dessas mulheres pareceu significativo para pensarmos na saúde e na atenção à mulher. Principalmente, se considerarmos o contexto social, cultural e político em que se insere a mulher na atualidade. Foi assim que trabalhei com essas mulheres no meu mestrado,[1] do qual retirei ideias para compor este capítulo.

Compreensão psicológica na dor pélvica crônica

Na idade reprodutiva algumas mulheres apresentam queixa de dor pélvica crônica (DPC). A dor pélvica crônica é definida por durar mais do que seis meses, ser contínua, não responsiva a tratamento e se torna uma condição debilitante para mulheres, podendo levar a depressão, improdutividade laboral.[2] A dor pélvica crônica é um problema comum e sub diagnosticado nas mulheres, tem causa multifatorial e, por isso, torna difícil o diagnóstico e tratamento. Em relação aos dados epidemiológicos de mulheres com dor pélvica, estudos mostram a dor iniciando na faixa etária entre 28 e 48 anos, com filhos. Essas estavam em tratamento médico e apresentaram história de abuso sexual e físico.[3,4] Dentre as causas da DPC, destaca-se a síndrome de congestão pélvica (SCP), presença de varizes pélvicas. Um quadro clínico caracterizado por diversos graus de dor, no período menstrual, durante e/ou após as relações sexuais, podendo haver alterações de hábito intestinal e urinário, insônia, dificuldade para engravidar e agravos na gestação. O diagnóstico de congestão venosa pélvica deve ser considerado entre as causas de dor pélvica crônica, principalmente após a exclusão de outras causas mais comuns, como doença inflamatória pélvica, endometriose, cistite intersticial, tumores pélvicos ou doença inflamatória intestinal.[5]

Os sintomas clássicos da síndrome de Nutcracker são: dor no flanco esquerdo, hematúria, proteinúria, dor pélvica crônica, dispareunia e dismenorreia e, no homem, varicocele e dor escrotal, queixas que em conjunto são chamadas de síndrome de congestão pélvica. A DPC apresenta alta prevalência, alguns estudos indicam que ela acomete ao menos ¼ das mulheres, e estima-se que a insuficiência venosa pélvica seja a responsável pelos sintomas em, ao menos, 20% dos casos. O primeiro pico de apresentação clínica ocorre na adolescência e no início da vida adulta e o segundo em mulheres e homens de meia idade que, em geral, apresentam sinais de SCP, ou mesmo varicocele.[6] Sua fisiopatologia é mal compreendida e, até hoje, é comum que muitos pacientes acometidos não recebam o diagnóstico e o tratamento adequados. Em revisão sistemática com 35 estudos que investigavam a prevalência de dor crônica no Brasil, a mesma variou de 23,02 a 76,17%, apresentando média nacional de 45,59% entre os estudos, afetando mais o sexo feminino.[7] Existe ainda pouca evidência científica, falta de padronização e consenso na distinção entre as diversas síndromes, tanto nos critérios diagnósticos, quanto nas técnicas de tratamento.[6]

O desconhecimento acerca desta síndrome que, além da dor pélvica, vem acompanhada de outros sintomas como fadiga, inchaço abdominal, cefaleia, oscilação de humor, questões estéticas, interfere violentamente na jornada dolorosa e longa da paciente em busca de tratamento. Os relatos destas mulheres são de uma vida de dor na realização de atividades cotidianas, no trabalho, nas relações sexuais, o que as faz se sentirem inadequadas, desabilitadas em vários aspectos da vida.

Em relação à sexualidade, observamos que esta vem à baila a partir do momento em que o profissional a inclui na sua anamnese; a paciente se autoriza a falar da dor nas relações sexuais, na evitação das mesmas, quando a dor é insuportável. Na obrigatoriedade para não desagradar o parceiro, a dor na relação sexual precisa ser abafada, disfarçada, onde se constata o real prejuízo na vida afetiva relacional e sexual.

A sintomatologia orgânica (abdômen e vulva inchados) somados a dor, estimulam fantasias de que algo dentro do corpo possa estourar. A falta de diagnóstico incrementa o medo do que possa estar acontecendo com o corpo e aciona angústias de morte. Sentimento de desvalia, desencanto e desesperança. Desesperança que aumenta a cada visita ao especialista procurado, a cada exame feito, sem resposta, descrença de que algo possa mudar. Vidas que se caracterizam por interrupções, do trabalho, estudo, vida sexual com o parceiro, vida social, cuidado com os filhos, sonhos interrompidos.

Um estudo recente buscou esclarecer a influência do aspecto psicológico na avaliação da DPC, através da pesquisa de percepções e crenças sobre a dor, revelando um quadro emocional de desesperança, catastrofização, sugerindo uma grande passividade no enfrentamento da dor.[8] Estas mulheres pareciam estar excluídas do processo o qual eram as maiores interessadas, uma postura passiva, como se não precisassem entender o que se passava com elas e também não tivessem recursos para se implicar no próprio tratamento, reproduzindo na relação consigo mesmas o tratamento recebido. Sobre como são tratadas, elas pensam que o profissional não escuta, não se interessa, não conecta uma coisa na outra, não aprofunda a investigação, não conversa com um colega.

A medicina tem avançado muito em tecnologia e especializações, mas o mesmo parece não acontecer quando se trata da escuta do paciente, sua singularidade, o caminho percorrido até o momento do atendimento, suas hipóteses, crenças, seus receios, angústias e recursos psíquicos.

Por ser uma síndrome pouco conhecida, o adoecimento adquire um caráter de sofrimento mudo, o tratamento muitas vezes confundido com problemas ginecológicos pode ter efeitos iatrogênicos. Um tratamento sem resolutividade acrescenta ainda mais sofrimento psíquico ao já experimentado pelas pacientes no processo, o que pode levar a desistência na busca por uma melhor qualidade de vida.

O risco do encontro de pacientes apartados de seu sofrimento psíquico, com um tratamento tecnicista que reproduzindo cisões, desconsidere o aspecto emocional, é de provocar cronicidade no adoecimento, em vez de ser uma oportunidade de aprendizado mútuo. A dor ao ser legitimada, pode ser acolhida, cuidada, e abre-se também a possibilidade de se falar da sexualidade como vinculo em que as duas pessoas envolvidas podem usufruir e obter gratificação. O momento do diagnóstico adquire então papel fundamental no acolhimento e na legitimação da dor, na inclusão da sexualidade como fator importante na saúde e na vida da mulher, um espaço para pensar a sexualidade e a saúde a partir da ótica feminina.

Em nossa experiência com pacientes com SCP, o fato da questão de a sexualidade estar incluída na anamnese, e a postura acolhedora na abordagem as autorizava a falarem do sofrimento, da dor e suas repercussões na vida. Ao usufruírem desta escuta sentiam-se validadas em sua dor e legitimadas em sua busca por melhor qualidade de vida. O que nos sugere que quando a paciente encontra no atendimento, continência para suas vivências, entendimento do que se passa com ela, possibilidade de tratamento, abre-se um canal de comunicação necessário para o estabelecimento de uma relação de confiança e de esperança.

Uma revisão realizada acerca das vivências emocionais de mulheres com DPC, decorrente de SCP, como esta é tratada e a escuta psicanalítica mostrou unanimidade nos artigos acerca da complexidade da DPC e do impacto na vida das mulheres, as repercussões familiares, profissionais, sociais e o alto custo ao sistema de saúde. No entanto, há divergências acerca da compreensão da dor.

A visão dicotômica mente-corpo e determinista causa-efeito tem permeado os estudos e pesquisas ligadas a DPC, o fato de não encontrarem uma patologia orgânica detectável respalda a noção de dor psicogênica, responsabilizando os transtornos de humor, de personalidade, disfunções sexuais e problemas de identidade, pelo adoecimento.[9]

Ainda em relação a SCP, e sob outro ponto de vista, os aspectos psicológicos apresentados no vértice que questiona o modelo psicogênico da dor são: depressão ligada a dor crônica debilitante, ansiedade por não saber o que acontece no próprio corpo. Em algum grau, as mulheres que sofrem de DPC sentem suas vidas interrompidas pela dor, gerando a necessidade de desenvolvimento de modelos de compreensão da dor que integrem aspectos cognitivos, afetivos, comportamentais e fisiológicos, numa clara alusão a importância de superar a dualidade mente – corpo.[10]

Ansiedade na falta de um diagnóstico claro, insatisfação sexual, aparecem em ensaio clínico controlado aleatorizado.[11] O autor afirma que a SCP é responsável por DPC em alta proporção de pacientes sem patologia orgânica localizada, e que o sofrimento psicológico das pacientes é resultado de uma dor não definida, nem esclarecida e sem tratamento e que a situação é reversível, com o tratamento adequado, inclusive não encaminhando as pacientes para psicoterapia antes da realização do tratamento. Os trabalhos que partiram de modelos de compreensão da dor com visão cindida de mente e corpo, apresentam aspectos psicológicos ligados a DPC como sintomas, diagnósticos psicopatológicos, distúrbios, o que pouquíssimo nos informa sobre o sofrimento destas mulheres, o que pode alijar o processo investigativo diagnóstico e o tratamento, levando a um julgamento moral, rotulando-se as pacientes de exageradas ou refratárias ao tratamento, além de um impasse cria-se uma situação de desalento em todos os envolvidos.

Observando a literatura sobre as vivências emocionais de mulheres com DPC decorrente de SCP, e como essa é tratada, foi possível identificar que o modelo de compreensão da dor vai guiar o processo investigativo e o tratamento. A descoberta da SCP como fator etiológico na DPC revela que a não detecção de patologia orgânica, por si só, não garante que a causa da dor seja psicológica, novos métodos diagnósticos são necessários, inclusive baseados em um entendimento da dor como processo que vai além da cisão orgânico e não orgânico.

Em Psicanálise, uma matriz teórica aponta convergência na compreensão do adoecimento somático entre os autores Ferenczi, Groddeck e Winnicott, que ressalta: uma visão monista do indivíduo no qual corpo e psique são entendidos como expressões concomitantes de uma realidade integral; a compreensão da psique não como uma máquina de descarregar excitações, mas como um movimento produtivo ininterrupto, que promove continuamente uma elaboração imaginativa do corpo e o entendimento de que o adoecimento é um fenômeno relacional, que só pode ser adequadamente compreendido à luz da história e do contexto atual do indivíduo.[12] A amostragem da revisão demonstra que a partir da inclusão da compreensão do paciente, da resposta emocional a cronicidade da dor, do questionamento da qualidade do diagnóstico e da reversibilidade do sofrimento pelo tratamento adequado, novas pesquisas que incluam outros fatores implicados da DPC precisam ser feitas, inclusive incluindo a dimensão subjetiva da dor.

Fundamental salientar a importância do conhecimento da SCP por parte dos profissionais envolvidos no cuidado da saúde da mulher, isto reduz em tempo e sofrimento o tratamento que as pacientes tanto necessitam. Ao investigar as vivências emocionais de mulheres com SPC, foi possível observar que o adoecimento irrompe na vida das pacientes, trazendo angústias, sofrimento psíquico além do físico, a vivência emocional é de uma vida interrompida. O impacto da doença e do diagnóstico na vida dessas mulheres é forte e traz sofrimento e desespero.

Conclusão

A escuta psicanalítica da realidade psíquica de mulheres diagnosticadas com SCP realizada em nosso estudo,[1] que sofreram durante muito tempo até encontrarem tratamento adequado, revelou angústia de morte, desorganização psíquica, impotência, desamparo, depressão, isolamento, desvalia, submissão e desesperança. Fantasias de um corpo estragado, inútil e morto. É no método investigativo que inclui ouvir as mulheres, como elas vivenciam emocionalmente a dor pélvica crônica e o impacto dessa experiência na vida delas, que encontraremos elementos para pensar a abordagem científica na dimensão ética, o que pode levar a novas pesquisas que incluem o sofrimento como elemento central da natureza humana, e que este sofrimento aparece e pode ser recrudescido ou transformado quando um outro alguém se propõe a ouvi-lo e dar voz a ele.

A experiência de não encontrarem tratamento efetivo, de ouvirem do médico que não há cura, provoca um quadro de desânimo e apatia, um ciclo de passividade e de submissão, no entanto há uma insistência em buscar uma resposta para o sofrimento, há uma resistência em relação a se deixarem sucumbir. Após suplantar as dificuldades na busca do tratamento clínico, quando é apresentado a elas um diagnóstico e proposta de tratamento, há o susto, a surpresa, o medo, mas enfrentam e, após o procedimento endovascular, há uma certa melhora, mas ainda um desconforto. Essas mulheres reclamam que ainda não estão totalmente boas, convocando o médico a continuar o tratamento, mostrando a possibilidade de uma implicação no tratamento.

É nessa brecha entre a certeza e a dúvida, o susto e o enfrentamento, entre a submissão e a (re)clamação, que brota a esperança. Esperança da vida não se limitar à dor, resgate dos sonhos, da maternagem, do cuidar, do usufruir a sexualidade, da realização profissional, enfim viver a vida em todas as suas dimensões criativas.

A ênfase da escuta psicanalítica reside na importância do vínculo que se estabelece entre quem cuida e quem é cuidado como fonte provedora de esperança, o vínculo terapêutico sendo aquele que se caracteriza pela manutenção da escuta, abertura para novos sentidos e oportunidade de aprendizagem para todos os envolvidos, o que pode levar ao sentimento de confiança no ser humano e a experiência de que a vida vale a pena ser vivida.

Referências bibliográficas

1. Pinto MGCS, Motta IF. A (Des)esperança em mulheres com Síndrome de Congestão Pélvica. São Paulo. Dissertação (Mestrado em Psicologia Clínica) – Instituto de Psicologia da Universidade de São Paulo: 2024.

2. Perry CP. Current concepts of pelvic congestion and chronic pelvic pain. JSLS: Journal of the Society of Laparoendoscopic Surgeons, 2001: 5(2), 105. https://www.ncbi.nlm.nih.gov/pmc/articles/PMC3015423/.

3. Deus JM, Santos AF, Bosquetti RB, Pofhal L, Alves Neto O. Análise de 230 mulheres com dor pélvica crônica atendidas em um Hospital Público. Revista Dor, 2014: 15 (3): https://doi.org/10.5935/1806-0013.20140042.

4. Barcelos PR, Conde DM, Deus JM, Martinez E. Qualidade de vida de mulheres com dor pélvica crônica: um estudo de corte transversal analítico. Revista Brasileira de Ginecologia e Obstetrícia, 2010: 32 (5): 247-53. https://www.scielo.br/j/rbgo/a/FrCjF78cMT3gttqRyZzmdtB/abstract/?lang=pt.

5. Ferreira M, Lanziotti L, Abuhabda G, Monteiro M, Cpotorto L, Spicacci JL Dor pélvica crônica: o papel da síndrome do quebra nozes. Jornal Vascular Brasileiro, 2008: 7, 76-79. https://www.scielo.br/j/jvb/a/xyKwPNsHFTmkgbDmYP7VrLh/abstract/?lang=pt.

6. Rossi FH. Manual de diagnóstico e tratamento endovenoso. São Paulo, Dilivros: 2022.

7. Aguiar DP, Souza CPDQ, Barbosa WJM, Santos-Júnior FFU, Oliveira ASD. Prevalência de dor crônica no Brasil: revisão sistemática. Brazilian Journal of Pain, 2021; 4, 257-267. https://doi.org/10.5935/2595-0118.20210041.

8. Godoi JE, Macêdo DR, Carvalho JR, Deus JM. Retratos da dor pélvica crônica: percepções e crenças de 80 mulheres. Brazilian Journal of Pain, 2019: 2(1), 8-13. https://www.scielo.br/j/brjp/a/9xsGLJHzyKtrHWkBfX8zdpS/abstract/?lang=pt.

9. Romão APMS, Gorayeb R, Nogueira AA. O funcionamento psicológico e sexual da mulher com dor pélvica crônica: atualização. Femina, 2009; 63(5):707-1.

10. Pearce S. The concept of psychogenic pain: a psychological investigation of women with pelvic pain. Current Psycholology, 1987;6:219-228. https://www.rifp.it/ojs/index.php/rifp/article/download/rifp.2021.0017/1156.

11. Soysal ME, Soysal S, Vıcdan K, Ozer S. A randomized controlled trial of goserelin and medroxyprogesterone acetate in the treatment of pelvic congestion. Human Reproduction, 2001; 16(5):931-939. https://academic.oup.com/humrep/article-pdf/16/5/931/11514699/0160931.pdf.

12. Santos LND. Peixoto CA. O adoecimento somático em Ferenczi, Groddeck e Winnicott: uma nova matriz teórica. Psicologia: Ciência e Profissão, 2019; 39: e182306. https://www.scielo.br/j/pcp/a/BMS9FVFgm6Zvm7s6qMYdVkP/.

Suporte Nutricional

21

Priscila Moreira

Desde a década de 1950, o impacto da dieta nas doenças venosas crônicas vem chamando a atenção de estudiosos, já associando o risco de desenvolvimento de desordens venosas com hábitos alimentares, bem como com o estado nutricional desses pacientes. As doenças venosas pélvicas (DVP), incluindo a síndrome de congestão pélvica, são condições que envolvem a dilatação das veias na região pélvica, causando dor crônica e outros sintomas. A dieta pode desempenhar um papel significativo na gestão dessas condições, influenciando tanto a prevenção quanto a gravidade dos sintomas.[1]

A síndrome de quebra-nozes ou Nutcracker, que se caracteriza pela compressão da veia renal esquerda, entre a aorta abdominal e a artéria mesentérica superior, ou entre a coluna lombar e aorta, tem sido associada a estatura alta e baixo IMC (índice de massa corporal) devido à diminuição da gordura retroperitoneal, que pode influenciar a velocidade máxima do fluxo sanguíneo na porção aortomesentérica da veia renal esquerda. É uma condição rara e mais comum em crianças e adolescentes.[2] Tendo em vista essas características, o suporte para recuperação do estado nutricional é essencial.

A síndrome de May Thurner ou de Cockett, que é caracterizada pela compressão da veia ilíaca esquerda (VIE) entre a artéria ilíaca direita e o corpo das vértebras lombares associada à hipertensão venosa crônica unilateral no membro inferior esquerdo, acompanha sintomas clínicos de insuficiência venosa, e tem sido predominantemente descrita em mulheres de meia-idade. A compressão da veia ilíaca pode ser assintomática até que algum evento desencadeie o início da síndrome, como gestação, imobilização prolongada ou cirurgia.[3]

A Síndrome da Congestão Venosa Pélvica é caracterizada por varizes pélvicas, acarretando dilatação e estase venosa dos órgãos desta cavidade e, consequentemente, dor crônica. isso acontece a partir de um processo multifatorial, dentro do qual o aumento da pressão abdominal e a ação de hormônios femininos parecem ser fatores centrais. Esses aspectos podem justificar a maior incidência da Síndrome em mulheres multíparas em idade fértil e o desaparecimento dos sintomas durante o climatério.[4] A varicocele é uma condição que envolve a dilatação do plexo pampiniforme, que drena o sangue dos testículos. Normalmente, o fluxo sanguíneo reverso é impedido por pequenas válvulas de sentido único. Defeitos nestas válvulas ou de compressão das veias por estruturas adjacentes podem provocar dilatação do vaso e diminuição do volume testicular, causando dor testicular e sensação de peso na região escrotal. A gravidade da varicocele tem sido inversamente associada ao aumento do IMC, mas não à idade, aumentando em aproximadamente 10% a cada década de vida. Alguns autores sugerem que é possível que a detecção adequada de uma varicocele possa ser mais difícil em pacientes com obesidade (devido a um cordão espermático mais espesso) e isso resulte em uma subdetecção de varicocele nesses homens.[5-8] Atuais evidências epidemiológicas, demonstraram que muitos alimentos funcionais de origem natural e nutracêuticos que são particularmente abundantes na dieta mediterrânica apresentaram efeitos anti-inflamatórios na varicocele.[9]

Com exceção à síndrome de quebra-nozes, que alerta sobre a maior incidência entre jovens com baixo IMC para a idade, o estado nutricional de pacientes acometidos por desordens venosas pélvicas não é descrito na literatura científica.[2]

Estudos sugerem que o enfraquecimento da parede venosa é causado por alterações na composição do colágeno e pela redução de elastina, além de inflamação crônica e liberação de citocinas. A maioria das pesquisas indica que mulheres com sobrepeso ou obesas têm maior propensão a desenvolver varizes, enquanto essa relação não é consistente em homens. Mulheres com sobrepeso moderado (IMC 25,0-29,9 kg/m^2) têm uma chance 1,53 vezes maior de relatar varizes, e mulheres obesas (IMC ≥ 30,0 kg/m^2) têm um risco três vezes maior. Em contraste, não há relação significativa entre IMC e doença venosa em homens.[10]

Um estudo com idosos italianos encontrou uma tendência significativa de aumento da prevalência de varizes com o aumento do IMC em mulheres, mas não em homens. Essa diferença pode ser influenciada pela paridade, já que mulheres que tiveram filhos tendem a ter maior peso corporal. A obesidade não está consistentemente associada à insuficiência venosa crônica (IVC). Embora alguns estudos mostrem um risco duas vezes maior de IVC em obesos, essa relação desaparece após ajuste para outros fatores. Pacientes com IVC e varizes podem ser menos ativos fisicamente, aumentando a probabilidade de obesidade.[10]

Se há uma relação entre peso corporal e varizes, o mecanismo pode ser similar ao observado na gravidez, onde mulheres com sobrepeso e obesas têm níveis mais altos de estrogênios circulantes. Após a menopausa, essa diferença se torna mais evidente, resultando em maior volume intravascular e pressão no retorno venoso periférico.[10]

Sabe-se que o tratamento clínico, com uso de fármacos e uso de bermudas compressivas, pode amenizar as dores geradas por essa condição, e a embolização endovascular ou escleroterapia podem ser consideradas, conforme a necessidade. Apesar da escassez de estudos e orientações nutricionais específicas para doenças venosas pélvicas, é possível extrapolar recomendações nutricionais para doenças venosas crônicas e outras que visem controlar os fatores de risco que podem agravar as doenças venosas.

O rastreamento e a avaliação são partes integrais do processo de cuidado nutricional, que envolve a avaliação do estado nutricional e identificação do diagnóstico nutricional, as intervenções nutricionais, que incluem educação e aconselhamento nutricional, e por fim, o monitoramento e avaliação da efetividade das intervenções.

Avaliação do estado nutricional e diagnóstico nutricional

A avaliação do estado nutricional pode ser realizada a partir da mensuração de variáveis antropométricas que servem de parâmetro para diagnóstico e acompanhamento da evolução do estado nutricional, tanto dentro do ambiente hospitalar, quanto em seguimento ambulatorial. As medidas de peso, estatura, IMC e circunferência abdominal, podem ser utilizadas para avaliar e acompanhar a evolução do estado nutricional.

O Índice de Massa Corporal (IMC) é uma variável de simples obtenção e amplamente utilizada para diagnóstico de estado nutricional. Recomenda-se que o emprego dessa variável seja associado à outras para estimativa mais adequada do estado nutricional, já que a mesma não reflete a composição corporal, pois apenas o peso (P) e a estatura (E) são utilizadas na equação P/E(m)^2.

O diagnóstico adequado depende ainda de atenção quanto aos valores de referência, de acordo com a idade, já que entre crianças e adolescentes, adultos e idosos, a classificação do estado nutricional através do IMC é diferente.

Tabela 21.1. Índices antropométricos e demais parâmetros adotados para a vigilância nutricional, segundo recomendações da Organização Mundial de Saúde e do Ministério da Saúde

Fases do curso da vida	Índices e parâmetros
Crianças	Peso para idade Estatura para idade Peso para estatura IMC para idade
Adolescentes	IMC para idade Estatura para idade
Adultos	IMC Circunferência Abdominal
Idosos	IMC

Fonte: adaptada de SISVAN[11] (2011).

Para crianças entre 5 e 19 anos, o Ministério da Saúde recomenda a utilização das novas curvas de referência da OMS, de 2007. Os índices utilizados para esta faixa etária são: estatura-para-idade, peso-para-idade (até 10 anos), IMC-para-idade. Essas curvas podem ser consultadas no site da Sociedade Brasileira de Pediatria,[12] direcionado através do *QR Code*:

As tabelas a seguir apresentam os valores de referência e diagnóstico nutricional para as faixas etárias mais acometidas por desordens venosas pélvicas (pré-púberes e púberes), como descrito na literatura sobre a síndrome de quebra-nozes.[2]

Crianças de 5 a 10 anos

Tabela 21.2. Estatura/idade

Escore – Z	Percentil	Diagnóstico Nutricional
<-3	<p1	Muito baixa estatura para idade
≥-3 e <-2	≥p1 e <p3	Baixa estatura para idade
≥-2	≥p3	Estatura adequada para idade

Fonte: adaptada de SISVAN[11] (2011).

Tabela 21.3. Peso/idade

Escore – Z	Percentil	Diagnóstico Nutricional
<-3	< p1	Muito baixo peso para idade
≥-3 e <-2	≥p1 e <p3	Baixo peso para idade
≥-2 e <+2	≥p3 e <p97	Peso adequado para idade
≥+2	≥p97	Peso elevado para idade*

Fonte: adaptada de SISVAN[11] (2011).

*Este não é o índice antropométrico mais recomendado para avaliação do excesso de peso entre crianças. Avalie esta situação pela interpretação dos índices de IMC/Idade.

Tabela 21.4. IMC/idade

Escore – Z	Percentil	Diagnóstico Nutricional
<-3	<p1	Desnutrição grave
≥-3 e <-2	≥p1 e <p3	Desnutrição
≥-2 e <+1	≥p3 e <p85	Eutrofia
≥+1 e <+2	≥p85 e <p97	Sobrepeso
≥+2 e <+3	≥p97 e <p99	Obesidade
≥+3	≥p99	Obesidade grave

Fonte: adaptada de SISVAN[11] (2011).

Adolescentes de 10 a 19 anos

Tabela 21.5. Estatura/idade

Escore – Z	Percentil	Diagnóstico Nutricional
<-3	<p1	Muito baixa estatura para idade
≥-3 e <-2	≥p1 e <p3	Baixa estatura para idade
≥-2	≥p3	Estatura adequada para idade

Fonte: adaptada de SISVAN[11] (2011).

Tabela 21.6. IMC/idade

Escore – Z	Percentil	Diagnóstico Nutricional
<-3	< p1	Desnutrição grave
≥-3 e <-2	≥p1 e <p3	Desnutrição
≥-2 e <+1	≥p3 e <p85	Eutrofia
≥+1 e <+2	≥p85 e <p97	Sobrepeso
≥+2 e <+3	≥p97 e <p99	Obesidade
≥+3	≥p99	Obesidade grave

Fonte: adaptada de SISVAN[11] (2011).

Tabela 21.7. Valores de referência de IMC para adultos e idosos

	Referência	Pontos de Corte
Adultos	WHO	Baixo Peso: < 18,4 kg/m²
		Eutrofia: 18,5-24,9 kg/m²
		Sobrepeso: 25-29,9 kg/m²
		Obesidade Grau I: 30-34,9 kg/m²
		Obesidade Grau II: 35-39,9 kg/m²
		Obesidade Grau III: ≥ 40 kg/m²
Idosos	SABE/OPAS	Baixo Peso: < 23 kg/m²
		Eutrofia: 23-28 kg/m²
		Sobrepeso: ≥ 28-30 kg/m²
		Obesidade: ≥ 30 kg/m²

Fonte: WHO[13] (1997); SABE/OPAS (2003).[14]

A medida da circunferência abdominal (CA) é uma variável antropométrica preditora de adiposidade central. Estudos sugerem que a obesidade abdominal reflita forte associação com risco para doenças cardiovasculares e metabólicas, sendo assim encorajado seu uso rotineiro na avaliação em conjunto ao IMC.[15,16]

A medida deve ser realizada no ponto médio entre o rebordo costal e a crista ilíaca, utilizando fita inelástica, sem comprimir os tecidos. Recomenda-se que o avaliador faça a aferição sempre à altura dos olhos. Os valores de referência para classificação são diferentes de acordo com a idade e sexo, como é possível verificar na Tabela 21.8.

Tabela 21.8. Classificação da circunferência abdominal para adultos e riscos associados

	Elevado	Muito elevado
Homem	94 cm	102 cm
Mulher	80 cm	88 cm

Fonte: I Diretriz Brasileira de Diagnóstico e Tratamento da Síndrome Metabólica, 2005.[17]

Um estudo retrospectivo que investigou a associação entre a síndrome de congestão pélvica (SCP) e o índice de massa corporal (IMC) revelou que pacientes com SCP tendem a ter um IMC menor, enquanto pacientes obesos apresentam varizes periféricas mais frequentes nas pernas. Os autores sugeriram que a ausência de efeitos hormonais protetores em pacientes magros com SCP, que são frequentemente multíparas e pré-menopáusicas, pode ser o mecanismo subjacente. Além disso, concluíram que a localização do tecido adiposo em pacientes obesos pode contribuir para a dilatação das veias varicosas nas pernas. Especificamente, o tecido adiposo abdominal pode prevenir a dilatação das veias ovarianas ou pélvicas em pacientes obesos. O trabalho também discutiu a apresentação de varizes em diferentes regiões venosas, incluindo pernas, pélvis, veias ovarianas, glúteas e vulvares. É razoável esperar variações nos parâmetros clínicos, demográficos, físicos e anatômicos, dependendo da região vascular envolvida. As anormalidades sistêmicas da parede vascular podem causar manifestações clínicas variadas, influenciadas por fatores de risco específicos para cada região vascular. Por exemplo, um corpo magro está associado à SCP e varicocele, enquanto a obesidade e longos períodos de permanência em pé estão ligados a varizes nas pernas, e constipação e gravidez estão associadas a hemorroidas. Fatores como composição corporal, alterações hormonais e obesidade afetam a integridade da estrutura vascular. Além disso, varizes venosas podem se manifestar clinicamente de maneiras diferentes, dependendo do território vascular afetado e dos fatores de risco contribuintes.[18]

Determinação das necessidades nutricionais

Após conhecer o estado nutricional, é essencial que seja também identificado como é o comportamento alimentar do paciente. A avaliação dos hábitos de vida e consumo alimentar, é primordial para orientar as ações de atenção integral à saúde e, principalmente, para promover a melhora do perfil alimentar e nutricional. A aplicação de um registro alimentar de 24h possibilita conhecer os alimentos consumidos no dia anterior, amenizando possíveis vieses de memória, ou seja, esquecimento em relação à alimentação realizada. Além de uma ferramenta de fácil e rápida aplicabilidade, não altera a ingestão alimentar do paciente, pode ser utilizado em qualquer faixa etária e em analfabetos, e possui baixo custo.[19]

A determinação das necessidades energéticas e o balanço energético a ser aplicado, deverá ser realizado de acordo com as necessidades identificadas na avaliação nutricional, levando-se em consideração o estado nutricional e tipo de tratamento clínico que o paciente receberá. Uma vez que as necessidades nutricionais podem sofrer mudanças de acordo com o nível de atividade física ou fator injúria desse paciente:

Tabela 21.9. Equações para estimativa da taxa metabólica basal conforme peso, sexo e idade em indivíduos saudáveis

Faixa etária (anos)	Sexo Masculino TMB (kcal/dia)	Sexo Feminino TMB (kcal/dia)
0-3	$60,9 \times$ Peso - 54	$61,0 \times$ Peso - 51
3-10	$22,7 \times$ Peso + 495	$22,5 \times$ Peso + 499
10-18	$17,5 \times$ Peso + 651	$12,2 \times$ Peso + 746
18-30	$15,3 \times$ Peso + 679	$14,7 \times$ Peso +496
30-60	$11,6 \times$ Peso + 879	$8,7 \times$ Peso + 829
>60	$13,5 \times$ Peso +487	$10,5 \times$ Peso + 596

Fonte: Adaptada de FAO/OMS/ONU (1985) in Sartorelli, Florindo, Cardoso (2006).[20]

Tabela 21.10. Necessidades energéticas diárias de adultos conforme categoria de trabalho ocupacional expressas em múltiplos da TMB, segundo sexo

Categoria de Trabalho	Múltiplo das TMB/dia	
	Homens	Mulheres
Leve	1,55	1,56
Moderado	1,78	1,64
Pesado	2,10	1,82

Fonte: Adaptada de FAO/OMS/ONU (1985) in Sartorelli, Florindo, Cardoso (2006).[20]

Com relação às recomendações nutricionais para essa população, na existência de fatores de risco cardiovascular responsivos à dieta, incluindo desnutrição/baixo peso, obesidade, hipertensão, dislipidemia e diabetes mellitus, precisaram ser contempladas, adotando-se um balanço energético positivo ou negativo, a depender do estado nutricional avaliado.

A terapia nutricional que inclui o monitoramento da ingestão de carboidratos é crucial tanto para a prevenção quanto para o tratamento do diabetes. Apesar de vários estudos tentarem determinar a melhor combinação de nutrientes para indivíduos com diabetes, uma revisão sistemática revelou que não existe uma proporção ideal universal. Portanto, a prescrição de macro e micronutrientes deve ser personalizada, seguindo orientações semelhantes às recomendadas para a população em geral.

O incremento ou a restrição calórica adotada na prescrição dietética precisa ser avaliada e aplicada individualmente, levando-se em conta a tolerância, hábitos de vida e condições sociais e econômicas do paciente.[21]

Tabela 21.11. Ingestão Diária Recomendada de Macronutrientes segundo as principais referências para prevenção e tratamento de doenças cardiovasculares.

MACRONUTRIENTES	Crianças a partir de 4 anos, adolescentes, adultos e idosos saudáveis (DRI[22], 2006)	Indivíduos com diagnóstico de Diabetes Melitos (SBD[23] 2019-2020; SBD[24] 2023)	Indivíduos com diagnóstico de Dislipidemias (SBC[24], 2017)				
			LDL-c		Triglicerídeos		
			Dentro da meta sem comorbidades	Dentro da meta com comorbidades	Limítrofe 150-199 mg/dL	Elevado 200-499 mg/dL	Muito elevado + > 500 mg/dL
Carboidratos (%VCT)	45-65	45-65	50-60	45-60	50-60	50-55	45-50
Sacarose (%VCT)		Não recomenda consumo	<10	<10	<10	05-10	<5
Frutose		Não recomenda adição aos alimentos					
Proteínas (%VCT)	4-18 anos: 10-30 > 19 anos: 10-35	15-20 ou 1 a 1,5 g/kg/dia	15	15	15	15-20	20
Gorduras totais (%VCT)	4-18 anos: 25-35 > 19 anos: 20-35	20 a 35	25-35	25-35	25-35	30-35	30-35
AG Monoinsaturados (%VCT)		Dar preferência	15	15	10-20	10-20	10-20
AG Poliinsaturados (%VCT)	5-10		5-10	5-10	10-20	10-20	10-20
AG Saturados (%VCT)		Até 10	< 10	< 7	< 7	< 5	< 5
Fibra alimentar (g)	4-8 anos: 25 H 09-13 anos: 31 H 14-50 anos: 38 H > 51 anos: 30 M 09-18 anos: 26 M 19-50 anos: 25 M > 51 anos: 21	25-30 14 g/1000 kcal	25 fibras totais, sendo 6 g de fibras solúveis				

Fontes: SBD[23] (2019), SBD[24] (2023), SBC[25] (2017), DRI[22] (2006).

Intervenção Nutricional

A adoção do padrão alimentar DASH pode oferecer múltiplos benefícios para pessoas com congestão pélvica, ao promover a saúde vascular, melhorar a circulação, controlar o peso e reduzir a inflamação. Seu efeito pode ser potencializado pela baixa ingestão de sódio, presente principalmente em alimentos industrializados, e embora seja mais conhecida por seu impacto na hipertensão, seus princípios podem ser benéficos para outras condições de saúde, incluindo a congestão pélvica. As evidências diretas sobre a dieta DASH especificamente para doenças venosas são escassas, porém seus benefícios comprovados para a saúde cardiovascular sugerem que ela pode ser um componente de suporte de uma abordagem abrangente para gerenciar condições venosas.[26]

A adoção de um padrão alimentar mediterrâneo, que enfatiza o consumo de frutas, tubérculos, grãos (principalmente integrais), legumes, nozes, sementes e azeite, e ingestão moderada de frutos do mar, aves, laticínios e baixo consumo de carnes vermelhas e doces, está associado a redução do estado de inflamação, melhora do estresse oxidativo, disfunção endotelial, e agregação plaquetária, além de favorecer a reprogramação das funções microbianas intestinais, podendo desempenhar um papel importante na promoção da saúde e da longevidade. Diversos nutrientes, especialmente proteínas e fibras insolúveis, influenciam significativamente a função, estrutura e produção de substâncias metabólicas pela microbiota intestinal. Dados metagenômicos mostram que esses nutrientes podem modular a resposta imune e ativar várias vias metabólicas e inflamatórias. O baixo teor de colina e L-carnitina (encontrados em grande quantidade na carne vermelha, ovos e queijo) em dietas específicas está relacionado a um menor risco cardiovascular. Isso ocorre porque níveis elevados de TMAO (óxido de trimetilamina), um produto do metabolismo da colina e L-carnitina, aumentam a inflamação vascular e têm um efeito pró-trombótico ao promover a hiper-responsividade plaquetária a diversos agonistas, tanto em humanos quanto em roedores. Esse mecanismo está provavelmente associado à obesidade e ao diabetes tipo 2. Altos níveis de TMAO estão ligados a um risco maior de desenvolver doenças cardiovasculares, independentemente de outros fatores de risco, tanto em humanos quanto em camundongos.[27] Por isso, se faz tão importante e necessária a individualização da prescrição nutricional, com adequação do consumo de nutrientes.

Uma dieta pobre em fibras pode contribuir para o desenvolvimento de veias varicosas. Estudos que analisaram a relação entre dieta e doenças venosas indicam que uma dieta "ocidental", rica em carboidratos refinados e pobre em fibras, eleva o risco de veias varicosas. A constipação e o aumento da pressão intra-abdominal também podem obstruir o retorno venoso. Para validar essa hipótese, pesquisas investigaram hábitos intestinais, incluindo postura durante a evacuação e tempo de trânsito das fezes como fatores de risco para veias varicosas. Observou-se um aumento no risco de varizes do tronco safeno em homens que relataram fazer esforço no início da evacuação. Em mulheres, houve uma sugestão de relação inversa com a frequência de defecação e uma relação positiva com esforço na evacuação. No entanto, a ingestão de fibras e o tempo de trânsito das fezes não foram associados à prevalência ou gravidade das veias varicosas em homens e mulheres. Outros estudos não encontraram associação entre ingestão de fibras, tempo de trânsito e refluxo venoso. É importante destacar que a maioria dos estudos sobre dieta, insuficiência venosa crônica (IVC) e veias varicosas foram realizados em populações caucasianas. Estudos futuros devem examinar os hábitos alimentares de outros grupos raciais e étnicos e sua relação potencial com a doença venosa crônica.[10]

Um estudo recente investigou a associação entre dieta e doença venosa crônica (DVC) e descobriu que um maior consumo de produtos à base de soja e ovos está associado a um menor risco de DVC. Em contrapartida, o alto consumo de alimentos fritos está positivamente associado ao risco de DVC. Essas associações são, em grande parte, independentes de outros fatores dietéticos e não dietéticos. O estudo também destacou a necessidade de pesquisas prospectivas e de intervenção para confirmar esses achados e explorar os potenciais efeitos benéficos da dieta e dos nutrientes na DVC.[1]

Os ácidos graxos ômega 3, especialmente o EPA e o DHA, têm propriedades anti-inflamatórias e podem reduzir a viscosidade do sangue, melhorando a circulação sanguínea em pacientes com doenças venosas crônicas (DVC) e diminuindo a inflamação e o risco de complicações trombóticas. Ensaios clínicos sugerem que a suplementação com ômega 3 em doses entre 1-2 mg/dia, pode reduzir o edema e melhorar sintomas como dor e sensação de peso nas pernas, além de melhorar a função endotelial ao aumentar a produção de óxido nítrico e a vasodilatação. Esses ácidos graxos também podem prevenir complicações trombóticas, como trombose venosa profunda, devido às suas propriedades anticoagulantes e antitrombóticas, conforme demonstrado em estudos que indicam uma redução significativa na agregação plaquetária e no risco de formação de coágulos.[28] Além disso, sua capacidade de modificar a composição da microbiota intestinal e cutânea, também vem sendo evidenciada.[29] A prescrição de suplementos a base de ômega 3 precisa ser individualizada, levando-se em conta a tolerância e os possíveis efeitos colaterais relacionados à coagulação do paciente.[30]

Tabela 21.12. Resumo das recomendações nutricionais.

Padrão Alimentar DASH	Promove a saúde vascular: Contribui para a melhora da circulação. Controle do peso e redução da inflamação: Ajuda a manter um peso saudável e reduz processos inflamatórios. Baixa ingestão de sódio: Especialmente evitando alimentos industrializados, conhecido por seu impacto positivo na hipertensão. Benefícios para outras condições de saúde: Potencialmente benéfico para a congestão pélvica e outras condições venosas, apesar das evidências diretas serem limitadas.
Padrão Alimentar Mediterrâneo	Consumo de alimentos naturais: Enfatiza frutas, tubérculos, grãos integrais, legumes, nozes, sementes e azeite, com baixo consumo de carnes vermelhas e doces. Ingestão moderada de proteínas animais: Inclui frutos do mar, aves e laticínios magros. Redução da inflamação e estresse oxidativo: Melhora a função endotelial e a agregação plaquetária. Reprogramação da microbiota intestinal: Influencia positivamente a função e estrutura da microbiota intestinal.
Alimentos e Nutrientes Específicos	Proteínas e fibras insolúveis: Modulam a resposta imune e ativam vias metabólicas e inflamatórias. Baixo teor de colina e L-carnitina: Associado a menor risco cardiovascular devido à redução do TMAO, que está ligado à inflamação vascular e efeito pró-trombótico. Soja e ovos: Maior consumo está associado a um menor risco de doença venosa crônica (DVC). Alimentos fritos: Alto consumo está positivamente associado ao aumento do risco de DVC.
Dieta Rica em Fibras	Prevenção de veias varicosas: Evita a constipação e a pressão intra-abdominal elevada, que podem obstruir o retorno venoso. Dieta ocidental: Rica em carboidratos refinados e pobre em fibras, está associada ao aumento do risco de varizes.
Ômega 3	Propriedades anti-inflamatórias e de redução da viscosidade do sangue, melhora da circulação sanguínea, redução de edema, melhora da função endotelial e prevenção de complicações trombóticas.

Conclusão

A adoção de padrões alimentares naturais, livres de alimentos ultraprocessados, pode oferecer significativos benefícios para a saúde vascular, especialmente em desordens venosas pélvicas. Dietas como a DASH e a Mediterrânea, que enfatizam o consumo de frutas, vegetais, grãos integrais, legumes, nozes e azeite, são eficazes na redução da inflamação, melhora da circulação e controle de peso, todos fatores cruciais na gestão da congestão pélvica. A redução da ingestão de sódio, presente principalmente em alimentos industrializados, é fundamental para potencializar esses benefícios. A suplementação com ácidos graxos ômega 3, conhecidos por suas propriedades anti-inflamatórias e anticoagulantes, pode melhorar a circulação sanguínea e reduzir complicações trombóticas. A constipação, frequentemente associada a dietas ocidentais pobres em fibras, pode aumentar o risco de veias varicosas devido à pressão intra-abdominal elevada. Portanto, a individualização da prescrição nutricional, com ênfase em nutrientes específicos e adequação ao paciente, é essencial para a promoção da saúde vascular e a prevenção de complicações relacionadas às desordens venosas. Estudos futuros devem explorar a relação entre dieta e doenças venosas em diferentes grupos raciais e étnicos para uma abordagem mais abrangente e inclusiva.

Referências bilbiográficas

1. He J, Ma F, Yao J, Premaratne S, Gao H, et al. Dietary Effects on Chronic Venous Disease. Ann Vasc Surg. 2023 Jan;88:257-267. doi: 10.1016/j.avsg.2022.06.015. Epub 2022 Jul 8. PMID: 35817383.

2. Shin JI, Lee JS, Kim MJ. The prevalence, physical characteristics and diagnosis of nutcracker syndrome. Eur J Vasc Endovasc Surg. 2006 Sep;32(3):335-6. doi: 10.1016/j.ejvs.2006.04.030. Epub 2006 Jun 15. PMID: 16781173.

3. Corrêa MP, Kurtz GS, Bianchini L, Copatti L, Ribeiro M, Saleh JN, et al. Prevalência de compressão da veia ilíaca esquerda em imagens tomográficas de uma população. J vasc bras [Internet]. 2020;19:e20190060. Available from: https://doi.org/10.1590/1677-5449.190060.

4. Do G, Galego N, Silveira P, Torres Bortoluzzi C, Franklin R, Ronchi T. RELATO DE CASO 262 J Vasc Bras. Jul-Set [Internet]. 2015 [cited 2022 Mar 12];14(3):262–6. Available from: https://www.scielo.br/j/jvb/a/NbRFZfvgFbkfpp9Gxcg8KCQ/?format=pdf&lang=pt.

5. Alsaikhan B, Alrabeeah K, Delouya G, Zini A. Epidemiology of varicocele. Asian J Androl. 2016 Mar-Apr;18(2):179-81. doi: 10.4103/1008-682X.172640. PMID: 26763551; PMCID: PMC4770482.

6. Hu X, Yang X, Zhao J, Guan T, Dai Q, et al. Association between body mass index and varicocele among 211 989 Chinese reproductive-age males. Int J Urol. 2022 Aug;29(8):853-859. doi: 10.1111/iju.14915. Epub 2022 Apr 28. PMID: 35483962; PMCID: PMC9546267.

7. Xiao-Bin G, Fang-Lei W, Hui X, Cheng Y, Zhi-Xuan C, et al. The association between body mass index and varicocele: A meta-analysis. Int Braz J Urol. 2021 Jan-Feb;47(1):8-19. doi: 10.1590/S1677-5538.IBJU.2019.0210. PMID: 32271509; PMCID: PMC7712683.

8. Li R, Liu J, Li Y, Wang Q. Effect of somatometric parameters on the prevalence and severity of varicocele: a systematic review and meta-analysis. Reprod Biol Endocrinol. 2021 Jan 20;19(1):11. doi: 10.1186/s12958-021-00695-3. PMID: 33472653; PMCID: PMC7816346.

9. Marini HR, Micali A, Puzzolo D, Minutoli L, Antonuccio P. Varicocele, Functional Foods and Nutraceuticals: From Mechanisms of Action in Animal Models to Therapeutic Application. Int J Mol Sci. 2022 Dec 17;23(24):16118. doi: 10.3390/ijms232416118. PMID: 36555779; PMCID: PMC9784674.

10. Beebe-Dimmer JL, Pfeifer JR, Engle JS, Schottenfeld D. The epidemiology of chronic venous insufficiency and varicose veins. Ann Epidemiol. 2005 Mar;15(3):175-84. doi: 10.1016/j.annepidem.2004.05.015. PMID: 15723761.

11. Brasil. Ministério da Saúde. Secretaria de Atenção à Saúde. Departamento de Atenção Básica. Orientações para a coleta e análise de dados antropométricos em serviços de saúde: Norma Técnica do Sistema de Vigilância Alimentar e Nutricional - SISVAN. Brasília: Ministério da Saúde; 2011.

12. Sociedade Brasileira de Pediatria. Gráficos de Crescimento. Disponível em https://www.sbp.com.br/departamentos/endocrinologia/graficos-de-crescimento/. Acesso em 16/4/2025.

13. World Health Organization. Obesity:preventing and managing the global epidemic. Report of a WHO Consultation of Obesity. Geneva, 1997.

14. Lebrão ML, Duarte YA. SABE – Saúde, Bem-estar e Envelhecimento – O Projeto Sabe no município de São Paulo: uma abordagem inicial. Brasília: Organização Pan-Americana da Saúde; 2003. 255 p. ISBN: 85-87943-30-8.

15. Pouliot MC, Després JP, Lemieux S, Moorjani S, Bouchard C, et al. Waist circumference and abdominal sagittal diameter: best simple anthropometric indexes of abdominal visceral adipose tissue accumulation and related cardiovascular risk in men and women. Am J Cardiol. 1994 Mar 1;73(7):460-8. doi: 10.1016/0002-9149(94)90676-9. PMID: 8141087.

16. Ross R, Neeland IJ, Yamashita S, Shai I, Seidell J, et al. Waist circumference as a vital sign in clinical practice: a Consensus Statement from the IAS and ICCR Working Group on Visceral Obesity. Nat Rev Endocrinol. 2020 Mar;16(3):177-189. doi: 10.1038/s41574-019-0310-7. Epub 2020 Feb 4. PMID: 32020062; PMCID: PMC7027970.

17. Sociedade Brasileira de Hipertensão, Sociedade Brasileira de Cardiologia, Sociedade Brasileira de Endocrinologia e Metabologia, Sociedade Brasileira de Diabetes, Associação Brasileira para Estudos da Obesidade. I Diretriz Brasileira de Diagnóstico e Tratamento da Síndrome Metabólica. Brandão AP, Brandão AA, Nogueira AR, Suplicy H, Guimarães JI, Oliveira JE, organizadores. Brasília: Sociedade Brasileira de Hipertensão; 2015.

18. Nanavati R, Jasinski P, Adrahtas D, Gasparis A, Labropoulos N. Correlation between pelvic congestion syndrome and body mass index. J Vasc Surg. 2018 Feb;67(2):536-541. doi: 10.1016/j.jvs.2017.06.115. Epub 2017 Sep 21. PMID: 28943005.

19. Buzzard M. 24-hours dietary recall and food record methods. In: Willett WC. Nutritional Epidemiology. 2nd.ed. Oxford: Oxford University Press; 1998. p.50-73.

20. Sartorelli DS, Florindo AA, Cardoso MA. Necessidade de energia e avaliação do gasto energético. In: Cardoso MA, editor. Nutrição Humana. Rio de Janeiro: Guanabara Koogan; 2006. p. 56-77.

21. Mahan LK, Escott-Stump S, Raymond JL. Krause: Alimentos, Nutrição e Dietoterapia. 13ª ed. Rio de Janeiro: Elsevier; 2013.

22. Padovani RM, Amaya-Farfán J, Colugnati FAB, Domene SMÁ. Dietary reference intakes: aplicabilidade das tabelas em estudos nutricionais. Rev Nutr [Internet]. Pontifícia Universidade Católica de Campinas; 2006 Nov;19(6):741–760. Available from: https://doi.org/10.1590/S1415-52732006000600010.

23. Salles JE, Moura F, Fonseca RMC, Cavalcanti S, Pedrosa HC, Pimazoni Netto A, editores. Abordagem da pessoa idosa com diabetes. São Paulo: Sociedade Brasileira de Diabetes; 2023.

24. Ramos S, Campos LF, Maristela Strufaldi DR, Gomes DL, Guimarães DB, et al. Terapia Nutricional no Pré-Diabetes e no Diabetes Mellitus Tipo 2. Diretriz Oficial da Sociedade Brasileira de Diabetes. 2023. DOI: 10.29327/5238993.2023-8. ISBN: 978-85-5722-906-8.

25. Faludi AA, Izar MCO, Saraiva JFK, Chacra APM, Bianco HT, Afiune Neto A, Bertolami A, et al. Atualização da Diretriz Brasileira de Dislipidemias e Prevenção da Aterosclerose – 2017. Arq. Bras. Cardiol. 2017;109(2 suppl 1):1-76.

26. Fitzgerald KC, Chiuve SE, Buring JE, Ridker PM, Glynn RJ. Comparison of associations of adherence to a Dietary Approaches to Stop Hypertension (DASH)-style diet with risks of cardiovascular disease and venous thromboembolism. J Thromb Haemost. 2012 Feb;10(2):189-98. doi: 10.1111/j.1538-7836.2011.04588.x. PMID: 22151600; PMCID: PMC3272095.

27. Tuttolomondo A, Simonetta I, Daidone M, Mogavero A, Ortello A, Pinto A. Metabolic and Vascular Effect of the Mediterranean Diet. Int J Mol Sci. 2019 Sep 23;20(19):4716. doi: 10.3390/ijms20194716. PMID: 31547615; PMCID: PMC6801699.

28. McDaniel JC, Rausch J, Tan A. Impact of omega-3 fatty acid oral therapy on healing of chronic venous leg ulcers in older adults: Study protocol for a randomized controlled single-center trial. Trials. 2020 Jan 16;21(1):93. doi: 10.1186/s13063-019-3970-7. PMID: 31948466; PMCID: PMC6966808.

29. Serini S, Calviello G. New Insights on the Effects of Dietary Omega-3 Fatty Acids on Impaired Skin Healing in Diabetes and Chronic Venous Leg Ulcers. Foods. 2021 Sep 28;10(10):2306. doi: 10.3390/foods10102306. PMID: 34681353; PMCID: PMC8535038.

30. Knapp HR. Dietary fatty acids in human thrombosis and hemostasis. Am J Clin Nutr. 1997 May;65(5 Suppl):1687S-1698S. doi: 10.1093/ajcn/65.5.1687S. PMID: 9129511.

22

Fisioterapia na Desordem Venosa Pélvica

Daniel Zucchi Libanore

A atuação da fisioterapia na desordem venosa pélvica ou congestão venosa pélvica é voltada principalmente para controle dos sintomas e em alguns casos diminuir o risco de complicações gerando um melhor prognóstico para o paciente, podendo até, em alguns casos, evitar a intervenção cirúrgica. Porém é necessário dizer que a fisioterapia não será com o objetivo de tratamento para as desordens venosas pélvicas, mas sim um melhor controle das dores e melhora do fluxo sanguíneo no local, evitando uma complicação bastante comum que são as tromboses pélvicas.

Síndrome de congestão pélvica

O nome dor pélvica crônica (DPC) é usado para um espectro de sintomas que se manifesta com mais frequência do que se tem relatado e em muitos pacientes os sintomas predominantes são varizes superficiais atípicas.[1]

A dor pélvica crônica se caracteriza por dor persistente ou intermitente por mais de 6 meses, na região pélvica.

A dor pélvica crônica (DPC) é caracterizada como mais de 6 meses de dor persistente ou intermitente localizada na pelve.[2] Algumas revisões bibliográficas como a revisão sistemática publicada por Ahangari, apontam que a sua prevalência varia de 6% a 27% em todo o mundo.[3] A DPC pode ser causada por síndrome de congestão pélvica, segundo alguns autores, em até 30% das mulheres.[4-7]

Ela é caracterizada com a presença de veias gonodais, varizes parauterinas, vulvares e atípicas atípicas nos membros inferiores, podendo inclusive envolver a veia safena interna através da veia pudenda externa, e as dores, além de pélvicas, podem se localizar na região lombar.[9,10]

A DPC causada por válvulas venosas incompetentes ou ausentes é conhecida por Insuficiência Venosa Pélvica (IVP). As válvulas estão ausentes nas veias ovarianas em 15% das mulheres e incompetentes à esquerda e à direita em 40% e 35%, respectivamente.[11]

Linfoterapia – técnicas de melhora do fluxo sanguíneo e linfático

Devido às alterações venosas causadas na síndrome da congestão venosa pélvica uma técnica que auxiliará muito na melhora do retorno venoso, aumentando o fluxo sanguíneo e linfático, será a linfoterapia.

A linfoterapia, pode ser considerada como uma combinação de técnicas tais como a linfoterapia manual, linfoterapia mecânica, técnica de estímulo cervical e bandagens compressivas, com o objetivo de melhorar o fluxo linfático e sanguíneo na área.[12-13]

É um tratamento conservador, porém, é raramente utilizado em pacientes com insuficiência venosa, mas que mostra bastante efetividade quando avaliada a influência no estadiamento clínico, qualidade de vida e parâmetros hemodinâmicos em pacientes com doença venosa crônica, bem como alterações na manifestação clínica, parâmetros hemodinâmicos e qualidade de vida após cirurgia de varizes em pacientes submetidos a uma série de sessões de linfoterapia manual, antes da cirurgia.[14-15]

Num estudo realizado com 80 pacientes com doença venosa crônica CEAP 2 e 3 divididos em 2 grupos, com 40 voluntários cada, sendo um grupo que recebeu 10 sessões de linfoterapia manual, chamado de grupo tratado e um grupo que não recebeu sessões de linfoterapia chamado de grupo controle. Foram avaliados sintomas relatados, qualidade de vida, volume de pés e fotopletismografia.[16]

Logo após as sessões, os dois grupos foram submetidos à cirurgia e feito o mesmo acompanhamento em ambos os grupos, com os mesmos parâmetros avaliados no pré-cirurgico.[16]

Para o grupo que recebeu a intervenção com linfoterapia, foram excluídos 2 voluntários, finalizando assim a pesquisa com 38 voluntários. No grupo controle, que não recebeu sessões de linfoterapia no pré-cirurgico, foram excluídos um total de 8 pacientes, finalizando a pesquisa com 32 pacientes voluntários.[16]

No dia da quantificação, o grau médio de gravidade no grupo tratado, segundo o CEAP era de 2,23. Após a aplicação das sessões de linfoterapia manual, o valor médio do escore CEAP clínico diminuiu para 2,15. No grupo tratado após a cirurgia, o valor médio do CEAP diminuiu para 2,10. O quadro clínico melhorou também no grupo controle, onde o escore CEAP diminuiu de 2,40 para 2,12. Após a cirurgia não foram observadas diferenças estatisticamente significativas entre o grupo tratado e o grupo controle. Os mesmos resultados foram observados em ambos os grupos, quando foi avaliado nível de dor nos pacientes voluntários.[16]

Após uma série de sessões de linfoterapia manual, a qualidade de vida melhorou em relação aos sintomas, que diminuíram em 19,5%. Após a cirurgia no grupo tratado, a média dos sintomas diminuiu ainda mais em 12,8% para 38,2. Não foram observadas diferenças estatisticamente significativas entre o grupo MLD e o grupo controle. Em ambos os grupos, a avaliação subjetiva do grau de sintomas apresentados pelos pacientes diminuiu.[16]

No grupo tratado após uma série de linfoterapia manual, a média do volume dos pés diminuiu de 3,625 ml para 3.472 mL e após a cirurgia foi de 3,418 mL. No grupo controle após a cirurgia a média do volume dos pés diminuiu de 3.581 ml para 3,559 mL. No grupo MLD a melhora foi maior do que no grupo controle.[16]

Outro estudo foi realizado para avaliar o efeito da linfoterapia manual no fluxo venoso quando aplicada nas faces medial e lateral da coxa e perna em pacientes com insuficiência venosa crônica (IVC) e indivíduos saudáveis.[19]

Uma amostra de 57 participantes foram recrutados para participar deste estudo, que incluiu 28 participantes com IVC (grupo IVC; 21 mulheres e sete homens) e 29 participantes sem IVC (grupo sem IVC; 17 mulheres e 12 homens). Todos participantes apresentaram IVC com escala CEAPS C3-5.

Quatro veias foram avaliadas por ultrassonografia duplex venosa usando um protocolo de avaliação adaptado de um estudo anterior.[20] A veia safena magna foi avaliada imediatamente abaixo da confluência das veias inguinais superficiais, enquanto a veia safena parva foi avaliada imediatamente abaixo da junção safenopoplítea. A veia femoral foi avaliada abaixo da confluência do inguinal superficial, veias e a veia poplítea foi avaliada logo abaixo da junção safeno poplítea.

Comparado com o grupo controle, a linfoterapia manual aplicada na face medial da coxa, aumentou a área transversal da veia femoral em ambos os grupos.

Velocidade máxima do sangue venoso, velocidade média e volume de fluxo sanguíneo na região femoral e as veias safenas magnas aumentaram significativamente em resposta à aplicação de linfoterapia manual nas faces medial e lateral da coxa. A área da veia poplítea também aumentou de tamanho, no sentido transversal após a sessão de linfoterapia manual.

A aplicação da linfoterapia manual aumentou também a velocidade média do sangue em veias poplíteas e safena parva. No entanto, alterações percentuais na velocidade do fluxo sanguíneo e volume de fluxo sanguíneo como resultado da aplicação de linfoterapia eram semelhantes nas duas veias.

Compressão pneumática intermitente

Outra técnica que também faz parte da linfoterapia e pode auxiliar no alívio dos sintomas de Congestão pélvica crônica, em pacientes com dores pélvicas crônicas é a Compressão Pneumática intermitente.

A compressão pneumática intermitente (CPI) é um tratamento eficaz para uma variedade de distúrbios circulatórios. Seu uso para profilaxia de tromboembolismo venoso e tratamento de linfedema está bem estabelecido.[21] A PCI também melhora a distância percorrida em pacientes com claudicação intermitente.

O PCI comprime ativamente a perna, imitando a ação das bombas musculares da perna. O dispositivo, que pode ter uma ou mais câmaras, consiste em uma bomba pneumática que infla ar nas roupas enroladas no pé, panturrilha, coxa ou combinações destes. Dispositivos com múltiplas câmaras podem fornecer compressão sequencial em um padrão ascendente pelo membro. As bombas variam em seu ciclo de tempo e na quantidade de pressão produzida, variando de dispositivos de baixa pressão, inflação lenta, até dispositivos de alta pressão e inflação rápida.[22]

A PCI reduz a estase venosa e aumenta a velocidade do fluxo nas veias profundas, resultando em alterações hemodinâmicas favoráveis, como diminuição da pressão venosa e edema intersticial.[21,23] A PCI produz aumento no fluxo de volume venoso e aumento na velocidade do fluxo venoso.[24] Pesquisa estudos em animais demonstraram que essas forças mecânicas resultam em respostas de células endoteliais que contribuem para os efeitos profibrinolíticos, vasodilatadores e antitrombóticos da PCI.

Um estudo foi realizado para comprar os efeitos da PCI de alta pressão e inflação rápida versus PCI de baixa pressão e inflação lenta em 11 indivíduos saudáveis e 11 pacientes com doença venosa pós-trombótica. Embora ambos os sistemas tenham aumentado a velocidade nas veias femoral e poplítea em todos os participantes do estudo, os dispositivos de alta pressão e inflação rápida produziram os picos de velocidade mais elevados. Todas as velocidades venosas, tanto basais quanto estimuladas por

PCI, foram significativamente atenuadas em pacientes pós-trombóticos.[25]

Bandagens compressivas elásticas

As bandagens elásticas compressivas, seja elas realizadas através do uso de meias, ou com enfaixamento em multicamada, também são técnicas que o fisioterapeuta pode usar para melhorar fluxo sanguíneo e com isso melhorar as dores e incômodos causados pela congestão pélvica.

Várias diretrizes foram publicadas sobre o tratamento e prevenção da trombose venosa profunda (TVP).[26,27] Os mecanismos pelos quais o uso de meias elásticas previne a TVP são prevenção da estase sanguínea, aumentando o volume do fluxo sanguíneo e diminuição do calibre dos vasos sanguíneos venosos, compressão dos membros inferiores.[28]

Vale lembrar que as meias elásticas não tratam edema, porém melhoram fluxo arterial e venoso, fazendo com que diminua a estase sanguínea.

A bandagem elástica realizada com enfaixamento deve ser feita quando o paciente permanecer em repouso, ou seja, no atendimento clínico do fisioterapeuta, sendo que esse tipo de recurso elástico perde sua efetividade quando o paciente é colocado em sistema de trabalho muscular, pois não ocorrerá compressão suficiente para que haja melhora de fluxo sanguíneo no local.

Técnica de aplicação da linfoterapia

A aplicação da técnica de linfoterapia manual deve ser realizada em regiões de tronco infra e supra umbilical e regiões de membro inferiores pois segundo os estudos, essas são as regiões que mais demonstram problemas circulatórios em pacientes com dores pélvica crônicas, relacionadas a insuficiência venosa e congestão venosa pélvica.

Linfoterapia em região de tronco infra e supra umbilical

Segundo a anatomia da região torácica, o sistema linfático dessa região se divide em 2 partes sendo que na região infraumbilical, o sistema linfático se inicia próximo da cicatriz umbilical, com direcionamento para a região axilar, onde se encontram os linfonodos principais para fazer a filtragem desse líquido. Essa região infra umbilical ainda se divide em 2 sendo via linfática de vasos mais lateralizada e uma vis de vasos linfáticos mais centralizada, sendo que as duas irão convergir para a região de linfonodos axilares.

Sendo assim, a linfoterapia manual, nessa região deve ser feita com movimentos lineares, com pressão de 40 mmHg no sentido da axila, pela região central e lateral do tronco.

A região infra umbilical é suportada por uma única via linfática que vai desde a região abaixo do umbigo até os linfonodos que se encontram na região inguinal ou virilha.

Portanto os movimentos da linfoterapia nessa região devem ser feitos seguindo as mesmas característica de velocidade e pressão da região supraumbilical, com a diferença de ser direcionado para a região inguinal, com movimentos lineares (Figura 22.1).

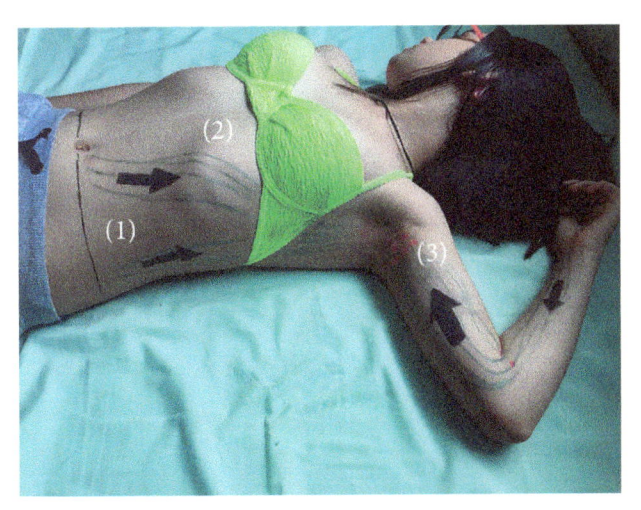

Figura 22.1. Esquema mostrando o trajeto das correntes linfáticas superficiais da região superior do tronco. Podemos observar que existe duas correntes distintas, sendo uma lateral (1) e uma central (2) porém as duas correntes têm um mesmo destino que é o linfonodo axilar (3) do hemicorpo correspondente.

Linfoterapia em membros inferiores

Quando a linfoterapia nessecita ser realizada em regiões de membros inferiores, temos uma particularidade importante.

No membro inferior uma das correntes linfáticas identificáveis anatomicamente, segue o trajeto da veia safena magna, localizada na parte medial de todo o membro inferior, desde a região de maléolo medial. A outra corrente linfática identificada anatomicamente parte da região lateral ao joelho. Essas correntes linfáticas se centralizam na cadeia linfonodal localizada na região inguinal e por conta disso levam o mesmo nome da localização. Algumas outras cadeias linfonodais são importantes no membro inferior, tais como a cadeia poplítea, em casos específicos de alguma doença específica.

As correntes linfáticas dos membros inferiores são divididas em correntes linfáticas inferiores que correspondem à região da perna e dos pés e as correntes linfáticas superiores que correspondem à coxa.

Para iniciarmos, começaremos pelas correntes linfáticas inferiores, podemos citar a corrente anterointerna ou safenamagnotibial que segue pelo pé e ascende pela face anterointerna da perna próxima a veia safena magna. corrente póstero-interna ou safena parva. Inicia-se na face lateral do pé e segue o trajeto de safena parva até o nível do poplíteo.

As correntes linfáticas superficiais superiores iniciam-se com a corrente safenomagnafemoral ou anterointerna que corresponde à continuidade da corrente safeno magnotibial ao nível da coxa seguindo o trajeto da veia safena magna finalizando nos linfonodos inguinais.

Sendo assim, a linfoterapia manual, nessa região deve ser feita com movimentos lineares, com pressão de 40 mmHg no sentido da região inguinal, pela região medial e lateral da coxa, que são as regiões que segundo a pesquisa, tiveram melhores respostas de aumento no fluxo de retorno sanguíneo.

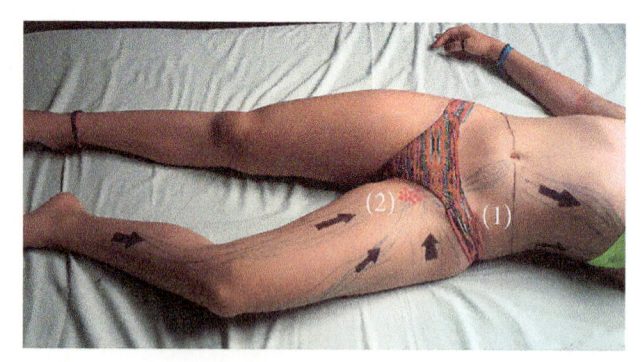

Figura 22.2. Esquema mostrando o trajeto das correntes linfáticas superficiais da região inferior do tronco (1). Podemos observar que se iniciam na altura da cicatriz umbilical, e seguem o mesmo destino das correntes linfáticas dos membros inferiores que é o linfonodo inguinal (2) do hemicorpo correspondente.

Endometriose e dor pélvica crônica

A endometriose é definida como a presença de glândulas e estroma fora da cavidade uterina, predominantemente principalmente, mas não exclusivamente, no compartimento pélvico.

Os dois sintomas de dor mais frequentes causados por endometriose são dismenorreia (80%) e dispareunia profunda (30%).[29,30] Disquezia, disúria e alterações pélvicas intermenstruais (dor) são referidas com menos frequência e geralmente estão associadas com, respectivamente, lesões retais e vesicais ou ovulação.[31] Foi demonstrada uma correlação entre o local da lesão e tipo de dor. Por exemplo, a dispareunia profunda tem sido associada a lesões profundas infiltrando o útero ligamentos sacral e cardinal, bolsa de Douglas, vaginal posterior e parede retal anterior.[32,33]

A dismenorreia geralmente também apresenta origem funcional, pois é baseado em prostaglandina intraperitoneal excessiva produção pelo endométrio ectópico, causando hipertonia e isquemia secundária.[29] Além disso, algumas mulheres com endometriose apresentam hiperalgesia, que é a ocorrência de dor excruciante quando um estímulo não doloroso é aplicado. A hiperalgesia é característica da dor neuropática, geralmente relacionada a nervos lesões ou estímulos inflamatórios. Em mulheres com profunda endometriose, as fibras nervosas sensoriais são frequentemente invadidas por células estromais endometrióticas.

Numerosas intervenções complementares podem ser incorporadas nos tratamentos padrão para a endometriose para melhorar os sintomas da dor sendo os tratamentos complementares associados que podem ajudar a minimizar a dor e melhorar a qualidade de vida.

Uma revisão bibliográfica fez a pesquisa com várias alternativas de tratamentos complementares para aliviar a dor dos pacientes com endometriose.

Acupuntura

Quando compararam acupuntura e placebo (agulhas que penetravam apenas no tecido cutâneo e eram colocadas em pontos não indicados para endometriose) durante 8 semanas, o tratamento resultou em redução considerável dos níveis de dor nas primeiras 4 semanas, medidos pela escala visual analógica da dor pélvica. No entanto, não houve diferença na frequência da dor após 8 semanas de tratamento ou dentro de 6 meses de tratamento. Houve resultados positivos no alívio das dificuldades na realização de atividades diárias no grupo de tratamento em comparação com o placebo. O número de mulheres no estudo (n = 18) não permitiu conclusões adicionais, mas os resultados, apoiam a acupuntura como uma terapia adjuvante eficaz, segura e bem tolerada para mulheres com endometriose e sintomas de dor.[34]

Autores diferentes também identificaram resultados benéficos para o uso da acupuntura como método terapêutico para endometriose. O estudo teve desenho cruzado, e o primeiro grupo foi tratado com acupuntura em pontos específicos de acordo com os critérios da medicina tradicional chinesa. O segundo grupo foi tratado com acupuntura em pontos não correlacionados à endometriose. Os resultados após 5 semanas de tratamento indicaram redução significativa da dor no primeiro grupo após a primeira sessão (P < 0,001). O segundo grupo mostrou uma redução não significativa da dor. Após o cruzamento, o primeiro grupo relatou piora da dor, enquanto o segundo grupo relatou melhora (P < 0,001). Ambos os grupos relataram melhor qualidade de vida,[35] o que foi observado também em outra pesquisa quando aplicada agulhas em 19 pontos de acupuntura específicos para endometriose durante 5 semanas de tratamento, compreendendo uma sessão por semana. O tratamento resultou na diminuição da dor pélvica crônica (P < 0,001) e da dispareunia (P < 0,001), com impacto positivo na qualidade de vida, avaliada por questionário (P < 0,001). Essas melhorias também foram observadas no grupo de terapia simulada. Porém, na avaliação 2 meses após o término do tratamento, apenas o grupo experimental de acupuntura manteve os resultados positivos (P < 0,001).[36]

Com essas pesquisas observa uma boa tendência de melhora da dor pélvica derivada de endometriose, após aplicação de acupuntura. Porém cabe algumas observações importantes pois a correta aplicação em pontos específicos assim como o tempo de uso da técnica, são importantes.

Exercício

Quando foi comparado um grupo de mulheres em uso de danazol com um grupo de mulheres que usaram o mesmo medicamento, mas realizaram um protocolo específico de exercícios por 24 semanas. Relataram tendência decrescente dos sintomas pélvicos em ambos os grupos, mas não houve diferenças estatísticas entre eles. A recorrência da endometriose ocorreu mais tarde no grupo de exercício (16 meses) do que no grupo apenas com danazol (11 meses), mas a diferença não foi estatisticamente significativa. Houve uma redução dos efeitos adversos androgênicos no grupo de exercício em comparação com o grupo de danazol, e o nível de testosterona foi menor no grupo de danazol mais exercício (P < 0,020). Embora os resultados tenham sido favoráveis, deve-se levar em consideração o pequeno tamanho da amostra (n = 39).[37]

Em outro estudo, os autores compararam um grupo de mulheres em uso de análogo do hormônio liberador de gonadotrofina (GnRH) relacionado à densidade mineral óssea e um grupo de mulheres em uso do mesmo análogo, mas realizando concomitantemente um protocolo de treinamento físico (caminhada ou treinamento aeróbico) por 6 meses. O grupo que recebeu somente GnRH teve maior perda de densidade mineral óssea (P < 0,001). Apesar da pequena população estudada (n = 19), os resultados indicaram que o treinamento físico aumentou a taxa de ganho de densidade óssea no fêmur após o término do tratamento medicamentoso e evitou a perda óssea durante o período de uso da medicação. Como o estudo foi piloto, é necessário confirmar os resultados em um conjunto amostral maior; além disso, a duração do estudo foi considerada curta em relação à do metabolismo ósseo.[38]

E quando foi comparado mulheres que receberam dose intramuscular única de 11,25 mg de acetato de leuprolida com mulheres que receberam o mesmo medicamento, mas também realizaram um programa de relaxamento progressivo baseado no método de Jacobson[40] por 12 semanas. Ambos os grupos apresentaram melhorias nos índices de ansiedade e depressão e na qualidade de vida (todos P < 0,05).[39]

Eletroterapia

Quando foi comparado dois recursos fisioterapêuticos, acupuntura tipo TENS (n = 11) e TENS auto aplicada (n = 11), aplicados na região sacral de mulheres com endometriose, durante 8 semanas. O estudo demonstrou eficácia para ambos os grupos de tratamento, sem diferença em relação ao método, o que confirmou que ambos os métodos foram eficazes no alívio da dor pélvica crônica (P < 0,001) e da dispareunia profunda (P = 0,001), e na melhoria da qualidade de vida (P < 0,001) dessas mulheres com endometriose profunda.[41]

A fisioterapia tem um papel importante no controle da dor pélvica crônica, de etiologia da endometriose ou de congestão venosa pélvica.

Porém a aplicação correta dessas terapias associadas com o tratamento médico medicamentoso podem aliviar os sintomas e melhorar a qualidade de vida dos pacientes, de forma paliativa.

Referências bibliográficas

1. Bałabuszek K, Toborek M, Pietura R. Comprehensive overview of the venous disorder known as pelvic congestion syndrome. ANNALS OF MEDICINE 2022, VOL. 54, NO. 1, 22–36.

2. Speer LM, Mushkbar S, Erbele T. Chronic pelvic pain in women. 2016;93(5):380-7.

3. Ahangari A. Prevalence of chronic pelvic pain among women: an updated review. Pain Physician. 2014; 17(2):141–147.

4. Jurga-Karwacka A, Karwacki GM, Schoetzau A, et al. A forgotten disease: pelvic congestion syndrome as a cause of chronic lower abdominal pain. PLOS One. 2019;14(4):e0213834.

5. Corrêa MP, Bianchini L, Saleh JN, et al. Pelvic congestion syndrome and embolization of pelvic varicose veins. J Vasc Bras. 2019;18:e20190061.

6. Phillips D, Deipolyi AR, Hesketh RL, et al. Pelvic con- gestion syndrome: etiology of pain, diagnosis, and clinical management. J Vasc Interv Radiol. 2014; 25(5):725–733.

7. O'Brien MT, Gillespie DL. Diagnosis and treatment of the pelvic congestion syndrome. J Vasc Surg Venous Lymphat Disord. 2015;3(1):96–106.

8. Juganavar A, Joshi KS (October 26, 2022) Chronic Pelvic Pain: A Comprehensive Review. Cureus 14(10): e30691. DOI10.7759/cureus.30691.

9. Van Der Vleuten CJ, van Kempen JA, Schultze-Kool LJ: Embolization to treat pelvic congestion syndrome and vulval varicose veins. Int J Gynae- col Obstet 118:227-230, 2012. https://doi.org/10.1016/j.ijgo.2012. 04.021.

10. Black CM, Thorpe K, Venrbux A, et al: Research reporting standards for endovascular treatment of pelvic venous insufficency. J Vasc Interv Radiol 21:796-803, 2010. https://doi.org/10.1016/j.jvir.2010.02.017.

11. Bittles MA, Hoffer EK: Gonadal vein embolization: Treatment of varico- cele and pelvic congestion syndrome.Semin Intervent Radiol 25:261- 270, 2008. https://doi.org/10.1055/s-0028-1085927.

12. Gloviczki P, Comerota AJ, Dalsing MC, et al. The care of patients with varicose veins and associated chronic venous diseases: clinical practice guidelines of the Society for Vascular Surgery and the American Venous Forum. J Vasc Surg 2011; 53 (5 Suppl): 2S-48S.

13. Biemans AA, van der Velden SK, Bruijninckx CM, Buth J, Nijsten T. Validation of the chronic venous insufficiency quality of life questionnaire in dutch patients treated for varicose veins. Eur J Vasc Endovasc Surg 2011; 42: 246-53.

14. Jawień A, Szewczyk MT, Kędziora-Kornatowska K, et al. Functional and biopsychosocial restrictions among patients with a venous ulcer. Arch Med Sci 2006; 2: 36-41.

15. Bączyk G, Talarska D, Zawirska A, et al. Functioning and quality of life of patients with leg ulcers treated at dermatology wards. Postep Derm Alergol 2011; 28: 191-6.

16. Leduc O, Crasset V, Leleu C, Baptiste N, Koziel A, Delahaie C, et al. Impact of manual lymphatic drainage on hemodynamic parame- ters in patients with heart failure and lower limb edema. Lymphology2011;44:13–20.

17. Lee BB, Bergan J, Rockson SG, editors. Lymphedema: a concise compendium of theory and practice. New York: Springer; 2011.

18. Molski P, Kruczyński J, Molski A, Molski S. Manual lymphatic drainage improves the quality of life in patients with chronic venous disease: a randomized controlled trial. Manual lymphatic drainage improves the quality of life in patients with chronic venous disease: a randomized controlled trial.

19. Crisóstomo RSS, Candeias MS, Armada-da-Silva PAS. Venous flow during manual lymphatic drainage applied to different regions of the lower extremity in people with and without chronic venous insufficiency: a cross-sectional study. Physiotherapy 103 (2017) 81–89.

20. Crisostomo RSS, Candeias MS, Ribeiro AM, Martins CLB, Armada-da-Silva PA. Manual lymphatic drainage in chronic venous disease: a duplex ultrasound study. Phlebology 2014;29:667–76.

21. Chen AH, Frangos SG, Kilaru S, Sumpio BE. Intermittent pneumatic compression devices--physiological mechanisms of action. Eur J Vasc Endovasc Surg 2001;21:383-92.

22. Chouhan VD, Comerota AJ, Sun L, Harada R, Gaughan JP, Rao AK. Inhibition of tissue factor pathway during intermittent pneumatic com- pression: a possible mechanism for antithrombotic effect. Arterioscler Thromb Vasc Biol 1999;19:2812-7.

23. Kumar S, Walker MA. The effects of intermittent pneumatic compres- sion on the arterial and venous systems of the lower limb: a review. J Tissue Viability 2002;12:58-60, 62-6.

24. Lurie F, Awaya DJ, Kistner RL, Eklof B. Hemodynamic effect of intermittent pneumatic compression and the position of the body. J Vasc Surg 2003;37:137-42.

25. Malone MD, Cisek PL, Comerota AJ Jr, Holland B, Eid IG, Comerota AJ. High-pressure, rapid inflation pneumatic compression improves venous hemodynamics in healthy volunteers and patients who are post-thrombotic. J Vasc Surg 1999;29:593-9.

26. Ajmol A, Mike C, Snow BG. Graduated compression stockings. Physiological and perceptual responses during and after exercise. Journal of Sports Sciences 25 (2007): 413-9.

27. Ajmol A, Creasy RH, Edge JA. The effect of graduated compression stockings on running performance. Journal of Strength & Conditioning Research 25 (2011): 1385-92.

28. Armstrong SA, Till ES, Maloney S, Gregory AH. Compression socks and functional recovery following marathon running: A randomized controlled trial. Journal of Strength & Conditioning Research (2014).

29. Ballard KD, Seaman HE, de Vries CS, Wright JT. Can symptomatology help in the diagnosis of endometriosis? Findings from a national case–control study—Part 1. BJOG 115, 1382-1391 (2008).

30. Vercellini P. Endometriosis: What a pain it is. Semin. Reprod. Endocrinol. 15, 251–261 (1997).

31. Fauconnier A, Chapron C. Endometriosis and pelvic pain: epidemiological evidence of the relationship and implications. Hum. Reprod.Update 11, 595-606 (2005).

32. Fauconnier A, et al. Relation between pain symptoms and the anatomic location of deep infiltrating endometriosis. Fertil. Steril. 78,719-726 (2002).

33. Ferrero S, et al. Quality of sex life in women with endometriosis and deep dyspareunia. FertilSteril. 83, 573–579 (2005).

34. Wayne PM, Kerr CE, Schnyer RN, et al. Japanese-style acupunc- ture for endometriosis-related pelvic pain in adolescents and young women: Results of a randomized sham-controlled trial. *J Pediatr Adolesc Gynecol*. 2008;21:247–257.

35. Rubi-Klein K, Kucera-Sliutz E, Nissel H, et al. Is acupuncture in addi- tion to conventional medicine effective as pain treatment for endo- metriosis? A randomised controlled cross-over trial. *Eur J Obstet Gynecol Reprod Biol*. 2010;153:90-93.

36. de Sousa TR, de Souza BC, Zomkowisk K, da Rosa PC, Sperandio FF. The effect of acupuncture on pain, dyspareunia, and quality of life in Brazilian women with endometriosis: A randomized clinical trial. *Complement Ther Clin Pract*. 2016;25:114-121.

37. Carpenter SE, Tjaden B, Rock JA, Kimball A. The effect of regular exer- cise on women receiving danazol for treatment of endometriosis. *Int J Gynecol Obstet*. 1995;49:299-304.

38. Bergstrom I, Freyschuss B, Jacobsson H, Landgren BM. The effect of physical training on bone mineral density in women with endometri- osis treated with GnRH analogs: A pilot study. *Acta Obstet Gynecol Scand*. 2005;84:380–383.

39. Zhao L, Wu H, Zhou X, Wang Q, Zhu W, Chen J. Effects of progressive muscular relaxation training on anxiety, depression and quality of life of endometriosis patients under gonadotrophin-releasing hormone agonist therapy. *Eur J Obstet Gynecol Reprod Biol*. 2012;162:211–215.

40. Jacobson E. The origins and development of progressive relaxation. *J Behav Ther Exp Psychiatry*. 1977;8:119–123.

41. Mira TA, Giraldo PC, Yela DA, Benetti-Pinto CL. Effectiveness of complementary pain treatment for women with deep endometri- osis through Transcutaneous Electrical Nerve Stimulation (TENS): Randomized controlled trial. *Eur J Obstet Gynecol Reprod Biol*. 2015;194:1–6.